難病看護文献目録集

日本難病看護学会　編集

日本プランニングセンター・発行

序　文

　昭和40年代のはじめは、わが国の経済が高度成長を始めた頃であり、人々の生活はそれぞれに豊かさを追求していくという雰囲気を感じる時代であった。しかし、その反面で、健康的な環境の維持や、医薬品の副作用の調査や除去などは置き去りにされてしまった。その結果として、水俣病やＳＭＯＮなどの大きな健康問題が生じた。看護職員は不幸にして病を得てしまった人々や障害を持って生活し続ける人々に出会い、これらの人々の健康問題と取り組みながら、生活を支援する役割として、同様な立場をもつ医師たちと共同して、社会的に問題を解決するよう努力を重ねた。当然、当事者の人々も組織を作り、自身の状況を社会に訴え、問題解決に当たっており、看教職員の活動は当事者の活動を支援するものであった。これが、いわゆる「難病運動」である。「難病運動」は、完治困難な病気や障害が重い状態に陥った人々も医療保健福祉サービスを手厚く受けられるようにするというものであった。これを受けて、国は昭和47年に「難病対策要綱」を制定し、いわゆる「難病対策」が始まった。

　昭知40年代のはじめから、この運動に参加してきた看護職員たちは難病を持つ人々とともに昭和54年から難病看護研究会（平成8年に日本難病看護学会と名称を変更）を開始し、研究という場で活動をまとめる努力も行ってきた。全国に散在していた難病者を支援する看護職員たちが組織化されたといえよう。

　難病対策要綱制定以来、早くも4分の1世紀が経過した。本学会は、研究成果を一堂に集め、難病看護研究を体系化することを検討し、その基礎資料を収集していた。一方、難病対策はさらに福祉制度とリンクし、そのサービスメニューは拡大し始めた。そこで、難病を持つ人々と接する職種や職員数も拡大し、これまでの看護職員の実践や研究活動を知りたいという問い合わせが本学会事務局や学会会員に多く届くようになった。本学会としては、難病看護に関する研究成果を、多くの人たちに便利に利用していただけるようにするつとめもあると考えた。こうして、本文献集は作成された。

　看護を含めて、医療保健福祉の施策、サービスは、人々（職員）の手によって、利用者に手渡されるものである。手渡す人々の知恵や知識、技術がより充実したものになるよう、本文献集が利用されることを心から望む者である．

　最後に、本文献集の基礎は昭和61年に現東京都医学研究機構神経科学総合研究所木下安子氏らによって作成された文献目録であり、さらに同研究所の現研究員牛込三和子氏、江澤和江氏、小倉朗子氏、松下祥子氏がこれを引き継いで、それ以降の文献収集や編集の実務を担当された。ここに記して探く感謝するところである。

2000年1月
川村佐和子

目　次

序文

本書作成にあたって ･･････････････････････････････････････ 1

難病看護文献 1　1985年まで
 Ⅰ　難病看護研究の概要 ･･････････････････････････････････ 3
 Ⅱ　研究業績一覧 ･･ 6

難病看護文献 2　1999年まで
 難病看護研究会報告集、日本難病看護学会誌 ････････････････ 59
 厚生省特定疾患　難病の治療・看護に関する研究班研究報告 ････ 84
 厚生省特定疾患　難病のケア・システム調査研究班研究報告 ････ 104
 厚生省特定疾患調査研究班社会医学研究部門
   特定疾患に関するＱＯＬ研究班研究報告書 ････････････････ 138
 厚生省特定疾患
   ＡＬＳ患者等の療養環境整備に関する研究班研究報告 ･･････ 142
 東京都衛生局学会誌 ････････････････････････････････････ 144
 特殊疾病（難病）に関する研究報告書 ････････････････････ 153
 その他の調査研究報告書 ････････････････････････････････ 163
 日本呼吸管理学会誌 ････････････････････････････････････ 171
 日本公衆衛生雑誌 ･･････････････････････････････････････ 175
 日本プライマリケア学会誌 ･･････････････････････････････ 199
 日本看護科学学会誌 ････････････････････････････････････ 204
 難病と在宅ケア ･･ 205
 訪問看護と介護 ･･ 221
 保健婦雑誌 ･･ 222
 地域保健 ･･ 224
 看護研究 ･･ 226
 日本難病看護学会会員関連文献 ･･････････････････････････ 227

療養者の手記 ･･ 236

ビデオ作品 ･･ 237

資料 ･･ 240

あとがき

本書作成にあたって

　本書は、1999年までに発表された神経系難病の看護に関する文献を収集、整理し、今後難病看護等に従事される方に活用されるよう作成した。なお、難病看護研究会報告集および日本難病看護学会誌については、全文献を集録した。

文献収集の対象とした学術誌および研究報告

　本書の文献等は、次のように収集、選択し、掲載した。

１．難病看護文献１　1985年まで
　　「在宅看護研究会、難病看護研究会、東京都神経科学総合研究所社会学研究室　難病看護研究業績集　編集責任者　木下安子　1986年」より　1〜56ページを転載した。

２．難病看護文献２　1999年まで
　(1)以下の学術誌・研究報告書に発表されている論文について、看護職が著者となっているものおよび難病看護に密接な関連のある文献を基準として選択した。

　　1)難病看護研究会報告集：第1回（1979）〜第17回（1995）
　　2)日本難病看護学会誌：第1巻1号（1996）〜第3巻1,2号（1999）
　　3)厚生省特定疾患　難病の治療・看護に関する研究班研究報告：昭和51年度〜昭和62年度
　　4)厚生省特定疾患　難病のケア・システム調査研究班研究報告：昭和63年度〜平成7年度
　　5)厚生省特定疾患調査研究班社会医学研究部門　特定疾患に関するＱＯＬ研究班研究報告書：平成8年度、平成9年度
　　6)厚生省特定疾患　ＡＬＳ患者等の療養環境整備に関する研究班研究報告書：平成9年度
　　7)東京都衛生局学会誌：第76号（1986）〜第100号（1998）
　　8)特殊疾病(難病)に関する研究報告書：昭和48年度〜平成9年度
　　9)東京都神経科学総合研究所プロジェクト研究：昭和58年度〜平成9年度
　　10)東京都神経科学総合研究所委託研究：昭和62年度〜平成9年度
　　11)日本呼吸管理学会誌：第1巻第1号（1991）〜第8巻第3号（1999）
　　12)日本公衆衛生雑誌：第33巻1号（1986）〜第46巻6号（1999）
　　13)日本プライマリケア学会誌：第9巻第1号（1986）〜第22巻Suppl.（1999）
　　14)日本看護科学会誌：第6巻第1号（1986）〜第19巻第2号（1999）
　　15)難病と在宅ケア：第1巻第1号（1995）〜第5巻第4号（1999）
　　16)訪問看護と介護：第1巻第1号（1996）〜第4巻第7号（1999）
　　17)保健婦雑誌：第42巻第1号（1986）〜第55巻第7号（1999）
　　18)地域保健：第17巻第1号（1986）〜第30巻第6号（1999）
　　19)看護研究：第19巻第1号（1986）〜第32巻第3号（1999）

(2) 日本難病看護学会会員関連文献

　　上記　1)～19)の学術誌・研究報告書以外に発表された文献について、日本難病看護学会会員に文献募集を行い、応募のあった文献を掲載した。

3. 療養者の手記

　　難病患者団体に療養手記の紹介を依頼し、ご紹介いただいた手記を掲載した。

4. ビデオ作品

　　日本難病看護学会会員から申請のあったものを掲載した。

文献の記載内容について

(1) 記載内容について

　　登録番号, タイトル, 著者, 出典誌, 巻（号）, 掲載頁, 発行年, 主な疾患の順で記載してある。文献を収集する際に、その文献において記述されている主な疾患を抽出し、記載した。文献検索の折りに活用していただきたい。

(2) 登録番号について

　　基本的には、発表時期の早いものから順に登録し、番号を付した。

　　難病看護研究会報告集、日本難病看護学会誌については、第一段階で神経系難病および周辺疾患に関する文献を選択、第二段階で膠原系その他の疾患に関する文献を収集した。その他の文献については、第二段階で収集された文献がある。そのため、登録番号が一部発表時期の順となっていない部分があるので、注意してご覧いただきたい。

資料　「年表　難病対策の発展と難病看護研究」について

　巻末に、資料として「難病対策の発展と難病看護研究」を掲載した。

　難病看護の研究は、昭和47年、東京都神経科学総合研究所と都立府中病院神経内科において看護職が開始した（序文参照）。そのときから1999年までの難病看護研究のあしどりと難病対策の発展の経過を年表としてあらわした。

　本書は、「平成１１年度科学研究費補助金研究成果公開促進費」の補助を受けて刊行した。

難病看護文献1

1985年まで

I 難病看護研究の概要

　神経系疾患の多くは，根本的な治療法が確立しておらず，難治性，進行性で，予後不良，あるいは身体的障害をともない，一般に"難病"とされている。これら患者は長期の療養生活を送らざるをえず，また，的確な専門的医療をうけることが困難で，大多数は在宅で療養している。それにともない職業，家事，教育，余暇など，さまざまな生活上の問題をかかえている。したがって患者及び家族に対し，保健，医療，福祉サービス等，関係諸機関，諸職種従事者の協力による総合的な，社会的援助が必要である。しかし，我が国においては，難病のみならず，ねたきり老人，重症心身障害者など，在宅で療養生活をしている患者に対する社会的援助システムは確立していない。その専門的援助方法・内容についても未開発，未開拓である。保健，医療，福祉サービスを発展させ，必要な専門技術を明らかにし，地域の総合的な援助システムをつくりあげることが緊急に求められている。

　当研究所社会学研究室においては1973年4月開室以来，これら患者の生活問題をとりあげ，問題発生の社会的原因と，問題の解決・発生予防のための保健・医療・看護等の社会的諸対策とについて，社会科学的方法によって研究している。とくに障害の発生原因とその障害に関して，社会経済的影響の強い脊髄損傷について追求し，また筋萎縮性側索硬化症，パーキンソン病，進行性筋ジストロフィー症，スモン等の神経疾患患者に対する看護技術および保健サービス・地域ケアに関する検討等，その患者・障害者問題の全体構造およびそれに基づく保健・医療・福祉対策を研究している。

　とくに看護学部門においては患者及び家族をめぐる地域ケアの構造とサービスの提供，病院の専門的医療ケア提供の組織構造に関する研究および患者・障害者の保健・医療・福祉システムに関する研究を行なっている。

　またこの研究を発展させるため，在宅看護研究会，難病看護研究会を組織している。これらグループの活動を含め，1986年3月までの研究の概況を報告する。

1. 難病患者・心身障害者問題の構造及び対策

　　難病患者・心身障害者問題の全体的構造及びそれに基づく保健・医療・福祉システムをとりあげ，患者・家族の総合的な保健医療福祉対策研究を行なっている。

　　現在までの研究をもとに著書，分担執筆など広くその成果を公開，研究者のみでなく患者・住民・行政等への普及，活用を期待している。

2. 難病問題に対する調査研究

　　患者及び家族に関する社会調査をおこない，その生活実態を明らかにした。さらにその実態に基づき，保健，医療，福祉サービスの提供システムについての検討を行なっている。これらは，社会学研究室で行なう調査とともに，他研究室と協力して実施し，また他の機関・研究者等とプロジェクトを組むなど協同して行なっている。

　1) 東京都衛生局委託研究「療育相談，早期発見，早期治療の機構に関する研究」「地域の特殊疾病患者に対する保健指導等のあり方に関する研究」「地域における特殊疾病々者の管理方法に関する研究」「特殊疾病対策の地域活動とその効率的推進に関する研究」「介助具の開発と効率化に関する研究」に1973年より1982年まで10年にわたり参加し，中心的役割を果たしている。

　2) 厚生省特定疾患研究　難病の治療・看護に関する研究班に1976年より現在まで参加し，スモン調

査研究班に1982年より現在まで参加している。
   3) 東京都総務局プロジェクト研究により老人医学総合研究所等と「老人のトランスポートシステムに関する基礎的研究」を1978年より1980年まで共同研究を行なっている。
   4) 災害科学研究により補装具研究所と「排尿障害者用器具・おむつ等に関する研究」を1980より81年まで行なっている。
   5) 当研究所プロジェクト研究により都立神経病院・三鷹保健所・三鷹市等と「神経系疾患々者に対する保健サービス基準に関する研究」を1983年より1985年まで行なっている。
   6) その他パーキンソン患者生活実態調査・三宅島における難病調査・東京都三多摩地域における難病医療調査などがある。
3. 神経系疾患患者の発見方法を検討し、関係機関、施設における既存資料によって把握しうること、および地域での難病検診をはじめとする関係機関の協力によるケア体制が有効であることがわかった。東京都三多摩，23区，島しよなどを研究対象地域として実施された。
4. 神経系疾患患者のfollow upと援助について検討し、具体的な方法論を得て、それを対象地域において、実践して成果をあげている。患者発見から治療、リハビリテーションに至る総合的な地域保健、医療、福祉の協力態勢をつくることが有効である。
   1) 在宅難病患者に対しては在宅医療・訪問看護機能が必要で、提供出来るしくみを地域につくることによって患者のfollow upが出来る。
   2) 病院の看護職員が地域にサービスを提供することが難病患者のケアに有効である。
5. 在宅療養者に対する保健，医療，福祉の総合的サービスを提供するため、次の三つの方向からその方法論を研究している。
   1) 保健婦，看護婦，医療ソーシャルワーカー等の共同研究の場「在宅看護研究会」「難病看護研究会」をつくり、事例研究法により個別的援助の実践例を明らかにし、その有効性を検討した。したがって神経病院医療相談室をはじめ研究所以外の関係者が参加し、筋萎縮性側索硬化症・進行性筋ジストロフィー症・パーキンソン病・脊髄小脳変性症・多発性硬化症・その他の在宅患者及び家族に対し、サービスを提供し、援助がきわめて有効であり、福祉を発展させうることが実証された。
   2) 援助事例によって得られた看護内容を疾患別・症状別・援助課題別に整理し看護技術の開発、適用を検討した。
       これらは保健指導基準、手びきなどを作成する基礎となっている。
   3) 神経系疾患患者の生活において必要とされる介護具、看護具について検討をおこない、有効性、使用上の問題点をあきらかにした。また新しい用具の開発及び既成のものについてもその改善を行なった。患者用ベット及び寝具、吸引器、経管栄養器具、排泄用具、入浴具、その他患者用リクライニング電動車椅子である。
6. 地域保健、医療、福祉活動の組織化と社会的諸対策について検討した。
   A．研究対象地域における保健、医療福祉サービスの総合的なシステム化を推進、市、保健所、医師会、住民団体等の有機的連携がすすみ、管内の患者、家族に対する援助が発展している。
   B．患者会活動に関して、関係者の聞きとり調査をおこない、会の記録等を分析し、その社会的役割

について明らかにし，その活動を援助している。

7. 保健，医療，福祉事業職員に関する研究をおこなった。患者，家族への援助者である専門職員の質的，量的向上は，きわめて重要な課題であり，その実態に対する調査，資格，教育制度に関する検討，技術の再教育等について具体的対策に寄与している。

8. 難病に対する啓蒙と地域活動推進のための研究，情報の提供及び研修会の開催等を行なっている。そのための手びき書，パンフレット，映画等の作成，発刊を行なっている。

Ⅱ 研 究 業 績 一 覧

社会学研究室
在宅看護研究会
難病看護研究会

1. 著 書

- 総合的・包括的難病関係書

　　山岸　春江他　神経系難病患者の看護　日本看護協会出版会　75.3
　　川村佐和子・木下安子・山手茂　難病患者とともに　亜紀書房　75.4
　　在宅看護研究会　在宅患者の訪問看護サービス　日本看護協会出版社　76.10
　　川村佐和子・杉浦徳子・福田洋子　難病と女性　毎日新聞国際婦人年　日本の選択　毎日新聞 76.1.
　　　21号
　　川村佐和子・木下安子・別府広炁・宇尾野公義　難病患者の在宅ケア　医学書院　78.5
　　木下　安子　在宅看護への出発　勁草書房　78.7
　　川村佐和子　難病に取り組む女性たち―在宅ケアの創造　勁草書房　79.11
　　保健婦活動研究会　難病・公害と保健婦活動　中央法規　85.4
　　川村佐和子・高坂稚子・伊藤淑子　神経難病の実践的ケア論　看護の科学社　80.5
　　乾　死乃生・木下安子　難病と保健活動　医学書院　85.8
　　木下　安子　難病と保健婦活動　成人保健論　メヂカルフレンド社　84.6　pp 255～275

- 保健社会学研究関係書

　　木下　安子　看護職員　保健医療社会学の成果と課題　垣内出版　77.3　pp 284～301
　　木下　安子　健康とくらしを支える保健婦活動　現代生活と社会保障　人びとの健康と社会保障
　　　　　　　法律文化社　78.3　pp 286～316
　　木下　安子　医療における看護　日本科学者会議編『現代日本の医療問題』　大月書店　76.
　　　　　　　pp 146～183
　　山手　茂・木下　安子編　看護実践と看護社会学　メヂカルフレンド社　76.4
　　木下　安子　保健婦の労働　芝田進午編　医療労働の理論　青木書店　76.　pp 199～220
　　木下　安子　日本看護協会の組織と行動　保健・医療社会学研究会編　『保健・医療の組織と行動』
　　　　　　　垣内出版　79.4　pp 85～104
　　木下　安子　最新看護学全書別巻1　看護史　メヂカルフレンド社　76.1
　　木下　安子他　女の自立　勁草書房　80.2
　　木下　安子　看護労働者のあゆみ　白き流れはたえもせず　あゆみ出版　80.9
　　木下　安子　東京都下2自治体における難病問題をめぐる地域保健，医療，福祉の連携活動につい
　　　　　　　て　新日本医学出版社　81.5　pp 114～123
　　木下　安子　社会の期待する看護　全日本看護学生自治会連合編　看護をどう学ぶか
　　　　　　　汐文社　81.12　pp 31～52

木下　安子　看護学教育の改革　講座日本の大学改革第3巻　82.10 pp 231～258

川村佐和子　保健医療・難病と闘う「日野方式」　前田信雄編　事例地方自治第10巻　83.12
　　　　pp 253～282

川村佐和子　病院保健婦－はたらく姿に学ぶ仕事日記　あいうえお館　84.5

木下　安子他　在宅看護・訪問看護の課題と展望（座談会）高令化社会　中央法規出版　84.12
　　　　pp 218～240

木下　安子他　保健婦のあゆみ　医学書院　85.1　pp 90～153

木下　安子　看護の歴史と看護論の潮流　看護学のすすめ　筑摩書房　85.4　pp 181～212

川村佐和子　社会のなかの看護　　　　　同　上　　pp 181～212

・保健婦・看護婦・その他の技術書

木下　安子　共編著　臨床看護学，Ⅰ，Ⅱ，医歯薬出版　73.2

木下　安子　生活破壊と健康破壊　最新保健学講座　第3巻　メヂカルフレンド社　74.3
　　　　pp 29～43

山岸　春江　関野栄子　慢性疾患と成人病　pp 29～43

木下　安子編　看護における安全性　医学書院　74.5

川嶋みどり編　木下安子他著　看護技術の安楽性　メヂカルフレンド社

木下　安子他　看護婦・保健婦になるには　ぺりかん社　75.10

木下　安子　病院の設備と組織　川村佐和子　社会生活上の諸問題　病院看護ハンドブック　入院
　　　　から退院まで　医歯薬出版　77.8　pp 189～227

山岸　春江他編著　心疾患患者の看護　東京　日本看護協会出版会　77.

山岸　春江他　慢性疾患看護総論　日本看護協会出版会　78.　pp 7～170

木下　安子・川嶋みどり・牛込三和子他　看護記録　看護過程にそった記録の提案　看護の科学社
　　　　79.2

木下　安子　看護実践のすすめ－看護への参加と創造　看護の科学社　79.7

川島みどり・牛込三和子他　実践的看護マニュアル　共通技術編　看護の科学社　83.　pp 1～33
　　　　40～52，91～98，102～109，111～118，198～201，403～451，467～479

木下　安子・関谷栄子・川村佐和子　在宅神経難病患者の移動・移送に関する研究　老人を動きや
　　　　すくするためのケアを考える　垣内出版　83.6　pp 45～59

木下　安子　在宅ケア　保健所の利用のしかた　医療職種の役割　柴山豊編　よい医療をうけるた
　　　　めの知恵　グロビュー社　83.6　pp 76～87　92～93　102～110

木下　安子　ホームヘルパー難病ケア研究会　難病の地域ケアとホームヘルパー　介護実践のしか
　　　　た　医療図書出版社　84.7

木下　安子　難病　保健婦業務要覧　日本看護協会　85.3　pp 175～190

木下　安子編　生をたたかう人と看護－ある病院のターミナルケア　あゆみ出版　84.10

木下　安子　看護事故はなぜおきたか－母子の安全を守る　あゆみ出版　85.2

2. 調査研究報告

1) 東京都衛生局特殊疾病に関する研究 (1)

木下　安子・山手　茂・山岸　春江・関野　栄子他　療育相談，早期発見，早期治療の機構に関する研究（班長　重松　逸造）

昭和48年度特殊疾病に関する研究報告書　74.4, pp 234～300
　在宅患者家庭アンケート調査
　患者家庭訪問調査
　在宅特殊疾病患者および家族による社会資源利用状況
　対策機構への接近

昭和49年度特殊疾病に関する研究報告書　75.4, pp 215～272
　在宅難病患者の療養生活実態に関する二次アンケート調査
　在宅難病患者家庭訪問調査
　難病患者の身体障害者福祉施設利用に関する調査
　難病患者の診療実態に関する医療機関調査

昭和50年度特殊疾病に関する研究報告書　76.4, pp 303～374
　府中地域調査報告
　東村山地域調査報告
　昭和48～50年度調査研究成果の総括

木下　安子・関野　栄子・川村佐和子・山手　茂他　地域の特殊疾病患者に対する保健指導等の在り方に関する研究（班長　重松　逸造）

昭和51年度特殊疾病に関する研究報告書　77.4, pp 277～384
　特殊疾病患者に対する保健指導指針案の作成と検討
　症例の把握と保健指導の展開　東村山地区チーム研究報告　下谷地区チーム研究報告
　入院患者の在宅療養移行時の保健指導・援助についての検討　脊髄小脳変性症事例の場合をとおして
　心理・社会的援助 ── 社会資源の活用・開発に重点をおいて ──

昭和52年度特殊疾病に関する研究報告書　78.4, pp 293～380
　特殊疾病患者に対する保健指導の手引き　特殊疾病患者に共通する保健指導
　膠原病，内臓疾患患者の保健指導の手びき
　神経系疾患患者の保健指導の手びき
　地域における保健指導展開の手びき
　研究・教育訓練

昭和53年度特殊疾病に関する研究報告書　78.4, pp 285～373
　東久留米保健所における実施成績
　目黒保健所における実施成績
　東村山保健所における実施成績

　　　　膠原病・内臓疾患患者の保健指導の手びきの改善について
木下　安子・関野　栄子・川村佐和子他　地域における特殊疾病患者の管理方法に関する研究
　　　（班長　重松　逸造）
　　　　昭和54年度特殊疾病に関する研究報告書　79.4，pp 321～422
　　　　　東久留米保健所管内における実施成績
　　　　　東村山保健所管内における実施成績
　　　　　新宿区における実施成績
　　　　　膠原病・内臓疾患患者の保健指導に関する研究
　　　　　神経系疾患患者の保健指導の手びきの改善について
　　　　昭和55年度特殊疾病に関する研究報告書　80.4，pp 267～404
　　　　　地域における特殊疾病患者の管理の基本
　　　　　情報管理
　　　　　特殊疾病患者に対する保健指導の手びき
　　　　　地域における保健指導展開の手びき
　　　　　地域における特殊疾病患者の管理方法に関する研究（新宿区　東村山保健所　東久
　　　　　　留米保健所）
　　　　　東京都保健婦に対する難病保健指導に関する実態調査
　　　　　神経系難病患者の民間療法に関する調査研究
木下　安子・関野　栄子・川村佐和子他　特殊疾病対策の地域活動とその効率的推進に関する研
　　　　究（班長　重松　逸造）
　　　　昭和56年度特殊疾病に関する研究報告書　81.4，pp 319～344
　　　　　特殊疾病患者訪問相談指導事業
　　　　　特殊疾病患者の管理に関する継続調査
　　　　　島しょにおける特殊疾病対策の地域活動
　　　　昭和57年度特殊疾病患者・家族に対する保健社会学的調査研究報告書　83.3，

東京都衛生局特殊疾病に関する研究　(Ⅱ)

木下　安子・関野　栄子他　介助具の開発と効率化に関する研究（班長　小池　文英）
　　　　昭和50年度特殊疾病に関する研究報告書　76.4，pp 277～283
　　　　　ウォーターマットレスの難病患者への適用
　　　　昭和51年度特殊疾病に関する研究報告書　77.4，pp 267～271
　　　　　在宅患者の吸引器使用に関する研究
　　　　昭和52年度特殊疾病に関する研究報告書　78.4，pp 286～292
　　　　　在宅患者の経管栄養に関する研究
　　　　昭和53年度特殊疾病に関する研究報告書　79.4，pp 280～281
　　　　　患者移送車に関する研究

2) 厚生省特定疾患研究
　　難病の治療・看護に関する研究班　報告書（班長　小山　善之・松葉　卓郎）
　　川村佐和子　神経難病における自宅療養の検討　76. pp 58～63
　　山手　茂　アンケートA票集計　76. pp 65～222
　　川村佐和子　在宅医療活動における地域医療　保健　福祉機関との協力について　76. pp 22～28
　　宇尾野公義・川村佐和子他　神経難病の治療・看護システム　脊髄小脳変性症　（16ミリ映画）　77. pp 13～17
　　山手　茂　アンケートA票集計　77. pp 133～174
　　宇尾野公義・川村佐和子他　神経難病の治療・看護システム　その2　筋萎縮性側索硬化症（16ミリ映画）　78. pp 87～94
　　山手　茂・木下　安子他　在宅難病患者に対する医療機関の協力態勢と訪問看護活動　78. pp 429～437
　　山手　茂　A票調査報告　78. pp 95～155
　　宇尾野公義・川村佐和子他　神経難病　在宅診療の条件 ── パーキンソン病を中心に ──　（16ミリ映画）　79. pp 77～81
　　宇尾野公義・川村佐和子他　地域医療　保健　福祉機関の相互連携　（16ミリ映画）　80. pp 16～22
　　川村佐和子　神経難病患者在宅療養条件整備に関する研究　80. pp 94～101
　　宇尾野公義・木下　安子・川村佐和子他　難病の医療保健活動 ── 在宅患者の看護技術を中心に　（16ミリ映画）　81. pp 34～41
　　川村佐和子　在宅療養における家族看護力の研究　81. pp 135～149
　　宇尾野公義・川村佐和子他　難病地域ケアのシステム化と教育研修　（16ミリ映画）　82. pp 109～119
　　川村佐和子　神経難病の在宅ケア ── 膀胱カテーテル留置の場合　82. pp 120～124
　　宇尾野公義・川村佐和子他　神経難病在宅診療の実践 ── その経過と展望　（16ミリ映画）　83. pp 79～85
　　川村佐和子　神経難病における訪問看護の実践 ── 訪問頻度について　83. pp 428～430
　　広瀬　和彦・川村佐和子　在宅診療の評価　1）被ケア者側の評価　84.
　　川村佐和子　在宅診療の評価　2）家族看護について　84.

(2) スモン調査研究班研究業績（班長　重松　逸造・祖父江逸郎）
　　プロジェクト研究　地域リハビリテーション
　　砂原　茂一・川村佐和子他　地域リハビリテーション活動の構造把握に関する試み（第一報）　83.3, pp 539～541
　　川村佐和子　スモン患者の在宅事例分析　83.3, pp 558～
　　砂原　茂一・川村佐和子他　地域リハビリテーション活動の構造把握に関する試み（第二報）

84.3, pp 572～576

川村佐和子　医療相談室によせられたスモン患者の課題　84.3, pp 539～541

砂原　茂一・川村佐和子他　地域リハビリテーション活動の構造把握に関する試み(第三報)　85.3,

川村佐和子　老人社会福祉制度とスモン患者　85.3,

各個研究その他

木下　安子・園田　恭一他　未提訴スモン患者の救済における医療従事者の役割　82.3,
　　　　pp 443～452

木下　安子・園田　恭一他　医師に対する病院薬局薬品情報活動の有用性の検討　82.3,
　　　　pp 453～463

木下　安子・園田　恭一他　地域におけるスモン患者・家族への医療福祉援助のあり方(1) ── 保健婦による援助の実際とその効果 ──　82.3, pp 464～470

木下　安子・園田　恭一他　地域におけるスモン患者・家族への医療福祉援助のあり方(2) ── 医療機関・医療従事者の役割 ──　82.3, pp 471～482

木下　安子・関野　栄子・園田　恭一他　地域におけるスモン患者・家族への医療福祉援助のあり方(3) ── 地域ケア事例の検討 ──　82.3, pp 483～494

木下　安子・園田　恭一他　地域におけるスモン患者・家族への医療福祉援助のあり方(4)　スモン患者へのソーシャルワークの方法 ── 提訴・和解済み患者の問題と初期援助計画 ──　82.3, pp 495～499

木下　安子・野村　陽子・関野　栄子・牛込三和子・園田　恭一他　スモン患者・家族への地域ケア　(その1)東京都A区における患者・家族のニード把握の試み　84.3, pp 359～366

木下　安子・野村　陽子・関野　栄子・牛込三和子・園田　恭一他　スモン患者・家族への地域ケア　(その2)その理念と東京都A区における実態　84.3, pp 367～370

木下　安子・野村　陽子・牛込三和子・関野　栄子・園田　恭一他　スモン患者・家族への地域ケア　(その3)生活変動をきたしたスモンの2事例　84.3, pp 371～374

木下　安子・関野　栄子・園田　恭一他　地域ケアを通して　スモン患者・家族に心情の変化をきたした一事例　85.3, pp 377～380

木下　安子・関野　栄子・園田　恭一他　スモン被害者の救済における患者会の役割　85.3,
　　　　pp 323～327

園田　恭一・木下　安子・野村　陽子他　スモン等薬害被害者の救済における「医薬品副作用被害救済基金」の役割　85.3, pp 317～322

木下　安子・関野　栄子・園田　恭一他　スモン患者会におけるソーシャルワーカーの役割
　　　　86.2.21

3) 東京都総務局　プロジェクト研究
　　トランスポートシステム（移送系）基礎的研究（班長　入来　正躬）
　　　木下　安子・山岸　春江・関野　栄子・川村佐和子他　在宅神経難病患者の移動・移送に関する研究　第一報 ── 主として室内移送と移送具について　昭和54年度プロジェクト研究中間報告　東京都総務局　80.9，pp 41～45
　　　木下　安子・山岸　春江・関野　栄子・川村佐和子他　老人のトランスポートシステム（移送系）の基礎的研究　東京都総務局　81.9，pp 113～129

4) 昭和55年度災害科学研究
　　排尿障害者用集尿器の実態調査に関する研究（班長　加倉井周一）
　　　加倉井周一・木下　安子他　81.3，
　　昭和56年度災害科学研究
　　痙性膀胱の治療方針・おむつの医学的・社会学的研究（班長　加倉井周一）
　　　木下　安子・関野　栄子・萩原　康子・牛込三和子・野村　陽子　82.3，pp 15～57

5) 東京都神経科学総合研究所プロジェクト研究
　　神経系疾患患者に対する保健サービス基準に関する研究（班長　川村佐和子）
　　第1年次報告書　83.3，
　　　椿　　忠雄　神経系疾患患者保健サービス基準の基本的条件　pp 7～8
　　　宇尾野公義　神経系疾患患者に対する保健サービス基準の背景と理念　pp 8～9
　　　中村　　努　在宅神経系疾患患者の療養環境と保健・医療・福祉チームの進展　pp 9～10
　　　木下　安子・牛込三和子・関野　栄子・野村　陽子　神経系疾患患者の呼吸不全に対する看護基準 ── 人工呼吸器装着患者の看護援助課題を中心に ──　pp 11～22
　　　川村佐和子他　在宅神経系疾患患者の保健サービスの実践　pp 22～41
　　　萩原　康子　地域医療ケアの組織と住民参加　pp 41～52
　　第2年次報告書　84.3，
　　　椿　　忠雄　神経難病における保健活動の必要性　pp 6～7
　　　林　秀明　神経病院在宅診療について　pp 7～20
　　　萩原　康子　地域ケアシステムと保健サービス基準　pp 20～29
　　　島内　節・西　三郎・川村佐和子・高坂　雅子　在宅ケアにおける緊急事態の分析と対応　事態の発生予防と早期解決のために　pp 35～43
　　　木下　安子・牛込三和子・関野　栄子・野村　陽子　在宅呼吸不全患者へのケア分析
　　　　pp 44～63
　　　佐藤　猛　専門医からみた人工呼吸器装着在宅患者の問題点　pp 63～67
　　　白木　博次　在宅ケアの意義　pp 72～79
　　3年次報告書
　　　牛込三和子　在宅呼吸管理患者に対する保健サービス基準　pp 7～42

川村佐和子　病院・地域医療システムと保健サービス基準　pp 43～55

東京都衛生局　昭和55年特殊疾病に関する報告書　特殊疾病患者に対する保健指導の手びき
　　　（参考）　pp 56～71

6) そ の 他

　パーキンソン調査

　　山手　茂・川村佐和子他　パーキンソン患者生活実態調査報告書　東京都神経科学総合研究
　　　　所・社会学研究室　75.5,

　　安食　正夫　医療社会学からみたパーキンソン氏病　看護 Vol 27-11　75.11,　pp 69～72

　　山手　茂・川村佐和子・萩原　康子　パーキンソン病患者実態調査　看護 Vol 30-4　78.4,
　　　　pp 121～134

　三宅島調査

　　山手　茂・黒子　武道・関野　栄子他　三宅島における難病・特に神経系疾患に関する調査
　　　　研究報告書（昭和51年度）　東京都神経科学総合研究所社会学研究室　疫学研
　　　　究室　77.8,

　　山手　茂・黒子　武道・関野　栄子他　三宅島におけるねたきり患者に関する調査研究報告
　　　　書（昭和54年度）　東京都神経科学総合研究所疫学研究室　80.6,

　そ の 他

　　小林　史明・山岸　春江・関野　栄子・木下　安子・川村佐和子・山手　茂・園田　恭一他
　　　　東京都三多摩地域における難病医療 ── 都立府中病院神経内科を中心に ──
　　　　東京都神経科学総合研究所社会学研究室　81.

　　川村佐和子・高坂　雅子・水上瑠美子・影山ツヤ子・伊藤　淑子　在宅の患者および障害者に
　　　　対する病院医療相談に関する研究　その1, 2, 3　57.

　　牛込三和子・木下　安子・関野　栄子・野村　陽子　主婦の介護労働 ── その実態と社会的対
　　　　応に関する研究 ──　女性のためのエッソ研究奨励制度研究報告集3　84.
　　　　pp 12～13

3. 神経系疾患患者の発見方法に関する研究 ── 神経系疾患患者の疫学,地域における潜在患者の発見等 ──

　　木下　安子・川村佐和子・山手　茂・黒子　武道他　府中地区調査・東村山地域調査　療育相談,早期発見,早期治療の機構に関する研究　昭和50年度特殊疾病(難病)に関する研究報告書　76.8, pp 304〜374

　　木下　安子・川村佐和子他　症例の把握と保健指導の展開　東村山地区チーム研究報告　下谷地区チーム研究報告　地域の特殊疾病患者に対する保健指導等のあり方に関する研究
　　　　昭和51年度特殊疾病(難病)に関する研究報告書　77.7, pp 291〜328
　　　　昭和53年度　特殊疾病に関する研究報告書　78.4, pp 285〜373
　　　　東久留米保健所における実施成績
　　　　目黒保健所における実施成績
　　　　東村山保健所における実施成績

　　木下　安子・関野　栄子・川村佐和子他　地域における特殊疾病患者の管理方法に関する研究(班長　重松　逸造)
　　　　昭和54年度　特殊疾病に関する研究報告書　79.4, pp 321〜422
　　　　東久留米保健所管内における実施成績
　　　　東村山保健所管内における実施成績
　　　　新宿区における実施成績
　　　　昭和55年度　特殊疾病に関する研究報告書　80.4, pp 267〜404
　　　　地域における特殊疾病患者の管理の基本
　　　　情報管理
　　　　特殊疾病患者に対する保健指導の手びき
　　　　地域における保健指導展開の手びき
　　　　地域における特殊疾病患者の管理方法に関する研究(新宿区　東村山保健所　東久留米保健所)

　　木下　安子・関野　栄子・川村佐和子他　特殊疾病対策の地域活動とその効率的推進に関する研究(班　重松　逸造)
　　　　昭和56年度　特殊疾病に関する研究報告書　81.4, pp 319〜344
　　　　特殊疾病患者訪問相談指導事業
　　　　特殊疾病患者の管理に関する継続調査
　　　　島しょにおける特殊疾病対策の地域活動

　　山手　茂・須田　和子・関野　栄子他　三宅島における難病　特に神経系疾患に関する調査研究報告　東京都神経科学総合研究所　疫学研究室　社会学研究室　77.8,

　　山手　茂・黒子　武道・関野　栄子他　三宅島におけるねたきり患者に関する調査研究報告　東京都神経科学総合研究所　社会学研究室　80.6,

　　鈴木　節子　モデル(試行)保健所方式による特殊疾病訪問,相談を始めて　難病患者看護事例

　　　　　　　　集　昭和54年度　東京都神経科学総合研究所　社会学研究室　　80.2,　　pp 8 ～ 10
平賀　春美　東久留米保健所における難病対策　難病患者看護事例集　昭和54年度　東京都神経
　　　　　　　科学総合研究所　社会学研究室　　80.2,　　pp 11 ～ 13

4. 神経系疾患患者の follow up と援助に関する研究

1. 地域ケアの実践　シンポジウム，パネルディスカッション等

木下　安子　第6回自治体に働く保健婦の集い　地域保健49年2月号　74. pp 80

寺牛　良子・小宮　勇・加藤ハマ子・松井　宣子・小林富美栄　座談会　地域看護と保健婦活動　地域保健　Vol 7　№8　76. pp 7～

木下　安子・川村佐和子・伊藤　淑子・高坂　雅子・宮崎　和子・柳橋　佐江・南　睦恵　座談会　在宅難病患者訪問からの問題提起　看護実践の科学　Vol 3　№11　pp 14～32

木下　安子・上條　和子・小竹　照子・寺田　邦子・川村佐和子・渋谷　優子・金子　久枝　パネルディスカッション・1　難病患者の家庭訪問看護活動　保健・医療・福祉のチームワークで　保健婦雑誌　Vol 36　№2　80.2, pp 90～103

木下　安子・柴田　年世・丸尾　恭子・菅原　恵子・松田万知代　シンポジウム　退院して困ったこと，工夫したこと ── 看護婦にこれだけは教えてほしかった ──　看護実践の科学　Vol 5　№8　80.8, pp 3～32

関野　栄子・吉田　由美・三木　隆　パネルディスカッション　難病患者の在宅ケア　保健婦雑誌　Vol 37　№2　81.2, pp 98～119

川村佐和子・庄司　幸恵・有賀　正子・石井　敏子　座談会　施設と地域をつなぐ看護の機能　東神戸病院レポートをめぐって　看護実践の科学　Vol 6　№11　81.11, pp 3～41

高沢　タケ・小川トメヨ・川村佐和子・渋谷　雪子・市川　英子・木下　安子　座談会　障害者をめぐる看護の継続性 ── 国際障害者年にちなんで ──　看護実践の科学　Vol 7　№5　82.5, pp 4～27

川村佐和子・金子　仁郎・辻野　純徳・日下　隼人・近森芙美子・牧野　永城・長谷川　保　座談会　温かい病院とは何か，どんな努力が必要か　病院　Vol 43　№9　84.9, pp 750～756

川村佐和子・斉田みづえ・田中　幸吉・宮下ひろみ　司会・杉山　孝博　座談会　病院の地域活動での医療ソーシャルワーカーの動き　病院　Vol 43　№10　84.10, pp 900～907

川村佐和子・南　裕子・小林富美栄　座談会　いま，看護を問えば　ほんものの時代がきた　看護実践の科学　Vol 10　№1　85.1, pp 34～43

柴田　年世・三木　隆・菅原　文子・山崎　洋子　難病看護研究会　公開セミナー　今何ができるか，難病患者とともに ── 難病をめぐる現状と展望 ──
〈シンポジウム〉　(1)　患者とともに ── 江戸川・墨田地域の活動から　85.11,

川村佐和子・松井美奈子・田中由紀子・及川　貞子　難病看護研究会　公開セミナー　今何ができるか，難病患者とともに ── 難病をめぐる現状と展望 ── (2)　日々の業務として難病にとりくむ　85.11,

2) 難病患者の在宅看護活動の意義と機能

川村佐和子　難病対策と看護　看護　Vol 24　№ 7　72.7,　pp 45～48

川村佐和子　公害と保健婦活動　看護　Vol 24　№ 11　72.11,　pp 61～65

川村佐和子　公害病患者への看護　看護　Vol 25　№ 8　73.7,　pp 4～9

川村佐和子　神経疾患に対する在宅医療の必要性　公衆衛生　Vol 38　№ 1　74.1,　pp 63～66

関野　栄子　難病の医療と福祉への一提言　健康会議　№ 298　74.1,　pp 47～49

木下　安子　在宅難病患者の実態と看護援助・訪問看護事業の試みを通して　ナース・ステーション　Vol 4　№ 2　74.4,　pp 36～42

木下　安子・山岸　春江・関野　栄子　弱者の立場にたった公衆衛生活動を・難病患者訪問の経験から　保健婦雑誌　Vol 30　№ 6　74.6,　pp 2～5

川村佐和子他　ふみ出した地域看護への道　看護教室　Vol 18　№ 9　74.9,　pp 10～15

山岸　春江　自主活動をひきだす在宅難病患者への援助　看護　VoL 26　№ 9　74.9,　pp 30～39

川村佐和子　難病と福祉　ジュリスト　Vol 572　74.10,　pp 321～326

山手　茂・木下　安子・山岸　春江・関野　栄子　難病患者に対する保健婦活動　公衆衛生情報　Vol 5　№ 3　75.3,　pp 30～33

木下　安子・山岸　春江・関野　栄子・川村佐和子他　在宅患者に対する訪問看護援助活動の必要性　日本看護協会保健部会東京都支部　75.3,

木下　安子　難病患者と看護　資格試験　Vol 16　№ 9　75.8,　pp 23～28

山手　茂　難病患者問題の社会的背景　資格試験　Vol 16　№ 9　75.8,　pp 18～22

川村佐和子他　特定疾患と訪問看護　保健の科学　Vol 17　№ 10　75.10,　pp 655～657

川村佐和子他　難病患者家庭訪問調査報告・PMD児の生活障害とMSWの援助　公衆衛生　Vol 39　№ 12　75.12,　pp 864

木下　安子・山岸　春江・関野　栄子　難病患者在宅看護援助の提供に関する研究　公衆衛生　Vol 39　№ 12　75.12,　pp 864

山手　茂・萩原　康子他　難病患者の実態と医療福祉サービスの課題　東京都衛生局委託研究・特殊疾病対策機構研究班　75.12

木下　安子　いわゆる難病・在宅難病患者に対する訪問看護援助の検討　日本公衆衛生雑誌　Vol 23　№ 3　76.3,　pp 150

川村佐和子　在宅神経疾患患者の看護者生活時間実態　日本公衆衛生雑誌　Vol 23　№ 3　76.3,　pp 150

山手　茂　医療・看護の生活化を　看護学雑誌　Vol 40　№ 5　76.5,　pp 447～452

木下　安子　在宅看護研究会の組織と活動　看護学雑誌　Vol 40　№ 5　76.5,　pp 453～456

川村佐和子　人間性回復への援助・技術の開発を　看護学雑誌　Vol 40　№ 8　76.8,　pp 807～809

木下　安子　汐田病院の訪問看護事業をみる　民医連医療　№ 52　76.9,　pp 2～7

木下　安子　訪問看護について　新日本医学出版社　地域医療(Ⅱ)　76.11,　pp 101～111

川村佐和子　神経難病における自宅療養の検討　厚生省特定疾患　難病の治療・看護に関する研

究研　報告書　76. pp 58～63

―― 難病シリーズ ――

木下　安子　在宅ケアの実際・難病とは何か①　看護学雑誌　Vol 40　№2　76.2, pp 185～188

柳橋　佐江　家庭で死を迎えた進行性筋ジストロフィー症患者②　看護学雑誌　Vol 40　№3　76.3, pp 293～296

酒井　ツネ　まばたきによる会話・家族にみとられて死んだ筋萎縮性側索硬化症患者③　看護学雑誌　Vol 40　№4　76.4, pp 401～404

貝瀬　繁子　学令に達した脳性麻痺児Kちゃんとその家族④　看護学雑誌　Vol 40　№5　76.5, pp 509～512

新津ふみ子　ある老人の死・家族にみとられた死からの学び⑤　看護学雑誌　Vol 40　№6　76.6, pp 617～620

菊地　美津他　在宅難病患者への訪問援助3つの事例について⑥　看護学雑誌　Vol 40　№7　76.7, pp 725～728

菅原　恵子　パーキンソン病で寝たきりの患者⑦　看護学雑誌　Vol 40　№8　76.8, pp 833～836

安田美弥子　捻転ジストニー患者家族への訪問援助⑧　看護学雑誌　Vol 40　№9　pp 957～960

佐藤　茂美　在宅難病患者と地域医療について⑨　看護学雑誌　Vol 40　№10　76.10, pp 1,065～1,068

川村佐和子　難病患者へのケースワーク活動の実際⑩　看護学雑誌　Vol 40　№11　76.11, pp 1,173～1,176

山手　茂　難病患者の援助体制を確立するために⑪　看護学雑誌　Vol 40　№12　76.12, pp 1,281～1,284

木下　安子　在宅老人看護の実態とその在り方・老人の看護　老年科学振興会老人病老年学講座　77.3, pp 62～81

木下　安子　医療と福祉　家庭科教育　Vol 51　№11　77.9, pp 48～51

川村佐和子他　入院と不安　看護技術　Vol 24　№1　78.1　pp 150～155

木下　安子　患者の期待に応える看護活動の展開　看護展望　VoL 3　№2　78.2, pp 8～13

木下　安子　難病患者の記録　看護　Vol 30　№5　78. pp 122～136

関野　栄子　筋ジストロフィー症児の看護　看護展望　Vol 3　№10　78.10, pp 72～79

木下　安子・山岸　春江・関野　栄子　在宅難病患者・家庭訪問調査A　医療看護面から　昭和49年度特殊疾病（難病）に関する研究報告書　75.7, pp 234～239

川村佐和子　在宅難病患者・家庭訪問調査B社会福祉面から　昭和49年度特殊疾病（難病）に関する研究報告書　75.7, pp 240～248

木下　安子　地域保健医療に関する実践報告 ―― 難病事例を中心として ――　公衆衛生　Vol 40　№12　76.12, pp 824～833

木下　安子	在宅難病患者家庭看護の問題点　日本都市医学会会誌　Vol 9　77.3　pp 23〜26	
木下　安子・山手　茂・川村佐和子・関野　栄子他　特殊疾病患者に対する保健指導指針案の作成と検討　昭和51年度特殊疾病（難病）に関する研究報告書　77.7, pp 278〜290		
山手　茂・川村佐和子他　心理・社会的援助 ── 社会資源の活用・開発に重点をおいて ── 昭和51年度特殊疾病（難病）に関する研究報告書　77.7, pp 361〜384		
木下　安子・川村佐和子他　特殊疾病患者に対する保健指導の手びき　特殊疾病患者に共通する保健指導　いわゆる難病患者に対する保健指導の手びき　昭和52年度東京都委託研究　78.3, pp 3〜31		
木下　安子・川村佐和子・山岸　春江・関野　栄子他　神経系疾患患者の保健指導の手びき　いわゆる難病患者に対する保健指導の手びき　昭和52年度東京都委託研究　78.3, pp 61〜71		
川村佐和子　突如おそってくる病魔と女性の人生　助産婦雑誌　Vol 31　No.9　79.9, pp 26〜31		
木下　安子　難病の訪問指導について　重症心身障害研究会誌　No.5　80.3, pp 101〜113		
乾　死乃生他　ねたきり難病患者の在宅看護　社会医学研究　No.2　81. pp 132		
木下　安子　難病の在宅看護と保健婦活動の展望　地域保健　Vol 12　No.2　81. pp 10〜15		
山岸　春江・木下　安子・関野　栄子　地域医療　看護推進における医療相談室の機能について　第12回日本看護学会地域看護会（日本看護学会集録　地域看護　81.10, pp 78〜81）		
川村佐和子　患者が生きることへの援助　看護学生　Vol 30　No.11　83.1, pp 19〜20		
菅原　恵子　診療所における訪問看護　看護学雑誌　Vol 47　No.10　83.10, pp 1,139〜1,140		
浅井　芳子　寝たきり老人を受けとめた家庭の看護条件確立の過程　第14回日本看護学会集録　成人看護　83. pp 275〜278		
木下　安子　プライマリ・ケア地域実践に関するケース・レポート　保健婦の立場から　医療学新報　Vol 6　No.1　84.1, pp 61〜63		
木下　安子　難病医療の問題点　からだの科学　No.116　84.3　pp 6〜11		
野村　陽子　継続看護事例にみる援助の実際　看護実践の科学　Vol 9　No.1　84. pp 47〜55		
川村佐和子　福祉のなかの看護　看護　Vol 36　No.12　84.11, pp 4〜9		
山崎　京子　在宅寝たきり老人の実態に思う　病院　Vol 44　No.4　85.4, pp 312〜315		
大湾　知子・渋谷　優子　SLE患者における服薬問題行動とその変容へのアプローチ　第6回難病看護研究会報告集　84.8, pp 34〜39		
柴田　年世　ALS患者への地域ケア　第6回難病看護研究会報告集　84.8, pp 40〜42		
金井美智恵・小山田敏子・藤田恵美子・大泉　邦子　Sさん一家の在宅療養への援助をめぐって　第6回難病看護研究会報告集　84.8, pp 44〜48		
梅沢　ぬえ　筋萎縮性側索硬化症患者への保健婦の援助　第5回難病看護研究会報告集　84. pp 15〜18		
川村佐和子　訪問看護と家庭の哲学　看護　Vol 37　No.3　85.3, pp 17〜22		

佐藤加代子　自治体訪問看護婦としての活動　看護学雑誌　Vol 49　No.4　85.4，pp.437〜441

木下　安子　生きる希望につながる援助とは　23歳で逝った進行性筋ジストロフィー症患者石川正一君の看護経験からトータル・ケアのあり方を考える　月刊ナーシング　85.5，pp 928〜934

乾　死乃生　難病患者に対する取り組み　保健婦雑誌　Vol 41　No.7　85.7，pp 614〜626

乾　死乃生　在宅難病患者をめぐる地域ぐるみの援助　医療と福祉の谷間を埋めたち密な連携と人の手のぬくもり　看護学雑誌　Vol 49　No.7　85.7，pp 794〜799

足利富美子　大東保健所における在宅難病患者への取り組み ── 保健婦のかかわりから ──　健康会議　Vol 37　No.12　439　85.12，pp 21〜27

前田　和子他　難病に対する地域活動について　健康会議　Vol 37　No.12　No.439　pp 27〜30

角井かおる　在宅療養を支えるもの ── 緊急時の医療体制を地域に求めて ──　健康会議　Vol 37　No.12　No.439　85.12，pp 30〜34

下川美砂子　地域における難病患者へのアプローチ ── 保健・医療・福祉サービスの連携をもとに　健康会議　Vol 37　No.12　No.439　85.12，pp 34〜39

川村佐和子　在宅患者の呼吸管理とケア　健康会議　VoL 37　No.11　No.438　85.11，pp 22〜23

岩田　和子・重谷　和美・佐々木千鶴子　人工呼吸器を必要とする患者を在宅療養に踏みきらせた一事例　健康会議　Vol 37　No.11　No.438　85.11　pp 24〜27

高坂　雅子・川村佐和子　呼吸障害進行時の患者・家族の心理的問題　健康会議　Vol 37　No.11　No.438　85.11，pp 40〜42

関谷　栄子　人工呼吸器を装着したALS患者の在宅ケア ── 生活時間調査 ──　健康会議　Vol 37　No.11　No.438　85.11，pp 37〜40

池木　英子　筋萎縮性側索硬化症の寝たきり患者にかかわって　健康会議　Vol 38　No.1　No.440　86.1，pp 22〜24

藤林　千春・黒田　研二・新庄　文明・多田羅浩三・朝倉新太郎　日常生活用具給付事業と在宅ケア　健康会議　Vol 38　No.1　No.440　86.1，pp 25〜30

米田　富子・山岡みどり他　大阪市における難病患者への取り組み　健康会議　Vol 38　No.1　No.440　86.1，pp30〜34

宮本　伸枝　SLEの事例を通じて在宅ケアを考える　健康会議　Vol 38　No.1　No.440　86.1，pp 14〜16

3）病院から地域ケアへの参加

川村佐和子　神経難病患者の在宅ケアの条件　理学療法と作業療法　Vol 16　No.10　82.10，pp 671〜676

川村佐和子　目くばり手くばり思いやり　菊枕　看護実践の科学　Vol 3　No.6　78.6，pp 64〜65

川村佐和子・高坂　雅子　付添うこと　看護実践の科学　Vol 3　No.8　78.8　pp 68〜69

川村佐和子・伊藤　淑子　訪問　看護実践の科学　Vol 3　No.9　78.9，pp 55〜58

川村佐和子　一つの映画会　看護実践の科学　Vol 3　No.10　78.10　pp 67〜69

高坂　雅子　電話　看護実践の科学　Vol 4 № 1　79.1, pp 53～56
　　川村佐和子　相談　看護実践の科学　Vol 4 № 2　79.2　pp 67～69
　　伊藤　淑子　Yさんの訪問　看護実践の科学　Vol 4 № 3　79.3, pp 67～70
　　高坂　雅子　大きな遺産　看護実践の科学　Vol 4 № 4　79.4, pp 50～53
　　川村佐和子　おしっこの出なくなるくすり　看護実践の科学　Vol 4 № 5　79.5, pp 70～72
　　伊藤　淑子　それぞれの援助の和　看護実践の科学　Vol 4 № 6　79.6　pp 57～60
　　高坂　雅子　夜の訪問　看護実践の科学　Vol 4 № 7　79.7, pp 47～50
　　伊藤　淑子　亡くなりかた　看護実践の科学　Vol 4 № 8　79.8, pp 59～62
　　川村佐和子　死に場所　看護実践の科学　Vol 4 № 11　79.11, pp 69～71
　　青井　由恵　Dさんの家庭訪問　看護実践の科学　Vol 5 № 3　80.3, pp 62～66
　　川村佐和子・高坂　雅子　二つの死　看護実践の科学　Vol 6 № 4　81.4, pp 69～73
　　影山ツヤ子　ひとつの転機　看護実践の科学　Vol 6 № 7　81.7, pp 75～79
　　川村佐和子　大橋先生を偲ぶ　看護実践の科学　Vol 6 № 8　81.8, pp 80～83
　　伊藤　淑子　患者を支える輪　看護実践の科学　Vol 6 № 9　81.9, pp 75～79
　　川村佐和子　暑い夏　看護実践の科学　Vol 6 № 10　81.10, pp 81～84
　　水上瑠美子　脳外患者を支えて　看護実践の科学　Vol 6 № 12　81.12, pp 84～87
　　川村佐和子・杉浦　徳子　在宅患者を支える人々　看護実践の科学　Vol 7 № 1　82.1,
　　　　pp 75～79
　　影山ツヤ子　安心して受けられる医療とは　看護実践の科学　Vol 7 № 2　82.2, pp 79～83
　　高坂　雅子　家族のチームワーク　看護実践の科学　Vol 7 № 3　82.3, pp 75～79
　　伊藤　淑子　「病院」と「地域」の橋わたし ── ねたきり状態のKさんの場合 ──　看護学生
　　　　Vol 31 № 3　83.3, pp 19～20

── 患者から看護への期待 ──
　　赤坂　清子　言語を語る手　看護学生　Vol 33 № 2　85.5, pp 18～20
　　赤坂　清子　実習看護学生に期待すること　看護学生　Vol 30 № 6　82.9, pp 16～18

4) **疾病別在宅ケア**
　　木下　安子　パーキンソン氏病患者への保健婦活動　看護　Vol 28 № 2　76. pp 113～117
　　川村佐和子　パーキンソン氏病の在宅ケア　地域保健　Vol 15 № 4　84.4, pp 93～100
　　川村佐和子　脊髄小脳変性症の在宅ケア　地域保健　Vol 15 № 6　84.6, pp 83～93
　　川村佐和子　筋萎縮性側索硬化症の在宅ケア　地域保健　Vol 15 № 8　84.8, pp 70～84
　　川村佐和子　多発性硬化症の在宅ケア　地域保健　Vol 15 № 10　84.10 pp 89～95
　　川村佐和子　重症筋無力症の在宅ケア　地域保健　Vol 15 № 11　84.11 pp 84～91
　　川村佐和子　スモン（SMON）　地域保健　Vol 16 № 2　85.2, pp 92～99
　　山岸　春江　肝炎患者の日常生活指導　生活教育　Vol 24 № 9　80. pp 32～39
　　関野　栄子　在宅筋ジストロフィー症児の末期における家庭看護技術指導基準の作成について

　　　　　筋ジストロフィー症の療護に関する総合的研究　研究成果報告書　83.3，pp 355
　　　　　～358
川村佐和子・木下　安子・野村　陽子・牛込三和子・関谷　栄子　筋ジストロフィー症児の援助
　　　の緊急性について　健康会議　No.408　83. pp 43～44
牛込三和子・大塚　早苗・木下　安子・関谷　栄子・野村　陽子　在宅神経疾患患者の急変時の
　　　判断と対応の問題点 ── 進行性筋ジストロフィー症の一事例経過における家族と看
　　　護職の判断 ──　第15回日本看護学会集録　成人看護　84.8，pp 363

5. 在宅患者への保健・医療・福祉サービスに関する研究

1) 事例研究
(1) 筋萎縮性側索硬化症

在宅看護究会編　Kさんのレポート　看護学研究資料　73

川村佐和子　難病Aさんの療養生活　資格試験Vol 16 No.8　75.7，pp 1～13

福田　洋子　難病患者に対する地域医療のあり方・事例をとおしての考察　日本公衆衛生雑誌 Vol 39 No.12　75.12，pp 864～865

酒井　ツネ　まばたきによる会話・家族にみとられて死んだ筋萎縮性側索硬化症患者　看護学雑誌Vol 40 No.4　76.　pp 401～404

杉浦　徳子　難病患者への訪問看護記録　ALS患者S.Wさんの死まで　看護学雑誌Vol 40 No.5　76.　pp 458～472

福田　洋子　筋萎縮性側索硬化症Mさんの訪問をおえて②　看護Vol 28 No.7　76.7，pp 47～57

酒井　ツネ　地域保健・医療・福祉チームに支えられたK・Tさん④　看護Vol 28 No.9　76.9　pp 99～112

川村佐和子　献身的な家族・家庭医に支えられたCさん⑤　看護Vol 28 No.10　76.10，pp 70～78

石鍋　圭子　Hさんの訪問看護を通して⑥　看護Vol 28 No.11　76.11，pp 130～140

西川　有里　筋萎縮を主症状とする患者Eさんの場合　難病患者・その生活と医療福祉の課題 看護学研究資料　神経科学総合研究所　77.　pp 18～62

中田　貲布　川村佐和子・高坂　雅子・伊藤　淑子　医療にかかれないでいる難病患者に対し，専門医療機関と医療ソーシャルワーカーが協力して支援した事例　保健婦研修事例集―家庭訪問活動から―東京都衛生局　77.　pp 54～68

網野　寛子　筋萎縮性側索硬化症患者の退院後の在宅ケア　神経科学セミナー報告書52年度 78.　pp 26～40

山岸　春江　摂食困難な難病患者の訪問看護活動の検討　第9回日本看護学会集録　地域看護 78.11，pp 33～35

菅原　恵子　気管切開による呼吸確保と経管栄養法によって在宅療養をつづける患者　神経科学セミナー報告書53年度　79.　pp 20～34

山岸　春江　筋萎縮性側索硬化症で嚥下困難な患者への訪問看護を通した援助　看護技術Vol 28 No.7　79.　pp 102～107

佐藤　和子他　在宅難病患者・家族への訪問援助　筋萎縮性側索硬化症のSさんをめぐって 看護学雑誌Vol 44 No.1　80.　pp 45～48

関口　清子・川村佐和子　難病の社会医学　難病患者へのヘルパーの援助(Ⅲ)　闘病中に夫と死別した筋萎縮性側索硬化症患者に対する援助　健康会議No.386　81.5，pp 24～30

中田　賛布・川村　佐和子・高坂　雅子・伊藤　淑子　難病の社会医学をめざして　「嚥下障
　　　　害の急激な進行をかかえ，心中を思いつめていたＡＬＳ患者家族への援助」
　　　　Ⅰ　保健所保健婦と専門病院の協力による援助　健康会議№390　81.9，pp 22
　　　　～29
　　柴田　久子・伊藤　淑子　難病社会医学をめざして　筋萎縮性側索硬化症患者への訪問援助
　　　　健康会議№393　81.12，　pp 34～45
　　中田　賛布・高坂　雅子　社会資源および医療の問題を中心に援助した事例　神経科学セミナ
　　　　ー報告書55年度　81.3　pp 27～39
　　大原　久子・橋本　展子　筋萎縮性側索硬化症の主婦への援助　神経科学セミナー報告書57年
　　　　度　83.3　pp 8～12
　　土井　澄子・宮野　総子・濱島　知津子・川村佐和子　神経病院医療相談室の２例に同行訪問
　　　　して　神経科学セミナー報告書57年度　83.3　pp 50～57
　　佐藤貴恵子　言語によるコミュニュケーションが困難な在宅患者への援助　6回難病看護研究会
　　　　報告集　84.8，　pp 31～34
　　関谷　栄子　人工呼吸器を装着したＡＬＳ患者の在宅ケア―生活時間調査―　健康会議Vol 37
　　　　№11　№438　85.11，　pp 37～40
　　川村佐和子　在宅患者の呼吸管理とケア　健康会議Vol 37 №11　85.11，　pp 22
　　牛込三和子　人工呼吸器を装着した筋萎縮性側索硬化症患者の在宅ケア　健康会議Vol 37 №
　　　　11　5.11，　pp 33
　　遠藤　厚子　筋萎縮性側索硬化症患者の在宅療養への援助　エキスパートナースVol 3 №2
　　　　86.3　pp 76～85　保健婦の立場から：在宅難病患者への援助
　　梅田　嘉子　病院看護の立場から：難病患者の在宅ケアを支えて　同上
　　関谷　栄子　Ｓさんの妻から聞いた話：よい保健指導（援助）とは何か　同上
　　吉田ひとみ　医師の立場から　同上
(2)　進行性筋ジストロフィー症
　　柳橋　佐江・野口紀代子・木下　安子　在宅難病患者に対する訪問看護活動　公衆衛生Vol 39
　　　　№5　75.5，　pp 41～45
　　小宮　勇　筋ジストロフィー患者とのかかわりのなかから　看護学雑誌Vol 39 №11　75.11
　　　　pp 1,103～1,107
　　川村佐和子　患者・木村さんのこと　看護学雑誌Vol 39 №11　75.11，　pp 1,156～1,157
　　柳橋　佐江　わたしの訪問看護・患者にそう姿勢に学ぶ③　看護Vol 28 №8　76.8，pp 65
　　　　～77
　　柳橋　佐江　家庭で死を迎えた進行性筋ジストロフィー症患者　看護学雑誌Vol 40 №3　76.
　　　　pp 293～296
　　安田美弥子　捻転ジストニー患者家庭への訪問援助　看護学雑誌Vol 40 №9　76.　pp 957～
　　　　959
　　関野　栄子　筋ジストロフィー症児の看護　看護展望Vol 3 №10　78.　pp 72～77

和田　幸子　たえず疼痛を訴え続ける難病患者　東京都衛生局　昭和53年度実務研修　ゼミナール型「訪問指導」事例報告集　78.　pp 235～266

安森　恵子　難病患者への訪問看護記録・1人暮らしを試みる筋ジストロフィー患者への支援　保健婦雑誌Vol 34 No.3　78.3,　pp 15～24

関野　栄子・赤塚　弘子・榊原　和子・二羽　昌子・中谷　幸子　末期の筋ジストロフィー症患者に対する保健・医療チームの在宅ケア　第10回日本看護学会集録　地域看護　79.11,　pp 168

大場ゆき子　末期筋ジストロフィー症兄弟をかかえた家族への援助　神経科学セミナー報告書54年度　神経科学総合研究所　80.　pp 39～44

関野　栄子　地域の保健・医療チームによる難病患者・家族への在宅ケア　末期の筋ジストロフィー症患者S・I君をめぐって　看護学雑誌Vol 44 No.1　80.　pp 33～39

関谷　栄子　終末期の筋ジストロフィー患者の在宅ケア　神経科学セミナー報告書昭和55年度　81.　pp 45～49

松尾八重子・小河原勝代　ウェルニヒ・ホフマン症で在宅療養を続けている24才の女性　神経科学セミナー報告書55年度　81.　pp 40～45

小林　史明　進行性筋ジストロフィー患者の療養生活　健康会議No.397　82.4,　pp 38～53

小林　政子・竹中　和子　ともに訪問を体験することの学び　―第7回神経科学セミナー地域実習―　「B.進行性筋ジストロフィー症児の訪問」1.訪問援助者として学んだこと。2.訪問に同行して―患児を受けもつ小学校教諭の立場から　健康会議No.405 Vol 34 No.12　82.　pp 49～51

大塚　早苗　呼吸不全のある進行性筋ジストロフィー症患者の在宅療養継続への援助（その2）人工呼吸器装着患者の在宅療養継続への援助課題　第14回日本看護学会集録　成人看護　83.　pp 264～267

小林　政子他　電動ベッド導入をきっかけに発展した筋ジストロフィー症児への地域ケア　神経科学セミナー報告書昭和57年度　83.　pp 33～42

佐藤加代子　難病患者の在宅ケアーのとりくみ・筋ジストロフィー患者の終末期への援助　第14回日本看護学会集録　地域看護　83.　pp 217～218

牛込三和子　在宅呼吸不全患者へのケアの分析　プロジェクト研究報告第2年次　東京都神経科学総合研究所　84.　pp 44～64

(3) パーキンソン病

酒井　ツネ　パーキンソン氏病患者の訪問看護⑦　看護Vol 28 No.3　76.3,　pp 72～79

新井　静江　パーキンソン氏病患者の訪問記録⑧　看護Vol 28 No.4　76.4,　pp 126～129

菅原　恵子　難病患者の長期ケアを通じて"終末看護"のあり方を考える・パーキンソン病患者の在宅訪問看護をめぐって　臨床看護Vol 2 No.5　76.5,　pp 40～47

菅原　恵子　パーキンソン病で寝たきりの患者　看護学雑誌Vol 40 No.8　76. pp 833～837

高坂　雅子　バルーンカテーテルを留置しているパーキンソン病患者　神経科学セミナー報告書53年度　79.　pp 45～60

土橋　澄能　老人看護を中心としたパーキンソン病患者　神経科学セミナー報告書54年度　80.
　　　　　　pp 31～38

久保田憲子　難病検診後の受療援助―パーキンソン病　神経科学セミナー報告書昭和55年度
　　　　　　81.　pp 9～15

曽山　康子　治療を放置しているパーキンソン病患者への援助　神経科学セミナー報告書昭和
　　　　　　55年度　81.　pp 15～25

内藤美登里　難病患者へのMSWの援助―患者・家族生活の課題とその構造　社会医学研究No.
　　　　　　2.　81.　pp 85～89

武蔵調布・東村山保健所合同編集　パーキンソン病事例　難病対策における地域保健活動の推進
　　　　　　に向けて　82.　pp 16

水上瑠美子　パーキンソン病患者と看護する妻を援助する地域医療チーム　神経科学セミナー
　　　　　　報告書56年度　82.　pp 35～50

磯見　明子　階段昇降に誘導できたパーキンソン症の女性　神経科学セミナー報告書57年度
　　　　　　83.　pp 18～23

浅井　芳子　妻と二人暮しの末期パーキンソン症患者　神経科学セミナー報告書57年度　83.
　　　　　　pp 22～27

川村佐和子　パーキンソン病の夫と障害をもつ妻の老夫婦の在宅ケア　神経科学セミナー報告
　　　　　　書58年度　84.　pp 20～23

野村　陽子　痴呆を伴った在宅Parkinson病患者の事故防止　老年精神医学Vol 2 No.4
　　　　　　85.4,　pp 639～647

小林　万里　パーキンソン病患者の社会福祉制度の利用について　保健所保健婦の難病事例研
　　　　　　究報告　85.10,　東京都衛生局　pp 54～62

塩谷　裕子　パーキンソン病患者の日常生活動作障害と援助　保健所保健婦の難病事例研究報
　　　　　　告　85.10,　東京都衛生局　pp 93～98

飯島　康代　パーキンソン病患者の排泄ケア　保健所保健婦の難病事例研究報告　85.10,東
　　　　　　京都衛生局　pp 99～

吉田万里子　パーキンソン病患者の医療の確保のための援助　保健所保健婦の難病事例研究報
　　　　　　告　85.10,　東京都衛生局　pp 33～37

東條　敏子　呆けを伴うパーキンソン病患者の援助―老人世帯における医療・介護上の問題を
　　　　　　考える―　保健所保健婦の難病事例研究報告　85.10,　東京都衛生局　pp 38

(4) **脊髄小脳変性症**

木下　安子・川村佐和子・杉浦　徳子他　入院患者の在宅療養移行時の保健指導，援助につい
　　　　　　ての検討・脊髄小脳変性症事例の場合をとおして　昭和51年度特殊疾病（難病）
　　　　　　に関する研究報告書　77.7,　pp 344～360

杉浦　徳子・伊藤　淑子　患者，家族指導上の問題を中心に援助した事例　神経科学セミナー
　　　　　　報告書52年度　78.　pp 12～25

斉藤婦佐子　尿閉を起した脊髄小脳変性症患者　神経科学セミナー報告書53年度　79.　pp 34

宮山　裕子　運動失調が進行し，近い将来通勤が困難になると予測される事例　神経科学セミナー54年度　80.　pp 45～52

西山真沙子・川村佐和子　難病の社会医学　難病患者へのヘルパーの援助(Ⅱ)　精神障害の妻と2人暮しの脊髄小脳変性症患者への援助　健康会議No.385　81.4，pp 42～49

西山真沙子他　難病患者へのヘルパーの援助Ⅱ　精神障害の妻と二人暮しの脊髄小脳変性症患者への援助　社会医学研究No.2　81.　pp 63～71

川村佐和子　在宅診療の援助をうけているオリーブ・橋・小脳変性症患者　神経科学セミナー報告書55年度　81.　pp 48～54

武蔵調布・東村山保健所合同編集　脊髄小脳変性症事例　難病対策における地域保健活動の推進に向けて　82.　pp 17～22

林　恵子・川村佐和子　脊髄小脳変性症と視力障害の老人夫婦への援助　神経科学セミナー報告書56年度　82.　pp 20～23

影山ツヤ子・田中千恵子・貝瀬　繁子・村上　捷子　単身の脊髄小脳変性症の女性患者の在宅ケア　神経科学セミナー報告書56年度　82.　pp 29～35

大塚　早苗・八原百合子・高橋　良江・牛込三和子　オリーブ・橋・小脳変性症患者の在宅ケア　神経科学セミナー報告57年度　83.　pp 27～33

山岸　春江　在宅患者の医療継続の条件　脊髄小脳変性症患者事例より　健康会議No.407　83.　pp 39～44

影山ツヤ子　単身・オリーブ・脊髄・小脳変性症事例の生活障害―食事―分析と援助　健康会議No.416　83.11，pp 39～45

新津ふみ子　継続看護事例にみる援助の実際　2．単身者への取り組み　看護実践の科学　84.4，pp 66～74

川波　郁代　小脳脊髄変性症の在宅患者への看護相談活動　第6回難病看護研究会報告集　84.8，pp 48～50

城　初美他　脊髄小脳変性症患者に対する訪問援助　神経科学セミナー報告書58年度　84.　pp 8～10

飯沼　鈴代　脊髄小脳変性症の主婦Kさんへの援助を考える―Aさんの訪問を通して―保健所保健婦の難病事例研究報告　東京都衛生局医療福祉部　84.10，pp 1～13

藤田みはる　脊髄小脳変性症患者への援助―現在の病状を把握し，今後の病状の進行に合わせた援助を考える―　保健所保健婦の難病事例研究報告　東京都衛生局医療福祉部　84.10，pp 14～26

榎本　潤子　脊髄小脳変性症の進行に伴う援助課題　保健所保健婦の難病事例研究報告　85.10，東京都衛生局　pp 78～92

浦崎　貞子　脊髄小脳変性症事例の入院から退院まで―地域における看護ケアのシステム化の考察―　保健所保健婦の難病事例研究報告　85.10，東京都衛生局　pp 111～122

(5) **多発性硬化症**

山岸　春江・藤井　ゆき・鈴木　昭子・岡田まり子　多発性硬化症患者の訪問活動を試みて
　　　　7回日本看護学会集録地域看護　76.6,　p 112

山岸　春江他　多発性硬化症患者の訪問活動　保健婦雑誌Vol 34 №3　78.3,　pp 25～29

柳瀬　俊子・川村佐和子　療養生活上の問題を中心に援助した事例　神経科学セミナー報告書
　　　　52年度　78.　pp 3～13

柳瀬　俊子　意識障害を伴い経管栄養を実施している多発性硬化症患者　神経科学セミナー報
　　　　告書53年度　79.　pp 7～20

銅直　晶子　難病患者を介護する妻の問題－生活時間分析を中心にして　難病患者の生活をめ
　　　　ぐる二つの事例研究　79.　pp 33～61

小倉　咲子　平均的業務量の中でかかわった多発性硬化症のTさん　神経科学セミナー報告書
　　　　54年度　80.　pp 59～65

佐々木典代・抜水　厚子　多発性硬化症患者Mさんへの膀胱カテーテルケアの実際　第6回難
　　　　病看護研究会報告集　84.8,　pp 6～9

山本紀代子・井川　勝枝　腸閉塞をおこしやすい多発性硬化症患者の自己浣腸への援助　第6
　　　　回難病看護研究会報告集　84.8,　pp 25～26

(6) スモン

木下　安子・園田　恭一他　地域におけるスモン患者・家族への医療福祉援助のあり方(1)
　　　　－保健婦による援助の実際とその効果－　スモン調査研究班研究業績　82.3
　　　　pp 464～470

木下　安子・関谷栄子・園田恭一他　地域におけるスモン患者・家族への医療福祉援助のあり
　　　　方(3)　－地域ケア事例の検討　スモン調査研究班研究業績　82.3,　pp 483～494

木下　安子・野村　陽子・牛込三和子・関谷　栄子・園田　恭一　スモン患者・家族への地域
　　　　ケア（その3）生活変動をきたしたスモンの2事例　スモン調査研究班　研究業
　　　　績　84.3,　pp 371～374

木下　安子・関谷　栄子・園田　恭一他　地域ケアを通してスモン患者・家族に心情の変化を
　　　　きたした一事例　スモン調査研究班　研究業績　85.3,　pp 323～327

梅沢　恵子・高尾　良子　弟家族と同居のスモン女性への援助　神経科学セミナー報告書56年
　　　　度　82.　pp 23～29

中川由美子　スモン患者の自立への援助過程　保健所保健婦の難病事例研究報告　東京都衛生
　　　　局　85.10,　pp 65～77

(7) 重症筋無力症

沼田　初枝・川村佐和子　日中単身，気管切開の重症筋無力症患者に対する援助　社会医学研
　　　　究№2　医療図書出版社　81.2,　pp 78～84

宮内　直子　MG患者の主婦の生活　難病患者をめぐる社会福祉制度の課題　難病患者の生
　　　　活をめぐる二つの事例研究　神経科学研究所社会学研究室　看護学研究資料
　　　　79.10,　pp 9～27

(8) 後縦靱帯骨化症

畑　　高子　　受診から受療につながらない難治性疾患の事例　東京都衛生局　昭和53年度実務研修　ゼミナール型「訪問指導」事例報告集　78.　pp 203～234

土井　澄子他　褥創のひどかった後縦靱帯骨化症患者のケア　神経科学セミナー報告書57年度　83.　pp 43～49

(9) リウマチ

我妻ヨシ子・福間　美春・佐藤　琴湖　リウマチ患者に対する保健婦活動　事例A.B.C　東京都衛生局　昭和53年度実務研修　ゼミナール型「訪問指導」事例報告集　78.　pp 133～190

米山奈奈子他　慢性関節リウマチの主婦への援助　神経科学セミナー報告書58年度　84.　pp 32～35

加藤登志子他　重度障害を伴うリウマチ患者への援助　神経科学セミナー報告書58年度　84.　pp 36～43

間宮　恵子　慢性関節リウマチ患者の訪問看護をして　健康会議Vol 38 No.1　86.1　pp 20～21

(10) 膠原病系

大野　晴美　全身性エリテマトーデスの主婦の援助　保健所保健婦の難病事例研究報告　東京都衛生局医療福祉部　84.10,　pp 62～68

熊坂　伴子　社会から孤立して，相談相手のないベーチェット病患者への保健婦の働きかけ　保健所保健婦の難病事例研究報告　東京都衛生局医療福祉部　84.10,　pp 29～39

佐藤　信子　"ナマケ病"と言われていたベーチェット病患者をささえて　保健所保健婦の難病事例研究報告　東京都衛生局医療福祉部　84.10,　pp 40～50

下村　佳子　ネフローゼ症候群で入院すると精神異常が出現する女性への援助　保健所保健婦の難病事例研究報告　東京都衛生局医療福祉部　84.10,　pp 53～61

(11) その他（脳軟化症・脳腫瘍・閉そく性黄疸等）

杉浦　徳子　脳軟化症を合併の変形性頸椎症のNさん①　看護Vol 28 No.6　76.6,　pp 82～95

本庄　あや　18年間ねたきりで褥創のある老人患者の末期を家族とともに支援した事例　保健婦研修事例集―家庭訪問活動から―　東京都衛生局　77.　pp 6～21

菊池美津子・池田　愛子　在宅療養を希望する老人患者に対する家庭医と保健婦の連繋による支援事例　保健婦研修事例集―家庭訪問活動から―　東京都衛生局　77. pp 22～40

松沢恵美子・水上瑠美子　入退院を繰返す単身の術後患者を在宅生活適応へ医療ソーシャルワーカーと連繋して支援した事例　保健婦研修事例集―家庭訪問活動から―　東京都衛生局　77.　pp 41～53

改木　郁子　脳卒中後遺症による右片マヒ言語障害をもつ婦人に対する援助事例　昭和53年度実務研修　ゼミナール型「訪問指導」事例報告集　東京都衛生局　78. pp 67～

84

平田　宏子　老人の在宅療養援助の問題と今後　昭和53年度実務研修　ゼミナール型「訪問指導」事例報告集　東京都衛生局　78.　pp 85～100

久我　一代　軽症患者の訪問指導を考える　昭和53年度実務研修　ゼミナール型「訪問指導」事例報告集　東京都衛生局　78.　pp 101～132

竹内　厚子　脳卒中後遺症のある患者の機能回復訓練を目的として援助した事例　昭和53年度実務研修　ゼミナール型「訪問指導」事例報告集　東京都衛生局　78.　pp 3～27

川村登志江　脳卒中でねたきりとなり妻と共倒れが心配された80才の夫と地域で連携して援助し身辺自立した事例　昭和53年度実務研修　ゼミナール型「訪問指導」事例報告集　東京都衛生局　78.　pp 29～66

平吹　京子　老人性痴呆とパーキンソン症をもつ患者の看護事例　昭和53年度実務研修　ゼミナール型「訪問指導」事例報告集　東京都衛生局　78.　pp 191～202

小川田鶴子　妊婦体操の効果と母親学級について　昭和53年度実務研修　ゼミナール型「訪問指導」事例報告集　東京都衛生局　78.　pp 267～287

柳沢志津江　障害児を地域で育てる上での保健婦活動の役割　昭和53年度実務研修　ゼミナール型「訪問指導」事例報告集　東京都衛生局　78.　pp 288～316

柳沢　澄子　痴呆のある老人患者に地域のＰＴと協力して支援した事例をめぐって　昭和53年度実務研修　ゼミナール型「訪問指導」事例報告集　東京都衛生局　78.　pp 317～333

浜田　協子　多問題家庭における訪問活動の一例から　聴力障害の母と分裂病・子宮癌の娘家族を訪問援助して　昭和53年度実務研修　ゼミナール型「訪問指導」事例報告集　東京都衛生局　78.　pp 335～375

小島　直美　数年間自宅で放置されていた分裂病患者の訪問を通して　昭和53年度実務研修　ゼミナール型「訪問指導」事例報告集　東京都衛生局　78.　pp 376～401

小林喜代子・伊藤　淑子　意識障害があり経管栄養を実施している脳血腫開頭術後遺症患者　53年度神経科学セミナー報告書　79.　pp 61～92

横田　雅子・水上瑠美子・高坂　雅子　褥創のある星状細胞腫の患者　53年度神経科学セミナー報告書　79.　pp 93～110

荒木　啓子・伊藤　淑子　褥創のある在宅療養者への援助（視床下部星状細胞腫）　54年度神経科学セミナー報告書　80.　pp 9～16

柴沼和歌子　激痛と闘う痙性脊髄性麻痺患者への援助　54年度神経科学セミナー報告書　80.　pp 16～30

海老原志づ子　脊髄炎後遺症患者の生活をひろげるためにチームでかかわって　54年度神経科学セミナー報告書　80.　pp 53～58

水上瑠美子・松沢恵美子　難病の社会医学をめざして　単身在宅療養患者への援助　健康会議　№389　81.8,　pp 26～39

飯島　正春・影山ツヤ子・新津ふみ子　自室で亡くなったAさんへの援助　健康会議No.390
　　　81.9,　　pp 35～40

木下　安子・中堀　幸子・秋村　純江　ライ症候群幼児の家庭療育指導　56年度セミナー報告
　　　82.9,　　pp 35～40

九嶋久美子・宮野より子・川村佐和子　身体のあらゆる好発部位に褥創のあったミオクローヌ
　　　スてんかん患者の在宅ケア　56年度神経科学セミナー報告書　82.　pp 40～44

水上瑠美子・川村佐和子　胃ソンデ・気管カニューレ・バルンカテーテルをつけて退院したM
　　　さんへの援助（脳腫瘍）　健康会議No.415　83.10,　pp 36～43

橋本　展子　小脳失調症児への援助から学んだこと　57年度神経科学セミナー報告書　83.
　　　pp 13～17

川村佐和子　ミオクローヌスてんかん事例に対する病院保健婦活動　第14回日本看護学会集録
　　　成人看護　83.9,　pp 272～275

越前屋姫美　レックリングハウゼン氏病患者への訪問　58年度神経科学セミナー報告書　84.
　　　pp 23～31

藤田恵美子　下半身マヒのH.M君の排泄に対するとりくみ（レックリングハウゼン）　第6回
　　　難病看護研究会報告集　84.8,　pp 21

鈴木恵美子　難病検診における保健婦の役割－難病検診に受診した一事例を通じて－　保健所
　　　保健婦の難病事例研究報告　東京都衛生局医療福祉部　84.10　pp 69～80

石川　敦子　在宅診療班と共に在宅療養患者にかかわって　保健所保健婦の難病事例研究報告
　　　東京都衛生局医療福祉部　84.10,　pp 81～92

牧　　紀子　入院をくり返す77才の母と2人暮しのねたきり障害者への援助　健康会議No.421
　　　Vol 36 No.4　84.　pp 49～51

藤田恵美子　下半身麻痺のH.M君の排泄に対するとりくみ　健康会議No.428 VoL 36 No.2　84.
　　　pp 20～23

中島　幸江　准看護婦として難病に　健康会議No.420 Vol 36 No.3　84.　pp 43～51

垣内　浩子・後藤フミ子・大井　通・池田　信明　全介助を要する脳卒中後遺症患者の在宅
　　　での呼吸器ケア　健康会議Vol 37 No.11　85.11,　pp 30～32

2)　**看護・保健指導技術**

山岸　春江　難病の人々にみる性の感情　看護Vol 26 No.4　74.4,　pp 18～23

木下　安子　看護研究方法論－看護実践記録と研究のつながり－　看護実践の科学Vol 3 No.5
　　　78.5,　pp 3～28

川村佐和子　死を迎える－病院保健婦の立場から　現代の生と死　からだの科学　84.6,　臨時
　　　増刊　pp 30～34

川村佐和子他　家庭介護における緊急問題と対応への視点　看護技術　臨時増刊　Vol 30
　　　No.10　84.7,　pp 23～30

難病の在宅ケアシリーズ
　　　川村佐和子・高坂　雅子・伊藤　淑子他　地域保健Vol 12 No.2　81.2

川村佐和子　その1・患者と家族が直面する困難とその援助　地域保健　Vol 12 No.2　81.2　pp 16〜25

川村佐和子　その2・訪問ケアでの観察と援助　同上　pp 25〜28

川村佐和子　その3・頻度の多い援助（経管栄養・膀胱カテーテル留置）同上　pp 29〜44

川村佐和子・高坂　雅子　その4・在宅経管栄養の条件　同上　pp 44〜54

川村佐和子・高坂　雅子　その5・在宅膀胱カテーテル留置継続の条件　同上　pp 55〜59

牛込三和子　退院時の援助　看護婦の主体性が生み出す実効ある退院指導　看護学雑誌Vol 49
　　　　No.12　85.12,　pp 1361〜1366

山岸　春江・木下　安子・関谷　栄子　地域医療・看護推進における医療相談室の機能について
　　　　12回日本看護学会集録　地域看護　81.10,　pp 78

川村佐和子　神経難病患者の在宅ケア条件—とくに医療条件について—　12回日本看護学会集録
　　　　地域看護　81.10,　pp 72

佐藤加代子・猪野　美鈴　在宅での死について考える　12回日本看護学会集録　地域看護　81.10,
　　　　pp 102

牛込三和子　在宅での呼吸ケアの指導と援助　看護技術Vol 30 No.10　84.7　pp 1332〜
　　　　1337

高坂　雅子・川村佐和子　呼吸障害進行時の患者・家族の心理的問題　健康会議Vol 37 No.11
　　　　85.11,　pp 40

川村佐和子・神谷　和子　在宅患者の食事に関する看護条件の分析　第14回日本看護学会集録
　　　　成人看護　83.9,　pp 269〜272

服部　富子　三鷹保健所における難病患者に対する栄養指導事例について　健康会議No.405
　　　　Vol 34 No.12　82.　pp 29〜33

小林　政子　D型筋ジストロフィー症児の偏食，肥満傾向，下痢の主訴について　健康会議No.405
　　　　Vol 34 No.12　82.　pp 34〜37

川村佐和子・神谷　和子　在宅ケアにおける食事—栄養確保を考える　健康会議No.405　Vol 34
　　　　No.12　82.　pp 41〜43

大井田優子・川村佐和子・井口　和子　在宅神経疾患患者に対する「経管栄養手引書」の検討
　　　　第15回日本看護学会集録　成人看護　84.8,　pp 91

木下　安子・牛込三和子・野村　陽子・関谷　栄子・山本紀代子　おむつ製品の規格化に関する
　　　　研究 — おむつの保水性，浸透性に関する実験的研究 —　第13回日本看護学会集録
　　　　看護総合　83.1,　pp 71〜74

後藤　郁子　老人の"おむつ"をめぐるケア　月刊ナーシング　84.8,　pp 1326〜1331

菅原　恵子　在宅患者の排泄援助（排便のケア）　第6回難病看護研究会報告集　84.8,　pp 12
　　　　〜14

前川　厚子　ストーマ保有者のホームナーシングケア　第6回難病看護研究会報告集　84.8
　　　　pp 10〜12

川村佐和子　神経難病患者における排泄障害　第6回難病看護研究会報告集　84.8,　pp 1〜3

及川　貞子　筋ジストロフィー症児の便秘に対する下剤（漢方薬）の効果　第6回難病看護研究会報告集　84.8，　pp 3～6

中沢真理子・小室　謙二　重度障害者の排泄問題と介護技術　第6回難病看護研究会報告集　84.8，　pp 15～20

菅原　恵子　在宅看護における褥創の看護　第10回日本看護学会集録　成人看護　79.10，pp 515

猪飼　陌江・加藤登志子　創傷への対処　在宅介護の条件とホームケア指導　看護技術Vol 30 No.10　84.7，　pp 75～79

菅原　恵子　睡眠の管理　在宅介護の条件とホームケア指導　看護技術Vol 30 No.10　84.7，pp 1359～1364

牛込三和子　がん末期患者への看護ケアと麻薬系鎮痛剤　看護展望Vol 6 No.11　81．pp 18～23

木下　安子　保健指導技術と事例記録　記録は保健指導に役立っているのか　保健婦雑誌Vol 39 No.3　83.3，　pp 215～222

白木　博次・川村佐和子　神経難病への基本的対応—患者とその介護者のタイム・スタディと関連して　公害研究Vol 13 No.3　84.1，　pp 43～61

木下　安子・山岸　春江・関野　栄子　在宅難病患者の室内移動に関する研究　第10回日本看護学会集録　成人看護　79.10，　pp 663

3) **看護・介護用具に関する開発，改善**

木下　安子　在宅難病患者の介助具について　昭和49年度介助具の開発と効率化に関する研究　東京都衛生局委託研究　75.3，　pp 48～55

木下　安子・関野　栄子　ウォーターマットレスの難病患者への適用　昭和50年度介助具の開発と効率化に関する研究　東京都委託研究　76.3，　pp 11～21

木下　安子・酒井　ツネ・石田　恵子・杉浦　徳子　在宅患者の吸引器使用に関する研究　昭和51年度介助具の開発と効率化に関する研究　東京都衛生局委託研究　77.4，pp 38～46

関野　栄子　神経疾患患者の寝具　リハビリ手帳No.7，78.5，　pp 28～32

木下　安子　障害者の寝具　リハビリ手帳No.7，　78.5，　pp 13～15

木下　安子・川村佐和子・高坂　雅子・伊藤　淑子・福田　洋子・酒井　ツネ　在宅患者の経管栄養に関する研究　昭和52年度特殊疾病に関する研究報告書　東京都衛生局　78.11，pp 286～292

木下　安子　在宅神経難病患者の移動・送に関する研究（第一報）—主として室内移送と移送具について—　昭和53年度プロジェクト研究中間報告　東京都総務局　79.9，pp 41～45

木下　安子・山岸　春江・関野　栄子・川村佐和子・高坂　雅子・伊藤　淑子・杉浦　真弓・石川左門・古山　敏雄　患者移送車に関する研究　介助具の開発と効率化に関する研究　昭和53年度特殊疾病（難病）に関する研究報告書　東京都衛生局　79.11，

pp 280～281

木下　安子・石川　左門　神経・筋肉疾患者に適した移送車に関する一考察　救急医学　臨時増刊号　80.4,　pp 167

木下　安子・山岸　春江・関谷　栄子・川村佐和子・伊藤　淑子・高坂　雅子・藤谷冨美子・村岡　真弓　在宅神経難病患者の移動・移送に関する研究　東京都総務局プロジェクト研究報告　老人のトランスポートシステム（移送係）の基礎的研究　81.9,　pp 113～129

加倉井周一・木下　安子他　排尿障害者円集尿器の実態調査に関する研究　昭和55年度災害科学研究　81.3,

加倉井周一・木下　安子・関谷　栄子・萩原　康子・牛込三和子・野村　陽子　おむつ（襁褓）の医学的, 社会的研究　昭和56年度災害科学研究　痙性膀胱の治療方針・おむつの医学的・社会学的研究　82.3,　pp 15～57

関谷　栄子　電動車椅子と入浴リフトの使用・神経原性筋萎縮症事例から　生活教育Vol 27 No.2　83.　pp 46～51

木下　安子　老人を動きやすくするためのケア　室内でのリスクに対する対応　老人を動きやすくするためのケアを考える　入来正躬・那須　宗一編　垣内出版　83　pp 45～59

木下　安子　おむつ考　ゆたかなくらし27　同時代社　84.　pp 14～21

川村佐和子　利用できる制度と道具　地域保健Vol 16 No.1　85.1,　pp 93～99

6. 地域保健・医療・福祉活動の組織化と社会的諸対策に関する研究

川村佐和子　全国スモンの会への私のかかわり方　看護Vol 25 №10　73.9，pp 65～69

木下　安子　パラメディカル・スタッフの教育，ジュリスト№548　73.11　pp 150～154

木下　安子　地方自治体と保健活動　公衆衛生Vol 37 №12　73.12，pp 800～809

木下　安子　保健婦の戦後史　医学史研究№42　74.2，pp 585～587

柳川　建一　東京都府中市筋萎縮症協会の形成過程　保健婦雑誌Vol 30 №5　74.5，pp 18～26

山本　裕子　"練馬障害児を持つ親の会"とともに歩んで　保健婦雑誌Vol 30 №8　74.8，pp 14～23

石川　左門　筋ジスから難病運動まで　保健婦雑誌Vol 30 №11　74.11，pp 19～29

川村佐和子　私と"スモン"のかかわり　保健婦雑誌Vol 31 №2　75.2，pp 32～44

武田　治子　保健婦の顔をみるだけでも安心できるのに　保健婦雑誌Vol 31 №3　75.3，pp 44～49

木下　安子　ベーチェットのみならず難病対策前進のために，福山正臣先生に聞く　保健婦雑誌Vol 31 №6　75.6，pp 30～45

篠田順一郎　"友の会"は心の中に希望をもたらす　保健婦雑誌Vol 31 №7　75.7，pp 20～23

石川　左門　東筋協キャンプについて　看護学雑誌Vol 39 №11　75.11，pp 1,154～1,156

福田　洋子　東京筋萎縮症協会宿泊検診に参加して　看護Vol 27 №9　75.9，pp 108～111

木下　安子　保健婦の自主的活動とともに，からだの科学　臨時増刊『戦後医療の30年』　75.11，pp 102～104

木下　安子　看護教育に抜本的改革を，エコノミスト　76．pp 86～87

木下　安子　医療制度における看護職員の専門性・自律性の問題点，賃金と社会保障　76．pp 22～29

木下　安子　看護教育の抜本的改革を　エコノミスト編集部編　病める医療　毎日新聞社　77．pp 186～191

木下　安子　チーム医療と地域活動　からだの科学　№78　77.11，pp 8～12

河野　磐・山手　茂　パーキンソン病患者運動の動向　神経科学セミナー報告書53年度　79．pp 111～120

野家　美夫・木下　安子・川口　毅，加藤　欣子・加藤ハマ子・西　三郎　座談会〔地域医療と保健婦活動〕宮城県の保健所機構改革をめぐって　地域保健Vol 10 №7　79.7，p 6

木下　安子・田中千恵子・海老原志づ子・宮本　二葉・石川　左門　武蔵調布保健所におけるリウマチ療養相談について　保健婦雑誌Vol 36 №2　80.2，pp 104～113

高見三代子　社会福祉法人"信楽園病院"継続医療室の1年間の活動報告　難病患者看護事例集・昭和54年度東京都神経科学総合研究所・社会学研究室　80.2，pp 3～6

渋谷　優子　神経難病巡回検診の看護ボランティアに参加して　看護学生の実践報告の一考察　難病患者看護事例集　昭和54年度東京都神経科学総合研究所・社会学研究室　80.2，

pp 6〜8

木下　安子　日本における看護婦の医療チーム内での役割とその問題点　教育と医学Vol 28 No.3 80. pp 263〜269

関谷　栄子　在宅看護活動の現状と展望―医療職種の協働を考える　看護展望Vol 5 No.3　80. pp 20〜30

都立神経病院医療相談室　日野市における「在宅診療」と地域医療機関の連携について　新しい地域医療をもとめて―日野市難病レポート80―　日野市医師会・日野市医療と福祉を進める会　80.11, pp 33〜36

石川　左門　東筋協17年の歩み　社会医学研究Ⅱ　医療図書出版　81. pp 41〜55

山岸　春江・小林　史明・木下　安子・関谷　栄子　三多摩地域の難病医療における都立府中病院の機能　健康会議No.383　81.2　pp 8〜20

石川　左門　難病患者運動の展開と理論　東京進行性筋萎縮症協会17年の歩み　健康会議No.384　81.3, pp 8〜21

木下　安子　ねたきり老人と保健事業　社会保障No.147　81.5, pp 5〜8

木下　安子　難病在宅療養をささえるチームケア　生活教育Vol 25 No.3　81.3, pp 2〜4

木下　安子　東京進行性筋萎縮症協会宿泊検診と難病看護研究会　生活教育Vol 25 No.3　81.3 pp 4〜6

木下　安子　保健婦の足あと　地域ケアの組織が課題　ホームドクターVol 8 No.11　81. pp 22〜24

池上　洋通　保健・医療チームの連携による効果的な活動　日野市の医療・福祉活動から　地域保健Vol 12 No.3　81.3, pp 43〜50

西　三郎　保健・医療チームの連携による効果的な活動　衛生行政研究の視点から　地域保健Vol 12 No.3　81. pp 57〜70

木下　安子　特集・難病地域ケアの展開―公的アプローチ　障害者への保健婦技術　―難病患者への働きかけを通して考える　地域保健Vol 12 No.6　81.6, pp 7〜16

森本　忠良　難病地域ケアの展開―公的アプローチ　新宿区の試み―実践への模索　地域保健Vol 12 No.6　81.6, pp 17〜25

岡　愛子　難病地域ケアの展開―公的アプローチ　東久留米保健所の場合　地域保健Vol 12 No.6　81.6, pp 26〜33

東村山保健所保健婦　難病地域ケアの展開―公的アプローチ　東村山保健所の場合　地域保健Vol 12 No.6　81.6, pp 34〜44

石塚　キミ　難病地域ケアの展開―公的アプローチ　下谷保健所の場合　地域保健Vol 12 No.6　81.6, pp 45〜51

平田　宏子　難病地域ケアの展開　―公的アプローチ　渋谷保健所保健婦として　地域保健Vol 12 No.6　81.6, pp 52〜56

森本　忠良・山本　隆司・野村　陽子・新津ふみ子・木下　安子　新宿区における難病の地域ケア　保健婦雑誌Vol, 38 No.2　82.2, pp 118〜145

宇尾野公義・川村佐和子他　地域医療・保健・福祉機関の相互連携　日本プライマリ・ケア学会誌
　　　　Vol 4 No.4　　82.4，pp 356〜357
宇尾野公義・川村佐和子他　神経難病患者に対する医療連携―日野市21例の分析　日本プライマリ
　　　　・ケア学会誌Vol 5 No.4　82.5　pp 271〜279
山手　　茂　難病患者の福祉対策のあり方　公衆衛生Vol 46 No.5　82.5　pp 320〜324
片平　洌彦・園田　恭一・高木　邦明・杉沢　秀博・手島　陸久・酒井　ツネ・福田　光子
　　　　第2報　未提訴スモン被害者の救済における行政の役割　―1980年度調査から　健康
　　　　会議No.399　82.6　pp 37〜40
片平　洌彦・高木　邦明・大島　巌・手島　陸久・鳥羽　信行・阪上　裕子・木下　安子・園
　　　　田　恭一　第3報　未提訴スモン被害者の救済における国の責任と医療従事者の役割
　　　　―1981年度調査から　健康会議No.399　82.6，pp 40〜47
露木　敏子　在宅障害老人に対する福祉施策の研究　―訪問看護の充実と向上をめざして―　健康
　　　　会議No.400　82.7，pp 37〜51
木下　安子　訪問看護と地域リハビリテーションの動向　理学療法と作業療法Vol 16 No.8　82.8
　　　　pp 565
露木　敏子　在宅障害老人に対する福祉施策の研究　―訪問看護教育の考察―　健康会議No.402
　　　　82.9　pp 42〜55
木下　安子　難病患者の生活実態と保健・医療・福祉サービス（下）　健康会議No.402　82.9
　　　　pp 28〜38
山崎　京子　保健婦と医療ソーシャルワーカーの連携　公衆衛生Vol 46 No.12　82.12，pp 812〜816
野村　陽子　難病患者の地域ケアにおける理学療法士との連携　第14回日本看護学会地域看護
　　　　83.　pp 223〜226
岩田　　誠・頼富　淳子・大川　範子・大倉　慶子・木下　安子　難病ケアにおける専門医療機関
　　　　と地域保健機関の連携　保健婦雑誌Vol 40 No.2　84.2，pp 138〜158
五関美智子他　三鷹市における難病在宅ケアシステムの実際　医療学新報Vol 6 No.2　84.3
　　　　pp 107〜110
吉田　純子・秋村　純江・伊藤　淑子　専門医療機関から転院に不安を持つ患者へのチームアプロ
　　　　ーチ　医療学新報Vol 6 No.2　84.3　pp 111〜114
木下　安子　在宅療養を支えるひとともの(I)　健康会議No.423　84.6，pp 25〜33
木下　安子　在宅療養を支えるひとともの(II)　健康会議No.424　84.7，pp 36〜37
吉村　絹代・杉浦　芳子　多摩保健所における健康回復教室　6回難病看護研究会報告集　84.8
　　　　pp 27〜30
木下　真男・梅田　嘉子・足原美世子・牛込三和子・大塚　早苗・小松原恵美子　筋萎縮性側索硬
　　　　化症患者の継続ケアの実践　保健婦雑誌Vol 41 No.2　85.2，pp 137〜159
伊藤　淑子　英国における医療・保健・福祉の地域ケアの実際　―6ヵ月の研修を通して日本の方
　　　　向を考える―　地域保健Vol 16 No.2　85.2　pp 72〜91
川村佐和子　在宅ケアのポイント　地域ケア・システムづくり　地域保健Vol 16 No.3　85.3

pp 79〜82

木下　安子　在宅障害者の保健・医療と住民参加　健康会議№433　Vol 37 №6　85.6　pp 24〜28

木下　安子　難病の地域ケアの実践を通じて―地域での医療活動の先頭に　保険診療研究Vol 11 №1　83.1, pp 17〜18

木下　安子　ひとりぐらしねたきり老人実態調査を読んで　民医連医療 135　83.10, pp 16〜19

木下　安子　老人の在宅ケアと看護教育と医学　Vol 34 №3　86.3, pp 50〜57

7. 保健・医療・福祉制度及び職種に関する研究

1) 看護婦・医療ソーシャルワーカー・ホームヘルパー・付添婦

川村佐和子　訪問看護サービスの有力な担い手「潜在」看護婦Sさんの場合　看護Vol 28 No.7　76.7, pp 28～36

山岸　春江・関谷　栄子・萩原　康子・清水美智子　都立病産院の看護職員退職要因実態調査　医学評論No.66　80. pp 43～47

木下　安子　准看護婦問題の背景　看護実践の科学Vol 8 No.9　83.9, pp 5～12

金子　仁子　呼吸不全のある進行性筋ジストロフィー症患者の在宅療養継続への援助（その1）有資格看護ボランティアの役割　第14回日本看護学会集録　成人看護　83. pp 259～268

貝瀬　繁子　F市における地域看護ボランティア活動と有資格看護婦の実践と役割　第13回日本看護学会集録　地域看護　82.8, pp 62～68

河嶋　かず　神経難病患者の在宅看護ボランティアの一事例について　第13回日本看護学会集録　地域看護　82.8, pp 69

岩橋　成子　M区における地域看護ボランティア活動と有資格看護婦の実践と役割　第13回日本看護学会集録　地域看護　82.8, pp 59～62

関谷　栄子・木下　安子・川村佐和子・貝瀬　繁子・河嶋　かず・岩橋　成子・菅原　恵子・岡田　のぶ・服部満智子・山本紀代子・渋谷　優子・平田　宏子・千葉　京子・山岸　春江・清水サヤ子　在宅患者サービスにおけるボランティア活動との協同活動　－在宅患者サービスにおけるボランティア活動に関する意義－　第13回日本看護学会集録　地域看護　82.8, pp 45～48

岡田　ノブ・渋谷　優子・平田　宏子　S区における看護ボランティア組織と在宅看護活動　第13回日本看護学会集録　地域看護　82.8, pp 53～58

菅原　恵子・高橋　良江　在宅患者サービスにおけるボランティアとの協同活動　－地域診療所における看護ボランティア活動－　第13回日本看護学会集録　地域看護　82.8, pp 51～53

川村佐和子　在宅患者サービスにおけるボランティアとの協同活動　－病院保健婦の役割－　第13回日本看護学会集録　地域看護　82.8, pp 48～51

山手　茂　医療福祉におけるチームワークとMSWの役割　済生No.579　77. pp 6～8

内藤美登里　難病患者へのMSWの援助－患者・家族生活の課題とその構造　社会医学研究Ⅱ　医療図書出版　81. pp 85～99

永井　有里　医療ソーシャルワーカー（MSW）の援助　健康会議No.387　Vol 33 No.6　81.6, pp 37～40

高坂　雅子　神経難病における心理的課題と援助について　健康会議No.390 Vol 33 No.9　81.9, pp 30～34

木下　安子　保健婦の側からみた医・薬・保健協働　日本薬学会第103年会・第24回若い薬学者

　　　　　　の会記念論文集　84.3,　pp 29～35

伊藤　淑子　地域医療とソーシャルワーカー　看護実践の科学Vol 10 No.1　85.1,　pp 98～99

江田　雅子・沼田　初枝・関口　清子・野辺　英子・中江千江子・樋爪　延子・西山真沙子・本間　清子・川村佐和子　難病患者へのヘルパーの援助(1)　ホームヘルパーの難病患者援助状況　健康会議No.385　Vol 33 No.4　81.4,　pp 34～41

木下　安子・須田　和子・萩原康子他　病院付添婦「ヘルスマンパワーの開発と将来需給に関する研究班・研究資料」厚生省特別研究班会議資料　75.3,　pp 239～282

須田　和子・萩原　康子・宮城　洋子　病院付添婦の雇用と労働条件　労働科学Vol 51 No.12　75.12,　pp 717～730

須田　和子　病院看護補助者としての付添婦　看護Vol 28 No.9　76.9,　pp 46～54

須田　和子・山岸　春江　ホームヘルプ事業に関する調査報告書　東京都神経科学総合研究所社会学研究室　77.3,

川村佐和子・山手　茂他　難病患者・家族への医療福祉援助　難病患者福祉研究会　77.6,

山岸　春江　障害者の生活における健康保障・介護保障の位置　障害者問題研究16号　78.10,　pp 50～61

木下　安子　患者付添人　職業ハンドブック　療法士・その他の医療従事者　雇用促進事業団職業研究所　81.3　pp 60～65

2) **看護一般，看護教育への提言**

木下　安子他　よりよい看護実践のための臨床看護研究とは何か，看護技術Vol 21 No.14　75.10,　pp 156～175

木下　安子　看護技術化と研究，看護の科学Vol 3 No.10　75.10.,　pp 3～24

木下　安子　"つづり方のひろば"と看護制度　看護実践の科学Vol 6 No.9　81.9,　pp 3～8

牛込三和子　基本的ケアの実態と問題点　―モーニングケアからイブニングケアまで―　看護実践の科学Vol 7 No.2　82.2,　pp 26～44

牛込三和子　診療介助面における看護婦の判断　看護実践の科学Vol 8 No.4　83.4,　pp 32～39

牛込三和子　毎日が勉強であるということ　看護Vol 35 No.6　83.　pp 4～11

牛込三和子　問題検索のためのカンファレンス運営について　看護技術No.409　83.　pp 23～27

牛込三和子　機械化医療のなかの看護の実態と看護婦の思い　看護実践の科学Vol 9 No.9　84.9,　pp 18～24

牛込三和子・川島みどり他　400＋1人の看護婦の職業観と生活像　看護実践の科学Vol 10 No.1　85.1,　pp 18～33

牛込三和子・川島みどり他　内科系看護実践への導入　看護実践の科学Vol 10 No.6　85.6,　pp 18～38

木下　安子　はじめての看護実践　－ともに学ぶ学生たち－
　　　　　　第1回　看護実践の科学　Vol 7　No.4　　pp 67～72　　1982.4
　　　　　　第2回　看護実践の科学　Vol 7　No.5　　pp 58～63　　1982.5
　　　　　　第3回　看護実践の科学　Vol 7　No.6　　pp 63～69　　1982.6
　　　　　　第4回　看護実践の科学　Vol 7　No.7　　pp 59～65　　1982.7
　　　　　　第5回　看護実践の科学　Vol 7　No.8　　pp 66～73　　1982.8
　　　　　　第6回　看護実践の科学　Vol 7　No.9　　pp 60～67　　1982.9
　　　　　　第7回　看護実践の科学　Vol 7　No.10　pp 60～68　　1982.10
　　　　　　第8回　看護実践の科学　Vol 7　No.11　pp 54～61　　1982.11
　　　　　　第9回　看護実践の科学　Vol 8　No.1　　pp 60～69　　1983.1
　　　　　　第10回　看護実践の科学　Vol 8　No.2　　pp 59～66　　1983.2
　　　　　　第11回　看護実践の科学　Vol 8　No.3　　pp 57～68　　1983.3

小宮　　勇　家庭訪問で出会った人々
　　　　　　第1回　日々のつくろいを大切に　　看護学生　Vol 29　No.11　1982.1　p 81～83
　　　　　　第2回　ともに悩むなかから　　　　看護学生　Vol 29　No.12　1982.2　p 81～83
　　　　　　第3回　ともに育つ　　　　　　　　看護学生　Vol 29　No.13　1982.3　p 81～83

池上　洋通　具体的な生活のなかにあるものとしての看護　看護学生Vol 30　No.13　83.3，
　　　　　　pp 14～16

頼富　淳子　実務の中での学び　－地域－　看護学生Vol 34 No.1　84.4，　　pp 18～20

木下　安子　いのちを守ることに真剣になること　月刊ナーシングVol 4 No.4　84.4，pp 144
　　　　　　～145

木下　安子　看護学生の人権感覚と戦争理解　看護実践の科学Vol 8　No.12　83.12　pp 36～
　　　　　　49

8. 難病に対する啓蒙・教育と地域活動の推進に関する研究

1) 保健指導基準・手びき

木下　安子他　特殊疾病患者に対する保健指導指針（案）　特殊疾病に関する研究　特殊疾病患者保健指導研究班　東京都衛生局委託研究　76.9

木下　安子・川村佐和子他　いわゆる難病患者に対する保健指導の手びき　昭和52年度東京都委託研究報告書　特殊疾病保健指導研究班　78.3

川村佐和子・牛込三和子・木下　安子他　神経系疾患患者に対する保健サービス基準に関する研究　1〜3年次　東京都神経科学総合研究所プロジェクト報告書　1982〜1984

西　三郎・松野かほる・島内　節・木下　安子・川村佐和子　特殊疾病患者に対する保健指導の手引き　地域保健VoL 12 No.2　81．p 60〜80

2) 研　修

東京都神経科学総合研究所・社会学研究室　神経科学セミナー疫学，社会学コース開催及び事例研究報告書

1973年8月22日〜24日　　在宅看護研究会「神経疾患患者の医学・看護・福祉」
1974年2月5日〜3月12日　在宅看護研究会「神経疾患患者の観察について」
1975年7月2〜4日　　　　在宅パーキンソン病患者の看護
1976年7月26日〜29日（疫学研究室共催）神経疾患の疫学
1977（3回）7月25日〜7月30日　慢性疾患の疫学と地域ケア
1978（4回）7月24日〜7月29日　神経疾患の疫学と保健指導
1979（5回）7月23日〜7月28日　難病の疫学と地域ケア
1980（6回）7月28日〜8月2日　難病の地域ケア推進における保健婦活動の進め方
1981（7回）7月20日〜7月25日　神経難病の地域ケア（シンポジウム・新宿区における難病の地域ケア）
1982（8回）7月26日〜7月30日　筋ジストロフィー症を中心に（シンポジウム・品川区に於ける地域ケア）
1983（9回）7月25日〜7月29日　難病ケアにおける専門医療機関と地域保健機関の連携
1984（10回）7月16日〜7月21日　難病の地域ケア　筋萎縮性側索硬化症の継続ケアの実践
1985（11回）7月15日〜7月19日　筋ジストロフィー症児（者）の地域ケアシステム

報告書

東京都神経科学総合研究所社会学研究室　難病患者看護事例集・昭和54年度　80.3,
東京都衛生局総務部研修課　保健婦研修事例集　ー家庭訪問活動からー　1976・1977年実務研修　1976
東京都衛生局医療福祉部
　　保健所保健婦の難病事例報告　昭和57・59年難病実務講習会保健婦中級コース 1985.10
　　保健所保健婦の難病事例報告　昭和58年難病実務講習会保健婦中級コース　1984.10

　　　　　　　　難病実務講習会（保健婦Ⅰ）テキスト　昭和58年～60年　1983～1985
3）パンフレット
　　　社会学研究室　　地域医療システムをめぐる看護問題　　　　　　　　　1973
　　　社会学研究室　　Kさんのレポート　　　　　　　　　　　　　　　　　1973
　　　社会学研究室　　重症筋無力症の手びき　　　　　　　　　　　　　　　1973
　　　社会学研究室　　進行性筋ジストロフィー症の教育実態調査　　　　　　1974
　　　社会学研究室　　リウマチ患者の実態　　　　　　　　　　　　　　　　1974
　　　社会学研究室　　在宅患者に対する訪問看護援助活動の必要性　　　　　1975
　　　社会学研究室　　難病患者に対する地域保健福祉活動　　　　　　　　　1980
　　　社会学研究室　　難病患者の生活実態と保健・医療・福祉サービス　　　1980
　　　社会学研究室　　昭和54年度　難病患者看護事例集　　　　　　　　　　1980
　　　社会学研究室　　在宅患者サービスにおけるボランティア活動　　　　　1982
　　　社会学研究室　　都立神経病院医療相談室における心理技術職の業務　　1985

　　　西川　有里　難病患者・その生活と医療福祉の課題　在宅看護研究会　77. pp 1～76
　　　銅直　晶子　多発性硬化症患者を介護する妻の問題　－生活時間分析を中心として－　難病患者の
　　　　　　　　生活をめぐる二つの事例研究　在宅看護研究会　79.10, pp 33～61
　　　宮内　直子　重症筋無力症患者の主婦の生活　－難病患者をめぐる社会福祉制度の課題－　難病患
　　　　　　　　者の生活をめぐる二つの事例研究　在宅看護研究会　79.10, pp 8～27
4）映　画
　　　宇尾野公義・川村佐和子他　神経難病の治療・看護システム　脊髄小脳変性症　（16ミリ映画）
　　　　　　　　厚生省特定疾患　難病の治療・看護に関する研究班報告書　77. pp 13～17
　　　宇尾野公義・川村佐和子他　神経難病の治療・看護システム　その2　筋萎縮性側索硬化症（16
　　　　　　　　ミリ映画）厚生省特定疾患　難病の治療・看護に関する研究班報告書　78. pp 87～94
　　　木下　安子他　難病と斗う－在宅患者への看護　日本看護協会出版会　78
　　　宇尾野公義・川村佐和子他　神経難病　在宅診療の条件　－パーキンソン病を中心に－　（16ミ
　　　　　　　　リ映画）厚生省特定疾患　難病の治療・看護に関する研究班報告書　79. pp 77～
　　　　　　　　81
　　　宇尾野公義・川村佐和子他　地域医療　保健　福祉機関の相互連携　（16ミリ映画）厚生省特定
　　　　　　　　疾患　難病の治療・看護に関する研究班報告書　80. pp 16～22
　　　宇尾野公義・木下　安子・川村佐和子他　難病の医療保健活動　－在宅患者の看護技術を中心に
　　　　　　　　（16ミリ映画）厚生省特定疾患　難病の治療・看護に関する研究班報告書　81.
　　　　　　　　pp 34～41
　　　宇尾野公義・川村佐和子他　難病地域ケアのシステム化と教育研修　（16ミリ映画）厚生省特定
　　　　　　　　疾患　難病の治療・看護に関する研究班報告書　82. pp 109～119
　　　宇尾野公義・川村佐和子他　神経難病在宅診療の実践－その経過と展望　（16ミリ映画）厚生省

　　　　　　特定疾患　難病の治療・看護に関する研究班報告書　83.　pp 79～85
　　　　　在宅看護研究会　難病FILM LIBRARY　パンフレット
家庭奉仕員　老人ケアの看護知識
木下　安子　簡便な清拭法について　　ホームヘルパー No.156　84.8　pp 9～10
川村佐和子　"援助"について　　　　　ホームヘルパー No.157　84.9　pp 10～12
川村佐和子　食事の援助　　　　　　　ホームヘルパー No.158　84.10　pp 10～12
川村佐和子　食事の援助あれこれ　　　ホームヘルパー No.159　84.11　pp 12～14
川村佐和子　排泄の援助(1)　　　　　　ホームヘルパー No.160　85.1　pp 12～14
川村佐和子　排泄の援助(2)　　　　　　ホームヘルパー No.161　85.2　pp 12～14
川村佐和子　排泄の援助(3)　　　　　　ホームヘルパー No.162　85.3　pp 14～16
川村佐和子　とこずれ(1)　　　　　　　ホームヘルパー No.163　85.4　pp 12～14
川村佐和子　感染を防ぐ―消毒―　　　ホームヘルパー No.164　85.5　pp 12～14
川村佐和子　とこずれ(2)　　　　　　　ホームヘルパー No.165　85.7　pp 15～17

木下　安子　難病患者にも平和なお正月を　社会保険旬報 No.1274　79.1　pp 45
木下　安子　恵まれた人には見えないかも知れませんが，フジテレビ編成局調査部リサーチレポ
　　　　　　ート　No.6　81.6，　pp 8～9
木下　安子・山田　淑子・井伊なか子他　市民と看護　シンポジウム　看護実践の科学　Vol 2
　　　　　　No.7　77.7　pp 6～26

Ⅲ 学会報告一覧

日本公衆衛生学会

木下　安子・山岸春江・関野栄子他　医療疎外患者に対する訪問活動の効果
　　　　　第33回日本公衆衛生学会総会，1974年10月
川村佐和子他　在宅難病患者・家族による社会資源利用の状況，同上
川村佐和子　筋萎縮性側索硬化症患者の収容施策について，同上
木下　安子・川村佐和子　在宅神経疾患患者の看護者生活時間実態，第34回日本公衆衛生学会総会，
　　　　　1975年10月
木下　安子・山岸　春江他　在宅難病患者に対する訪問看護援助の検討，同上
川村佐和子・山手　茂他　小児慢性疾患患児の実態調査，同上
山手　茂・川村佐和子他　パーキンソン病患者生活実態調査報告－生活障害と医療福祉サービスの
　　　　　課題の検討－，同上
木下　安子　在宅患者に対する看護活動の実践例を通じて（シンポジウム・実践の学としての公衆衛
　　　　　生看護・報告），第35回日本公衆衛生学会　1976年10月
川村佐和子他　難病患者の医療保障に関するケーススタディ　筋萎縮性側索硬化症患者の場合　同上
川村佐和子他　難病集団検診事業におけるＭＳＷの役割，同上
川村佐和子他　在宅診療活動におけるＭＳＷの機能，同上
山岸　春江・須田　和子　ホーム・ヘルプ事業に関する調査　第36回日本公衆衛生学会総会，
　　　　　1977年10月
木下　安子・川村佐和子・高坂　雅子・生沼不二絵・岩上多喜子・斉藤婦佐子・村山　正子・金井
　　　　竹子・片倉なつ子・菊地　美津・芹沢　道子・柳沢　澄子・加藤　順子・佐賀サヨ子
　　　　　東村山市における地域医療保健福祉活動 ── 保健婦活動を中心として ── 同上
川村佐和子　地域における病院ＭＳＷの役割，同上
内藤美登里・川村佐和子・西川　有里・青井　由恵　3年間160回の訪問援助事例（進行性核上性マ
　　　　　ヒ）の研究　看護の困難性，同上
青井　由恵・川村佐和子　半流動食患者（多発性硬化症）に対する家族の援助，同上
伊藤　淑子　気管切開後，家庭復帰した脊髄小脳変性症患者に対するＭＳＷ援助，同上
西川　有里・川村佐和子・内藤美登里・青井　由恵　進行性核上性マヒの患者に対するＭＳＷの援助，
　　　　　同上
大橋　誠・熊木　令次・斉藤みどり　東村山市における地域医療（医師会員と市役所及び保健所保
　　　　　健婦との連携作業）　第37回日本公衆衛生学会総会　1978年10月
川村佐和子他　在宅診療活動における保健所保健婦との協力　第37回日本公衆衛生学会総会　1978年
　　　　　10月
大久保カヅ子　難病の訪問事例をとおして在宅ケアーを考える　＝小脳変性症の事例＝　同上
青井　由恵・銅直　晶子・川村佐和子　寝たきり，経管栄養，排泄障害のある患者を介護する妻の生

活時間分析 第37回日本公衆衛生学会総会　1978年10月

斉藤婦佐子他　難病検診を実施して（過去3回の検診を通して保健婦活動を考える）　同上

菊池　美津他　リウマチ検診を実施して（一事業開催にあたっての保健婦の役割）　同上

乾　死乃生・池木　英子・山本　道子・坂田　ハル・青木　敏之　難病相談室から（第一報）　「相談室」オープン8ヶ月　第38回日本公衆衛生学会総会　1979年10月

中島ありさ・川村佐和子　MS患者（31才）をみとる母（高齢看護者）の医療福祉について　同上

高坂　雅子・川村佐和子・伊藤　淑子　自宅で経管栄養を実施する地域ケア体制　同上

川村佐和子・高坂　雅子・伊藤　淑子　自宅でバルーンカテーテル留置を実施する地域ケア体制　同上

武田　幸子・飯島　洋一・結城　永子・西　三郎・島内　節　難病患者，家族に対する地域保健活動の評価　同上

松野かほる・芦沢　正見・簑輪　眞澄・岡　愛子・円城寺政子・及川　あつ・松崎奈々子・遠藤房子・斉藤みどり・斉藤婦佐子・木下　安子　地域における難病患者の管理に関する研究　同上

木下　安子・西　三郎・松野かほる・島内　節・川村佐和子・伊藤　淑子・高坂　雅子・見須　宏・石塚　キミ　"難病患者に対する保健指導の手びき"に関する研究　同上

阪上　裕子・鳥羽　信行・片平　列彦・木下　安子・園田　恭一　スモン患者へのソーシャルワークの方法　同上

木下　安子・関谷　栄子・小林　史明・町田　八重・片平　列彦・阪上　裕子・園田　恭一　地域におけるスモン患者・家族への保健活動　—地域ケア事例の検討—　同上

高木　邦明・大島　巌・園田　恭一・手島　陸久・片平　列彦・阪上　裕子・木下　安子　保健婦によるスモン患者・家族の援助の実際とその効果　同上

半沢　聡子・川村佐和子　退院患者を受け入れた家族の気持の推移　同上

手島　陸久・園田　恭一・片平　列彦・阪上　裕子・木下　安子　地域におけるスモン患者・家族への医療福祉援助のあり方(2)　—医療機関・医療従事者の役割—　同上

大井田優子・浅井　芳子・川村佐和子　在宅における膀胱留置カテーテル患者のケアについて　同上　pp 315

池木　英子・青木　敏之・乾　死乃生・山本みち子・坂田　ハル　難病相談室から（第二報）　在宅難病患者の娘による看護について　第39回日本公衆衛生学会総会

川村佐和子　専門病院と地域医療機関との連携　医療における医療相談業務の役割　第39回日本公衆衛生学会総会　1980年10月

水上瑠美子・松沢エミ子　重度の閉塞性黄疸で在宅療養を希望した男子単身者への援助と課題　—(1)　MSWの立場から—　同上

滝島　玲子・難病保健指導あり方研究会一同　地域における難病保健指導（そのⅡ）　在宅脊髄損傷ケースに対する地域ケアの一例　同上

松沢エミ子　高度の閉塞性黄疸で在宅診療を希望した男子単身者への援助と課題　同上

斉藤婦佐子他　地域における難病保健指導　—5年間の保健婦活動を通して—　同上

伊藤　淑子　重症神経難病患者の援助におけるホームヘルパーとの連携
　　　　　　第39回日本公衆衛生学会総会　1980年10月

高坂　雅子　在宅神経難病患者における心理的課題と援助について　同上

園田　恭一・山手　茂・川村佐和子・木下　安子・山岸　春江・小林　史明・関野　栄子　難病患者の受療に関する研究　公的専門医療機関の地域医療機能　同上

西　三郎　公衆衛生活動における新しい形態の住民参加　同上

高木　邦明・手島　陸久・片平　冽彦・酒井　ツネ　在宅スモン患者の受療・介護の実態と問題点～O県I地区スモン患者10事例の検討から～　第40回日本公衆衛生学会総会　1981年10月

高坂　雅子・川村佐和子・水上瑠美子・影山ツヤ子　在宅診療対象患者における社会資源の活用状況について　同上

乾　死乃生・青木　敏之・池木　英子・山本みち子・坂田　ハル・寺脇　隆子・豊島まゆみ　難病相談室から（第三報）― 保健所に依頼した事例のその後の状況 ―　同上

木下　安子・西　三郎・川村佐和子・山岸　春江・関谷　栄子・小林　史明　東京都保健婦の難病保健指導に関する実態調査　同上

手島　陸久・園田　恭一・高木　邦明・片平　冽彦・酒井　ツネ　スモン患者の入院長期化の実態と要因　～O県I地区の事例の検討から～　同上

石田　育子・川村佐和子　在宅重症患者の療養継続の条件　同上

川村佐和子・高坂　雅子・水上瑠美子・影山ツヤ子　在宅診療対象患者における家族看護力について　同上

園田　恭一・片平　冽彦・手島　陸久・鳥羽　信行・阪上　裕子・木下　安子・高木邦明・大島　巌　未提訴スモン患者の救済における国の責任と医療従事者の役割　第41回日本公衆衛生学会総会　1982年10月

野村　陽子　難病患者の潜在的ニードと地域ケア ― 検診等で把握した3事例の援助を通して ―　同上

青木　敏之・池木　英子・乾　死乃生・小川笑美子・坂田　ハル・豊島まゆみ・山本　道子　在宅看護の成立条件と阻害条件について　同上

伊藤　淑子・川村佐和子・高坂　雅子　在宅難病患者の援助課題　同上

牛込三和子・関谷　栄子・高橋　郁子・佐藤かよ子・坂下志穂子・吉田　和江・若井よし子・江口孝文・辻本すみ子　在宅筋ジストロフィー症児の終末期ケアのとりくみの一例 ― 病態の変化の観察とケアを中心に ―　第41回日本公衆衛生学会総会，1982年10月

高坂　雅子　脊髄小脳変性症患者事例における精神活動把握の困難性について　同上　pp 313

川村佐和子・高丘千寿子・五関美智子・中村　努　筋萎縮性側索硬化症事例に対する病院保健婦と市保健婦のケア分析　同上

砂原　良三・松井　元司・日原　弘・寺尾　享二他　新宿区における神経難病検診　5年を経過して　第42回日本公衆衛生学会総会　1983年10月

高坂　雅子・川村佐和子・水上瑠美子・伊藤　淑子　神経難病患者在宅ケアと家族の精神生活の変化　同上

影山ツヤ子・川村佐和子　神経難病における緊急一時入院制度の活用について　同上　pp 74
川村佐和子・影山ツヤ子・高坂　雅子・水上瑠美子・下田　正枝・抜水　厚子・梶原　恵　神経難病における訪問看護の必要性　同上
手島　陸久・木下　安子・野村　陽子・関谷　栄子・牛込三和子・阪上　裕子・加藤　春樹・片平洌彦・園田　恭一・高木　邦明・杉沢　秀博　スモン患者・家族への地域ケア（その1）―東京都A区におけるスモン患者・家族の医療福祉ニーズと保健・医療・福祉機関との接触状況―　同上
平田　宏子　渋谷区における，難病検診7年間の報告―1報　＝スタッフの役割の変遷とその成果から＝　同上
原　春美・斉藤　武子・古賀由美子　終末期にある筋ジストロフィー患者の入院を通してみた地域ケアーの評価　同上
牛込三和子・関谷　栄子・高橋　郁子・倉重千鶴香・遠藤　房子・星野美恵子・佐藤加代子・吉田和恵・若井よし子・辻本すみ子・青木知恵子・江口　孝文　終末期にある筋ジストロフィー症患者・家族をめぐる地域ケア　＝チーム活動の評価＝　同上
佐藤加代子　気管切開のまま在宅療養に移行した筋ジストロフィー患者・家族への援助　同上　pp 63
島内　節・西　三郎・川村佐和子・高坂　雅子・影山ツヤ子・水上瑠美子・大井田優子・杉浦徳子・浅井　芳子　在宅ケアにおける緊急事態の分析と対応，同上
手島　陸久・木下　安子・野村　陽子・関谷　栄子・牛込三和子・阪上　裕子・加藤　春樹・片平洌彦・園田　恭一・高木　邦明・杉沢　秀博　スモン患者・家族への地域ケア（その2）―スモン患者・家族の保健・生活のセルフ・チェックリスト作成の試み―　同上
島内　節・川村佐和子・井口　和子・高坂　雅子　パーキンソン病患者の在宅ケア開始期におけるケアチームとしての対応課題　第43回日本公衆衛生学会総会，1984年10月
川上　忠志・青木　宜昭・村瀬　敏郎・中村正一郎・楢林博太郎・木下　安子・阪上　裕子・石川左門　渋谷区医師会難病相談室の役割　同上
木下　安子他　渋谷区医師会難病相談室の役割　同上
町田　博子・駒井恵美子・吉田　作　難病患者に対する在宅ケア援助活動　地域における保健所の役割　同上
平田　宏子　渋谷区における，難病検診7年間の報告―2報　＝検診受診者の状況分析から＝　同上
牛込三和子・関野　栄子・木下　安子・大塚　早苗・足原美世子・大久保マサ子　人工呼吸器装着した筋萎縮性側索硬化症患者への地域ケア　―在宅6カ月間の援助経過の分析―　同上
足原美世子・大久保マサ子・堂本　一郎・宮川　幸子・木下　安子・関谷　栄子・牛込三和子　在宅筋萎縮性側索硬化症患者の地域ケア　―保健所保健婦の役割―　同上
福田　洋子　スモン患者の自立更生援助事業について　第44回日本公衆衛生学会総会　1985年10月
峰尾　節子・明石　道子・飯倉　憲子・弥益　静江・木下　安子・関谷　栄子・野村　洋子・高木邦明・園田　恭一・片平洌彦　地域ケアによるスモン患者の受療行動及び生活の変容　同上
村田　篤司・広田　洋子・近藤　紀子　重症心身障害児訪問看護事業3年間のまとめ　事例にみる訪問看護の実際　同上

川上　忠司・中村正一郎・村瀬　敏郎・青木　宜昭・楢林博太郎・木下　安子・阪上　裕子・石川
　　　左門　東京都渋谷区医師会難病相談室の役割（第2報）― 昭和59年度の実績 ―　同上

島内　　節・川村佐和子・西　　三郎・佐藤　和子・高坂　雅子　難病老人のケアニーズの特徴と在
　　　宅ケアの要件　同上

西宮　　脩・平田　宏子　難病患者の地域ケアーシステムを考える　＝利用者の分析から＝　同上

川村佐和子　在宅ケアに対する家族看護者の評価 ― 在宅診療対象者の場合 ―　同上

牛込三和子・関野　栄子・木下　安子・秋村　純江・北尾　玲子・足原美世子・大久保マサ子　人工
　　　呼吸器を装着した筋萎縮性側索硬化症患者の地域ケア・第2報 ― 地域ケア体制充実時
　　　の援助分析 ―　同上

佐藤　和子　保健所における難病への取り組み ― 難病患者の地域ケアと難病患者会活動について ―
　　　同上

日本看護学会

木下　安子　看護記録の質的分析による再検討　第4回日本看護学会教育管理分科会　1973年11月

木下　安子・山岸　春江・関野　栄子　難病在宅患者の在宅ケアーに於ける医療福祉チームの果す機
　　　能　第5回日本看護学会地域看護分科会　1974年11月

木下　安子・山岸　春江・関野　栄子他　在宅患者に対する訪問援助活動の必要性　同上

木下　安子・関野　栄子　在宅難病患者の看護における保健・医療チームの果たす機能　第6回日本
　　　看護学会地域看護分科会　1975年11月

山岸　春江他　多発性硬化症患者の事例をめぐり地域看護を考える　第7回日本看護学会地域看護分
　　　科会　1976年6月

木下　安子　神経系疾患患者の治療における患者の権利（シンポジウム報告）　第7回日本看護学会
　　　成人看護分科会　1976年9月

木下　安子・山岸　春江・関野　栄子　在宅難病患者の室内移動に関する研究　第10回日本看護学会
　　　成人看護分科会　1979年10月

松尾　末子　長期意識障害のまま退院した患者の家族指導について　同上

関野　栄子・赤塚　弘子・榊原　和子・二羽　昌子・中谷　幸子　末期の筋ジストロフィー症患者に対
　　　する保健・医療チームの在宅ケア　第10回日本看護学会地域看護分科会　1979年11月

片倉なつ子・岸本多恵子・荒井　文子・小笠原常子　看護学生の保健所実習を効果的にするために
　　　同上

佐々木良子・高橋みさ代　他　パーキンソン氏病患者の看護 ― 退院指導を中心に ―　第11回日本
　　　看護学会成人看護分科会　1980年9月

菅原　恵子・高橋　良江　難病患者の在宅看護 ― 地域の連携について ―　同上

榎並　和子・高見三代子・堀川　楊　継続医療室における難病への取り組み　同上

太田　宏子・萩原　キミ・小宮　勇・中島由美子・寺本ミサヱ・片岡　悦子他　訪問看護における
　　　看護職の役割（第2報）― 非継続訪問ケースの分析 ―　第11回日本看護学会地域看

護分科会 1980年10月

山岸　春江・木下　安子・関谷　栄子　地域医療・看護推進における医療相談室の機能について　第12回日本看護学会地域看護分科会　1981年10月

佐藤加代子・猪野　美鈴　在宅での死について考える　同上

川村佐和子　神経難病患者の在宅ケア条件 ― とくに医療条件について ―　同上

関谷　栄子・木下　安子・川村佐和子・貝瀬　繁子・河嶋　かず・岩橋　成子・菅原　恵子・岡田のぶ・服部満智子・山本紀代子・渋谷　優子・平田　宏子・千葉　京子・山岸　春江・清水サヤ子　在宅患者サービスにおけるボランティア活動との協同活動 ― 在宅患者サービスにおけるボランティア活動に関する意義 ―　第13回日本看護学会地域看護分科会　1982.8

川村佐和子　在宅患者サービスにおけるボランティアとの協同活動 ― 病院保健婦の役割 ―　同上

菅原　恵子・高橋　良江　在宅患者サービスにおけるボランティアとの協同活動 ― 地域診療所における看護ボランティア活動 ―　同上

岡田　ノブ・渋谷　優子・平田　宏子　S区における看護ボランティア組織と在宅看護活動　同上　pp 53～58

岩橋　成子　M区における地域看護ボランティア活動と有資格看護婦の実践と役割　同上

貝瀬　繁子　F市における地域看護ボランティア活動と有資格看護婦の実践と役割　同上

清水サヤ子・服部満智子　日野市におけるねたきり老人の訪問看護　同上

河嶋　かず　神経難病患者の在宅看護ボランティアの一事例について　同上

木下　安子・牛込三和子・野村　陽子・関谷　栄子　おむつ製品の規格化に関する研究 ―おむつの保水性, 侵透性に関する実験的研究 ―　第13回日本看護学会―看護総合　1983年1月

川村佐和子　ミオクローヌスてんかん事例に対する病院保健婦活動　第14回日本看護学会　成人看護　1983年9月

川村佐和子他　在宅患者の食事に関する看護条件の分析　同上

大井田優子・川村佐和子・井口　和子　在宅神経疾患患者に対する「経管栄養手引書」の検討　第15回日本看護学会　成人看護　1984年8月

牛込三和子・大塚　早苗・木下　安子・関谷　栄子・野村　陽子　在宅神経疾患患者の急変時の判断と対応の問題点 ― 進行性筋ジストロフィー症の一事例経過における家族と看護職の判断 ―　同上

正野　逸子・藤島　昭江・木村　昌子・金沢　尚子　病院看護婦による訪問看護 ― 器具, 装具を使用したまま在宅療養に移行する患者を中心とした継続看護 ―　第15回日本看護学会集録　地域看護　1984年11月

杉山千佳子・中田まゆみ・中溝　明子　地域医療, 福祉機関との連携プレーで在宅療養を再開できた一例 ―患者とその家族への支援を通して ―　同上

野村　陽子他　難病患者の地域ケアにおける理学療法士との連携　第14回日本看護学会　地域看護 ―徳島―　1983年8月

野村　陽子・木下　安子・猪飼　陌江　在宅で終末期を迎えたパーキンソン病患者の地域ケア　第

15回日本看護学会集録　地域看護　1984年11月

渋谷　優子・比嘉　元子　リハビリ通院患者の継続性と家族のかかわり ― 単独通院患者と家族同伴通院患者との比較 ―　同上　pp 144

日本看護科学学会

島内　節・川村佐和子　在宅ケアにおける緊急事態の分析と対応過程 ―（第1報）緊急事態の内容と発生過程 ―　第5回日本看護科学学会　1985年12月

川村佐和子・島内　節　在宅ケアにおける緊急事態の分析と対応過程 ―（第2報）緊急事態の発生予防と発生時対応 ―　同上

牛込三和子・木下　安子・関野　栄子　主婦の介護労働 ― その実態と在宅ケア ―　同上

日本プライマリ・ケア学会

西　三郎　難病対策におけるプライマリ・ケアを中心とした組織づくり　第3回日本プライマリ・ケア学会　1980年6月

宮本　恭輔・岩崎と志子・渡辺　猛・小松　真・花輪　音三　先天異常児の地域ケア　同上

西　三郎　プライマリ・ケアにおける保健所の役割　同上　pp 282

小松　真・花輪　音三・渡辺　猛・宮本　恭輔　日野市における難病のプライマリ・ケア ― 第2報：難病の在宅ケアシステムと中間収容施設　同上

小松　真・加地　道博・出構　煕・中村　栄・中村　弘夫・三木　明　東京・多摩メディカルプラン80 ― 第2報：南多摩医療圏における医療技術集積と病院計画　同上　pp

木下　安子・山岸　春江・関谷　栄子・小松　真・渡辺　猛・大橋　誠・中村　努・宇尾野公義・児玉　光栄・西　三郎・石川　左門・川村佐和子・池上　洋通　難病患者地域ケアにおける中間施設の必要性　第4回日本プライマリ・ケア学会　1981年6月　大阪

中村　努・村田　欣造・西　三郎　三鷹市における神経難病検診と地域ケア　同上

伊藤　淑子・川村佐和子・高坂　雅子・水上瑠美子　地域医療機関と専門医療機関の相互連携の実際　同上

高坂　雅子・川村佐和子・伊藤　淑子・水上瑠美子　Home doctorと専門医療機関の相互連携の実際　同上

宇尾野公義・広瀬　和彦・川村佐和子・西　三郎・小松　真・中村　努　地域医療・保健・福祉機関の相互連携　同上

川村佐和子・伊藤　淑子・高坂　雅子・水上瑠美子　神経難病ケアにおける「難病検診」の意義について　同上

木下　安子・山岸　春江・関谷　栄子・小松　真・渡辺　猛・大橋　誠・中村　努・宇尾野公義・児玉　光栄・西　三郎・石川　左門・川村佐和子・池上　洋通　難病患者地域ケアにおける"中間施設"の必要性　同上

川村佐和子・宇尾野公義・広瀬　和彦・高坂　雅子・水上瑠美子・影山ツヤ子・小松　真・渡辺　猛　神経難病者に対する医療連携21例の分析　第5回日本プライマリ・ケア学会　1982年6月

石川　左門・西　三郎・木下　安子・川村佐和子・小松　真　地域ケアの体制づくりと患者団体の担った役割　同上

関谷　栄子・木下　安子・石川　左門　日野市地域ケアにおけるボランティア活動と家庭看護教室の意義　同上

木下　安子　プライマリ・ケアにおける阻害因子の分析　第6回日本プライマリ・ケア学会　1983年6月

木下　安子・正野　逸子・谷島　玲子　プライマリ・ケアにおける臨床看護の役割　同上

頼富　淳子・渡部　幸子・土橋　澄能・小池　静江・村上　薫　在宅神経難病末期患者への地域医療チームのかかわり ― その1　保健婦の立場から ― 同上

岩田　誠・矢吹　トシ・清水　真澄　神経難病患者の在宅医療における専門病院神経内科の役割について　同上

大川　範子　在宅神経難病末期患者への地域医療チームのかかわり ― その2　訪問指導員の立場から ― 同上

大倉　慶子　在宅神経難病末期患者への地域医療チームのかかわり ― その3　保健相談所長の立場から ― 同上

影山ツヤ子・川村佐和子　福祉指導職（MSW）の生活援助 ― 単身，オリーブ，橋，小脳変性症事例の「食事」障害の援助　同上

川村佐和子・宇尾野公義　神経難病患者に対する訪問看護サービスの必要性について　同上

水上瑠美子・川村佐和子・影山ツヤ子　在宅療養患者への訪問援助の必要について　医療ソーシャルワーカー（MSW）の立場から　同上

高坂　雅子・鈴木　正子　神経難病在宅ケアにおける心理技術 ― 患者の精神生活能力の把握について ― 同上

伊藤　淑子・川村佐和子　在宅難病患者への社会福祉援助者の課題　同上

牛込三和子・木下　安子・野村　陽子・関谷　栄子・川村佐和子　在宅における呼吸不全患者の看護援助　課題と看護基準化について　同上

稲野みき子・伊藤　淑子・川村佐和子　小児がん長期生存患児の日常医療及び生活管理に対する援助について　同上

木下　安子他　日本プライマリ・ケア学会東京支部事業活動の一考察　その1～4　第7回日本プライマリ・ケア学会　1984年6月

近藤ふさい・川村左和子・木下　安子　S病院保健婦の行っている高齢な介護者への援助過程を通して　同上

工藤　洋子・菅原　恵子・木下　安子　老人患者に対する小診療所の訪問看護活動の評価　同上

菅原　文子・吉田　雅子　在宅難病患者への援助に関する考察 ― 総合病院医療相談室の役割 ― 同上

野村　陽子・木下　安子・牛込三和子・関谷　栄子・福田　洋子　スモン患者の中間施設利用による生活の変化　同上

木下　安子・片桐ゆみ子　頸髄損傷患者の在宅生活移行期における看護婦・保健婦の援助　第8回日本プライマリ・ケア学会　1985年6月

小松　真・花輪　音三・池上　洋通・石川　左門　日野市における地域ケアシステムの構築1報　― 日野市地域ケア研究所の設立と中間施設構想 ―　同上

後藤　修司・柴山　豊・新野　稔・中村　鉱一・青木　文彦・大山　修・北川　欣也・岩崎　靖雄・竹内　雅夫・神保　勝一・西條　一也・矢沢　一博・馬嶋　孝雄・木下　安子・金城　弘明・川久保　亮・小川　卓良・橋本　迪生・片岡　利郎・天野　暉　東京支部事業活動の一考察（17報）　同上

小川　卓良・橋本　迪生・片岡　利郎・矢沢　一博・金城　弘明・臼田美智子・木下　安子・西條　一也・中村　鉱一・後藤　修司・新野　稔・柴山　豊　東京支部事業活動の一考察（18報）　同上　pp 101

日本プライマリ・ケア学会東京支部　第1回学術大会　1982年2月
　シンポジウム　地域ケアを考える
　　木下　安子・小松　真・高沢　タケ・榊原　和子・斉藤婦佐子

第1回　日本プライマリ・ケア学会東京支部　秋の研究集会　1982年11月
　秋村　純江　障害児とその家族を支えて
　新津ふみ子　在宅患者の訪問看護

日本プライマリ・ケア学会　東京支部　第3回学術大会　1984年11月
　シンポジウム　各医療職種のプライマリ・ケア実践のための継続教育
　　島内　節　学習者の経験を重視した教育のあり方
　一般演題　秋村　純江・伊藤　淑子他　専門医療機関からの転院に不安をもつ患者へのチームアプローチ
　川村佐和子　病院保健婦の退院患者在宅ケアへの参加
　神谷　和子　医療機関と訪問看護婦との連携による重症心身障害児ケア
　五関美智子　三鷹市における難病在宅ケアシステムの実際
　服部　富子　在宅難病患者の栄養指導

東京都衛生局学会

山手　茂・木下　安子・山岸　春江・関野　栄子　在宅難病患者に対する看護援助の必要度　第53回東京都衛生局学会　1974年5月

山手　茂・木下　安子・山岸　春江・関野　栄子　在宅患者訪問看護に関する研究　第55回東京都衛生局学会　1975年5月

山手　茂・須田　和了・関野　栄子・飯島　伸子他　三宅島における難病,特に神経系疾患に関す

　　　　　　　る調査研究　その3　患者の受療の実態　第59回東京都衛生局学会　1977年5月

木下　安子・山岸　春江・関野　栄子　在宅難病患者の室内における移動・移送及び移送具に関する
　　　　研究（第一報）　第62回東京都衛生局学会　1979年5月

　　　　　　鈴木　節子・横道美代子・政岡　君子・柳瀬　俊子・今西富貴子・大平　愛子・小田チ
カエ・川添　久子・上保サダ子・鷹野ミドリ・小島　美代・川崎　一義・田口　文行・肥沼　利明・
大黒　寛・百済　さち・土井　道子・沼田　富弘　保健婦による特殊疾病患者訪問相談 ― モデル
　　　　保健所からの第一報 ―　第63回東京都衛生局学会　1979年10月

柏木由美子・浦崎　貞子　家族から疎外されていた脳卒中後遺症患者へのとりくみ　同上　pp 168

木下　安子・山岸　春江　保健所の難病対策事業の検討 ― 事業概要から ―　第64回東京都衛生局
　　　　学会　1980年5月　東京都衛生局学会誌　64号　pp 42～43，1980

木下　安子　神経難病と在宅看護　同上

政岡　君子・柳瀬　俊子・上保サダ子・川添　久子・鈴木　節子・今西富貴子・大平　愛子・小田チ
　　　　カエ・大庭　和子・鷹野ミドリ・町田　清子・川崎　一義・森谷　弘義・大黒　寛・
　　　　百済　さち・土井　道子・中村　伸蔵・横道美代子　保健婦による特殊疾病患者訪問相
　　　　談 ― モデル保健所からの第二報 ―　第65回東京都衛生局学会　1980年10月

斉藤婦佐子・菊池　美津・白岩　郁子・滝島　玲子・佐賀サヨ子・梅沢　ぬゑ・佐藤　待子・加藤
順子・鈴木　弘子　保健指導あり方研究会　地域における難病保健指導（そのⅡ）― 個別の援助活
　　　　動 ―　同上

斉藤婦佐子・加藤　順子・佐藤　待子・滝島　玲子・菊池　美津・鈴木　弘子・梅沢　ぬゑ・佐賀
サヨ子・白岩　郁子・東村山市保健婦一同　地域における難病保健指導（そのⅠ）― 地域組織活動
　　　　から ―　第65回東京都衛生局学会　1980年10月　東京都衛生局学会誌　65号

児玉　光栄・千葉　京子・久保田房子・石田　操・佐藤　信子・東條　敏子・長沢　和代・石黒
久江・金丸　典子・赤塚　弘子・金子　靖子・水口　晴美　難病患者の現状について（2報）― パ
　　　　ーキンソン病患者訪問を通して ―　第66回東京都衛生局学会　1981年5月

山崎　摩耶　難病患者の在宅ケア ― その1　都立病院との連携をとうして　第68回東京都衛生局学
　　　　会　1982年5月

川村佐和子・高坂　雅子・水上瑠美子・影山ツヤ子　神経病院における在宅診療活動実績　同上

後藤　勝・倉沢あき子　重症心身障害児（者）の緊急一時入所とその周辺　同上

伊藤　淑子・里和スミヱ　難病患者の在宅ケア ― その2　都立病院による医療継続の試み　同上

会田　敏子・大橋ミツイ・岡本　瞳子・久保　光江・久保田憲子・渋谷たつみ・中村　和子・古河美
也子・村上　捷子・我妻ヨシ子　難病の在宅ケアにおける保健婦のかゝわり　第69回東京都衛生局学
　　　　会　1982年10月

久保　光江・大橋ミツイ・岡本　瞳子・会田　敏子・久保田憲子・渋谷たつみ・中村　和子・古河
美也子・村上　捷子・服部　富子　筋萎縮性側索硬化症の在宅ケアの一事例 ― 在宅医療チームとの
　　　　かかわりを中心に ―　同上

岩永　牟得・里見ゆきえ　筋萎縮性側索硬化症の在宅ケア　第70回東京都衛生局学会　1983年5
　　　　月

木下　安子・牛込三和子・野村　陽子・関谷　栄子　在宅進行性筋萎縮症患者(児)の健康管理における保健婦の役割　第72回東京都衛生局学会　1984年4月

木下　安子・秋村　純江・関谷　栄子　難病保健指導に対する支援・相談活動 — 電話相談66件の分析 —　第75回東京都衛生局学会　1985年10月　東京都衛生局学会誌　75号　pp 104

社会医学研究会

木下　安子・山岸　春江・関野　栄子　在宅難病患者及び家族にかかわる保健医療従事者の問題　第15回社会医学研究会　1974年7月

山手　茂・木下　安子他　東京都難病患者実態調査成績 — 昭和48年, 49年調査票調査の結果 —　第16回社会医学研究会総会　1975年7月

木下　安子・須田　和子・萩原　康子・宮城　洋子　病院看護体制における付添婦の問題点　同上

木下　安子・山岸　春江・関野　栄子　難病患者在宅看護援助の提供に関する問題　同上

山手　茂・川村佐和子他　難病患者家庭訪問調査報告　PMD児の生活障害とMSWの援助　第16回社会医学研究会総会　1975年7月

関野　栄子・木下　安子　進行性筋ジストロフィー症(デュシャンヌ型)に対する保健婦活動　第17回社会医学研究会総会　1976年7月

山手　茂・川村佐和子　神経難病専門病院の機能　第17回社会医学研究会総会　1976年7月　公衆衛生　VoL 40　No.12　pp 826

川村佐和子他　神経難病患者援助のためのチームワーク　同上　pp 831〜832

川村佐和子他　神経難病専門病院におけるMSWの機能　同上　pp 826〜828

山手　茂・川村佐和子他　難病患者家族に対するMSW　援助の方法と課題　同上　pp 828

川村佐和子他　3年間190回訪問援助事例(進行性核上性麻ひ)の研究　3　家政婦の問題　第18回社会医学研究会総会抄録集　1977年7月　pp 51〜52

川村佐和子他　3年間190回訪問援助事例(進行性核上性麻ひ)の研究　4　MSWの援助　同上　pp 53〜55

川村佐和子他　3年間160回訪問援助事例(進行性核上性麻ひ)の研究　1　経過と課題　同上　pp 45〜47

川村佐和子他　重症な患者をかかえて混乱する家族への援助　1　経過, 各時期の課題と援助　同上　pp 61〜63

川村佐和子他　重症な患者をかかえて混乱する家族への援助　2　妻の対応の変化のプロセス　同上　pp 64〜66

川村佐和子他　3年間160回訪問援助事例(進行性核上性麻ひ)の研究　2　家族の対応　同上　pp 49〜50

木下　安子・宇尾野公義・川村佐和子他　難病(筋萎縮性側索硬化症)患者の受療に関する自治体病院の対応　第19回社会医学研究会総会抄録集　1978年7月　pp 84〜86

木下　安子・山岸　春江・関野　栄子　地域保健医療福祉活動に対する自治体研究所の役割　同上

木下　安子・山岸　春江・関野　栄子　東京都府中市における筋萎縮症患者・家族グループ活動と自治体の対応　同上

川村佐和子他　多発性硬化症患者を介護する家族への援助　同上　pp 80～81

川村佐和子他　自治体病院ＭＳＷと地域医療　保健福祉機関との協力　同上　pp 46～47

木下　安子・山岸　春江・関野　栄子　パーキンソン病患者の就労保障と移動の援助　第20回社会医学研究会総会　1979年9月　第20回社会医学研究会総会演題抄録集

川村佐和子他　神経難病における地域医療・保健機関の連携　同上　pp 49～52

木下　安子・川村佐和子他　在宅難病患者に対する医療機関の協力態勢　同上　pp47～48

石川　左門　地域難病検診の実践から地域保健医療の公的責任への問い　第21回社会医学研究会総会抄録　1980年7月

小林　史明　三多摩地域の難病患者の受療行動からみた都立府中病院の機能　同上

木下　安子・山岸　春江・関野　栄子・山手　茂・園田　恭一・川村佐和子・小林　史明他　東京都の難病対策と地域医療　第21回社会医学研究会総会　1980年7月　（公衆衛生，VoL 45　№ 2　pp 142～143）

木下　安子・山岸　春江・関野　栄子・山手　茂・園田　恭一・川村佐和子・小林　史明他　三多摩地域の難病患者の受療行動からみた都立府中病院の機能　第21回社会医学研究会総会　1980年7月（公衆衛生　VoL 45　№ 2　pp 142～143）

手島　陸久他　現行スモン対策の実態と問題点　第21回社会医学研究会総会　1980年7月

川村佐和子他　在宅診療におけるホームヘルパーとの協力　同上

片平　洌彦他　スモン問題に対する国と自治体の責任 ― とくに未提訴スモン患者の救済問題について ―　同上

山岸　春江　在宅脊損者の介護実態　第22回社会医学研究会総会　1981年7月

片平　洌彦他　薬害被害者の迅速な救済のあり方に関する考察 ― 未提訴スモン患者の救済における行政の役割 ―　同上

川村佐和子他　在宅神経難病患者における社会資源利用状況について　同上

高木　邦明他　農家の高齢者の介護・死亡と生活への影響 ― 宮城県A町，栃木県B町での調査結果より ―　同上

松沢エミ子・小島三保子　いわゆる「植物状態」の人をかかえた家族への地域でのチーム援助　第23回社会医学研究会総会　1982年7月　講演集　pp 58

西　三郎　三鷹市心身障害児対策　確立の経緯　同上　pp 53

小林　史明・萩原　康子・木下　安子・関谷　栄子・野村　陽子・牛込三和子・山手　茂・園田　恭一　三多摩地域の難病地域ケア・システム（Ⅰ）東村山市における展開　同上　pp 54

萩原　康子・小林　史明・木下　安子・関谷　栄子・野村　陽子・牛込三和子・山手　茂・園田　恭一　三多摩地域の難病地域ケア・システム（Ⅱ）日野市における展開　同上　pp 55

浅井　芳子　ぼうこうカテーテル留置在宅患者の家庭看護条件に関する研究　第23回社会医学研究会総会　1982年7月

影山ツヤ子　単身ＳＣＤ事例の生活障害 ― 食事についての分析と解決 ―
　　　　　第23回社会医学研究会総会　1982年7月
高橋　郁子　品川区における筋ジストロフィー児をめぐる地域ケア　同上
西　三郎　三鷹市心身障害児対策発展の経緯　同上
露木　敏子　地方自治体と障害老人在宅看護サービス ― 新宿区の政策に視点をおいて　同上
木下　安子・野村　陽子・関谷　栄子・牛込三和子・園田　恭一他　スモン患者・家族への地域ケア
　　　（その1） ― 東京都A区におけるスモン患者家族の医療福祉第24回社会医学研究会
　　　総会　1983年7月　兵庫（社会医学研究1983　特別号　51）
川村佐和子他　癌末期患者　在宅ケアにおけるホームヘルパーとの連携　同上　講演集　pp 5
川村佐和子他　神経難病患者在宅ケアにおけるホームヘルパーとの連携　同上　pp 56
川村佐和子他　気管切開して脳外科を退院した患者の入浴援助　同上　pp 61
川村佐和子他　在宅神経難病患者に対する経管栄養開始時の援助　同上　pp 56
木下　安子・野村　陽子他　スモン等薬害被害者の救済における「医薬品副作用被害救済基金」の役
　　　割　第25回社会医学研究会総会　富山　1984年7月
木下　安子・野村　陽子・牛込三和子・関谷　栄子他　スモン患者・家族への地域ケア ― 生活変動
　　　をきたしたスモンの2事例 ―　同上
木下　安子・川村佐和子他　人工呼吸器，吸引器の地域における供給について　同上　pp 31
牛込三和子・関谷　栄子・木下　安子・川村佐和子他　人工呼吸器・吸引器の地域における供給につ
　　　いて　第25回社会医学研究会総会　1984年7月
片平　洌彦　「和解」後のスモン患者の実態と要求 ― 東京，千葉，徳島地区の事例調査から ―
　　　第26回社会医学研究会総会　1985年7月
小沢　温　スモン被害者の救済における患者会の役割　同上
川村　初恵　パーキンソン病患者へのＭＳＷのかかわり　―友の会の活動を通して ―　同上
西尾　葉子　難病患者老人世帯の生活課題 ― 福祉学生，病院実習の体験から ―　同上
関谷　栄子　患者手帳活用による在宅筋萎縮症患者の健康管理 ― 3年間の成果 ―　同上
近藤　紀子　重症心身障害児訪問看護事業3年間のまとめ　同上
川村佐和子　保健所と病院の保健婦連携　同上

その他

木下　安子　在宅難病患者家庭看護の問題点（シンポジウム・都市における難病医療の理論と実際・
　　　報告）　第9回都市医学会総会　1976年11月
山手　茂・川村佐和子　都立府中病院神経内科通院患者実態調査報告　同上
斉藤みどり・山口　輝彦・斉藤婦佐子・大橋　誠・都築　健・町田　八重　東村山市における難
　　　病ケアー（医師会と保健婦との共同作業）　第11回日本都市医学会　日本都市医学会誌
　　　VoL 10　1978年3月　pp 58
関谷　栄子・吉田　由美　進行性筋ジストロフィー児（デュシャンヌ型）に対する療養指導及び援助
　　　課題　第26回日本小児保健学会　1979年11月

吉田　由美・大場ゆき子・関野　栄子　進行性筋ジストロフィー患児（デュシャンヌ型）の末期における地域ケア　第27回日本小児保健学会　講演集　1980年10月　pp 144

小林　史明　進行性筋ジストロフィー患者の療養生活　昭和56年東京都小児保健学会　1981年7月

木下　安子・山岸　春江・関野　栄子・杉浦　真弓・患者移送車研究会・石川　左門・古山　敏雄・倉沢　義也・川島　清司・大山　隆通・渡辺　喜美・薦　秀彦・高草　啓史　神経・筋肉疾患患者に適した移送車に関する一考察　第7回日本救急医学会　1979年11月　日本救急医学会会誌　pp 125

木下　安子　地域医療のシステム化　第13回国保地域医療学会　1973年10月

木下　安子　在宅難病患者の実態と訪問看護活動　第18回保健・医療社会学研究会　1975年9月

木下　安子　家族の看護機能と訪問看護サービス　第2回保健・医療社会学研究会セミナー　1975年12月

木下　安子　今日の医療福祉的課題は何か（シンポジウム報告）昭和51年度日本医療社会事業協会全国大会　1976年5月

木下　安子　保健婦からみた医薬保健協働　日本薬学会第103年会　日本薬学会第103年会講演要旨集　1983年4月　pp 764

川村佐和子　神経難病在宅診療の実践　シンポジウム　第39回国立病院療養所総合医学会抄録　1984年11月　pp 53

山岸　春江　都立病院の看護職員離退職要因実態調査　第32回新医協研究集会　1979年11月

難病看護文献 2

1999年まで

難病看護研究会報告集、日本難病看護学会誌

登録番号:タイトル, 著者, 出典誌, 巻(号), 掲載頁, 発行年, 主な疾患

10001: 座談会／患者・家族・住民とともにすすめる在宅ケア, 木下 安子. 石川 恵美子. 高坂 雅子. 大橋 誠. 池上 洋通, 第1回難病看護研究会報告集, 19～30, 1979, 進行性筋ジストロフィー

10002: 地域の保健・医療チームによる難病患者・家族への在宅ケア 末期の筋ジストロフィー症患者S．I．君をめぐって, 関野 栄子. 赤塚 弘子. 榊原 和子. 二羽 昌子. 中谷 幸子, 第1回難病看護研究会報告集, 33～42, 1979, 進行性筋ジストロフィー

10003: 在宅難病患者・家族への訪問援助 筋萎縮性側索硬化症のSさんをめぐって, 佐藤 和子. 佐藤 富子, 第1回難病看護研究会報告集, 45～51, 1979, 筋萎縮性側索硬化症

10004: 難病へのアプローチ私の提言／難病患者の医療 その現状と今後の課題, 宇尾野 公義, 第1回難病看護研究会報告集, 54～55, 1979, 神経難病全般

10005: 難病へのアプローチ私の提言／保健所のより積極的な取り組みを, 西 三郎, 第1回難病看護研究会報告集, 55～56, 1979, 神経難病全般

10006: 難病へのアプローチ私の提言／在宅ケアの質的向上とシステム化を, 島内 節, 第1回難病看護研究会報告集, 56～58, 1979, 神経難病全般

10007: 難病へのアプローチ私の提言／＜継続医療室＞における難病への取り組み, 窪田 チヨ, 第1回難病看護研究会報告集, 58～60, 1979, その他

10008: 難病へのアプローチ私の提言／診療所における難病への取り組み, 菅原 恵子, 第1回難病看護研究会報告集, 60～61, 1979, 神経難病全般

10009: 難病へのアプローチ私の提言／ナーシングホームのような受け入れ施設を, 乾 死乃生, 第1回難病看護研究会報告集, 61～63, 1979, 筋萎縮性側索硬化症

10010: 筋ジス患者の施設の生活, 石川 芳子, 第1回難病看護研究会報告集, 65～66, 1979, 進行性筋ジストロフィー

10011: 小児病棟における事例を通して, 山本 紀代子, 第1回難病看護研究会報告集, 66～67, 1979, 進行性筋ジストロフィー

10012: 社会福祉法人"信楽園病院"継続医療室の1年間の活動報告, 高見 三代子, 第1回難病看護研究会報告集, 67～70, 1979, 神経難病全般

10013: 神経難病巡回検診の看護ボランティアに参加して 看護学生の実践報告の一考察, 渋谷 優子, 第1回難病看護研究会報告集, 70～72, 1979, 神経難病全般

10014: モデル（試行）保健所方式による特殊疾病訪問、相談を始めて, 鈴木 節子, 第1回難病看護研究会報告集, 72～74, 1979, 神経難病全般

10015: 東久留米保健所における難病対策, 平賀 春美, 第1回難病看護研究会報告集, 75～77, 1979, 神経難病全般

10016: 全身衰弱著明のパーキンソン病患者へのかかわりを通して, 土田 妙子. 北村 郁子. 山本 みち子, 第1回難病看護研究会報告集, 81～84, 1979, パーキンソン病

10017: 地域医療を追求する看護の役割 専門病院との連携, 菅原 恵子, 第1回難病看護研究会報告集, 84～89, 1979, 脊髄性進行筋萎縮症

10018: 東京進行性筋萎縮症協会 宿泊と難病看護研究会, 木下 安子, 第2回難病看護研究会報告集, 2～4,

1980, その他

10019: 脊髄損傷婦人患者の膀洗に用いる便利な膀胱洗浄器具の工夫について, 大橋 誠, 第2回難病看護研究会報告集, 5～7, 1980, 脊髄損傷

10020: 筋萎縮性側索硬化症患者の日常生活援助を通して, 吉田 峰子, 第2回難病看護研究会報告集, 8～14, 1980, 筋萎縮性側索硬化症

10021: 筋萎縮性側索硬化症の患者にかかわって, 池木 英子, 第2回難病看護研究会報告集, 15～19, 1980, 筋萎縮性側索硬化症

10022: 嚥下困難な患者の経口摂取時の体位について, 山本 紀代子, 第2回難病看護研究会報告集, 19～21, 1980, 多発性硬化症

10023: 多発性硬化症の患者Oさんの生活, 永野 純子, 第2回難病看護研究会報告集, 22～24, 1980, 多発性硬化症

10024: 難病患者の在宅ケアを発展させるために, 西 三郎. 木下 安子. 町田 八重. 三木 隆. 柴田 年世. 山岸 春江, 第2回難病看護研究会報告集, 25～33, 1980, 難病全般

10025: 当科における運動ニューロン疾患患者の実態, 遠藤 弘子, 第3回難病看護研究会報告集, 28～30, 1981, 筋萎縮性側索硬化症

10026: 筋萎縮性側索硬化症患者の訪問看護の実際, 杉山 敏子, 第3回難病看護研究会報告集, 31～33, 1981, 筋萎縮性側索硬化症

10027: 音声言語の表出が困難な重度身体障害者のコミュニケーション手段とその活用, 寺田 美智子. 佐伯 克子, 第3回難病看護研究会報告集, 33～35, 1981, 重度身体障害者

10028: 川崎市難病患者会活動と保健所 －難病患者会活動を支えて－, 坂庭 章二. 赤沼 裕子. 手塚 三男. 佐藤 和子, 第3回難病看護研究会報告集, 35～37, 1981, 難病全般

10029: 川崎難病患者会活動をめぐって（第2報）, 池田 進. 柴田 年世. 桧山 みち子. 山口 ヨネ, 第3回難病看護研究会報告集, 37～40, 1981, 難病全般

10030: 訪問教育にみる地域の医療・福祉との連携と課題（江戸川区）, 酒井 利夫, 第3回難病看護研究会報告集, 40～44, 1981, 難病全般

10031: 難病患者とその家族への支援を通して, 鶴岡 恵子, 第3回難病看護研究会報告集, 45～46, 1981, ロイコジストロフィー

10032: 脳性小児麻痺児を支えて, 大沢 幸代, 第3回難病看護研究会報告集, 46～48, 1981, 脳性小児麻痺

10033: 江戸川区における地域ケアの実態, 三木 隆, 第3回難病看護研究会報告集, 48～49, 1981, 難病全般

10034: 保健所における難病患者へのかかわり, 辻 美保子, 第3回難病看護研究会報告集, 50～51, 1981, 難病全般

10035: 大坂難病看護研究会について, 西島 治子, 第3回難病看護研究会報告集, 51～52, 1981, 難病全般

10036: 在宅難病患者に対する保健所保健婦の援助活動について, 植堅 絹子. 西野 悦子. 大野 加代子. 稲垣 貞夫. 野中 カツ, 第3回難病看護研究会報告集, 53～55, 1981, 筋萎縮性側索硬化症

10037: 東京都保健婦の難病保健指導に関する実態調査, 小林 史明. 木下 安子. 関谷 栄子. 西 三郎. 川村 佐和子. 山岸 春江, 第3回難病看護研究会報告集, 55～58, 1981, 難病全般

10038: 筋萎縮性側索硬化症患者・家族の援助をとおして, 村上 輝代, 第4回難病看護研究会総会報告, 28

～30，1982，筋萎縮性側索硬化症

10039: 家族に支えられて．安定した療養生活を送っているALS患者の援助，恵原　能理子，第4回難病看護研究会総会報告，30～32，1982，筋萎縮性側索硬化症

10040: 川崎難病患者会活動報告－第3報－（1）　－さらに広範囲の活動へ向けて－，池田　進．桧山　みち子．山口　ヨネ．柴田　年世，第4回難病看護研究会総会報告，37～41，1982，難病全般

10041: 大阪おける在宅難病看護のとり組み，西島　治子，第4回難病看護研究会総会報告，41～42，1982，難病全般

10042: 品川区における筋ジストロフィー症患者をめぐる地域ケア，高橋　郁子，第4回難病看護研究会総会報告，42～43，1982，進行性筋ジストロフィー

10043: 筋ジストロフィー症児の援助の緊急性について，島内　節．川村　佐和子．木下　安子．野村　陽子．牛込　三和子．西　三郎．石川　左門．関谷　栄子，第4回難病看護研究会総会報告，43～47，1982，進行性筋ジストロフィー

10044: 膀胱カテーテル留置患者の尿路感染時の援助，浅井　芳子，第4回難病看護研究会総会報告，48～48，1982，脊髄小脳変性症

10045: 嚥下障害により衰弱した脊髄小脳変性症のケアを経験して，大井田　優子，第4回難病看護研究会総会報告，49～51，1982，脊髄小脳変性症

10046: 退院時から退院後の自宅療養生活安定までの援助，大塚　早苗，第4回難病看護研究会総会報告，51～53，1982，パーキンソン病

10047: 難病在宅訪問看護を始めて，金森　昌子，第4回難病看護研究会総会報告，53～54，1982，脊髄小脳変性症

10048: 継続看護のための記録様式を考えて，神谷　和子，第4回難病看護研究会総会報告，54～54，1982，その他

10049: 療養施設における多発性硬化症患者の処遇をめぐって，和田　雅子．稲場　美穂子．深堀　清美．新谷　千代子，第5回難病看護研究会報告，13～15，1983，多発性硬化症

10050: 筋萎縮性側索硬化症患者への保健婦の援助　－地域ケアの視点で－，梅沢　ぬゑ，第5回難病看護研究会報告，15～18，1983，筋萎縮性側索硬化症

10051: 気管切開後．重症病棟より直接退院した筋ジストロフィー患者を援助して，塚田　美智子，第5回難病看護研究会報告，18～24，1983，進行性筋ジストロフィー

10052: 気管切開のまま．在宅療養に移行した筋ジストロフィー症患者・家族への援助，佐藤　加代子，第5回難病看護研究会報告，24～26，1983，進行性筋ジストロフィー

10053: 進行性ジストロフィー症末期患者の長期人工呼吸器使用による在宅療養への援助過程，大塚　早苗．牛込　三和子．関谷　栄子，第5回難病看護研究会報告，26～31，1983，進行性筋ジストロフィー

10054: 発声用気管切開チューブVocal．Aidの使用にあたっての注意点，木下　久雄，第5回難病看護研究会報告，31～34，1983，その他

10055: 川崎市立井田病院における在宅医療事業への取り組み　－病院保健婦1年間の歩み－，中田　まゆみ，第5回難病看護研究会報告，34～40，1983，難病全般

10056: 碑文谷保健所におけるパーキンソン訓練教室について，沖　孝子，第5回難病看護研究会報告，40～43，1983，パーキンソン病

10057: 渋谷区難病検診の変遷と今後，平田　宏子，第5回難病看護研究会報告，43～46，1983，神経難病全般

10058: 川崎難病患者会の活動報告（その4），池田　進．柴田　年世．檜山　みち子．山口　ヨネ，第5回難病看護研究会報告，46～48，1983，難病全般

10059: 東京進行性萎縮症協会・城東ブロックの地域活動の現状と今後，三木　隆，第5回難病看護研究会報告，48～49，1983，進行性筋ジストロフィー

10060: 看護学校における難病ケースへのとりくみ，三崎　吉剛，第5回難病看護研究会報告，49～51，1983，進行性筋ジストロフィー

10061: 在宅難病患者への援助　－総合病院医療相談室の役割－，石井　文子．吉田　雅子．高橋　洋子，第5回難病看護研究会報告，51～29，1983，進行性筋ジストロフィー

10062: 三鷹保健所における難病患者に対する栄養指導事例について，服部　富子，第5回難病看護研究会報告，29～33，1983，脊髄小脳変性症、パーキンソン病、慢性肝炎、ベーチェット病

10063: D型筋ジストロフィー症児の偏食．肥満傾向．下痢の主訴について，小林　政子，第5回難病看護研究会報告，34～37，1983，進行性筋ジストロフィー

10064: 在宅ケアにおける食事－栄養確保を考える，川村　佐和子．神谷　和子，第5回難病看護研究会報告，41～43，1983，その他

10065: 在宅ケアにおける専門職の役割①　在宅ケアにおける法的諸問題（第5回　難病看護研究会　「特別講演」収録），西　三郎，地域保健，57～65，1983，その他

10066: 在宅ケアにおける専門職の役割②　アメリカの在宅ケアの実際（第5回　難病看護研究会　「特別講演」収録），島内　節，地域保健，66～75，1983，その他

10067: 神経難病患者における排泄障害，川村　佐和子，第6回難病看護研究会総会報告，1～3，1984，パーキンソン病

10068: 筋ジストロフィー症児の便秘に対する下剤，及川　貞子，第6回難病看護研究会総会報告，3～6，1984，進行性筋ジストロフィー

10069: 多発性硬化症患者Nさんへの膀胱カテーテルケアの実際，佐々木　典代．抜水　厚子，第6回難病看護研究会総会報告，6～9，1984，多発性硬化症

10070: 在宅患者の排泄援助（排便のケア），菅原　恵子，第6回難病看護研究会総会報告，12～14，1984，脳血管疾患等

10071: 重度障害者の排泄問題と介護技術，中沢　真理子．小室　謙二，第6回難病看護研究会総会報告，15～20，1984，脳性マヒ等

10072: 下半身麻痺のH・M君の排泄に対するとりくみ，藤田　恵美子，第6回難病看護研究会総会報告，21～24，1984，レクリングハウゼン氏病

10073: 腸閉塞をおこしやすい多発性硬化症患者の自己浣腸への援助，山本　紀代子．井川　勝枝，第6回難病看護研究会総会報告，25～26，1984，多発性硬化症

10074: 多摩保健所における健康回復教室，吉村　絹代．杉浦　芳子，第6回難病看護研究会総会報告，27～30，1984，脳血管疾患

10075: 言語によるコミュニケーションが困難な在宅患者への援助　医療チームのあり方を考える，佐藤　貴恵子，第6回難病看護研究会総会報告，31～34，1984，筋萎縮性側索硬化症

10076: ＡＬＳ患者への地域ケア，柴田　年世，第6回難病看護研究会総会報告，40～42，1984，筋萎縮性側索硬化症

10077: 川崎難病患者会の活動報告（その5），池田　進．柴田　年世．木村　千香子．山口　ヨネ，第6回難病看護研究会総会報告，42～44，1984，難病全般

10078: Sさん一家の在宅療養への援助をめぐって －訪問看護からの報告－, 金井 美智恵. 小山田 敏子. 藤田 恵美子. 大泉 邦子, 第6回難病看護研究会総会報告, 44～48, 1984, その他

10079: 「小脳脊髄変性症の在宅患者への看護相談活動」, 川波 郁代, 第6回難病看護研究会総会報告, 48～50, 1984, 脊髄小脳変性症

10080: 在宅ケアシステム／アメリカ合衆国での体験から (第6回 難病看護研究会 「シンポジウム」収録), 岡本 祐三, 生活教育, (12), 2～6, 1984, その他

10081: 在宅ケアシステム／イギリスの体験から (第6回 難病看護研究会 「シンポジウム」収録), 伊藤 淑子, 生活教育, (12), 7～11, 1984, その他

10082: 在宅ケアシステム／デンマークのホームナース (第6回 難病看護研究会 「シンポジウム」収録), 山崎 摩耶, 生活教育, (12), 12～15, 1984, その他

10083: アメリカ合衆国における在宅ケアシステム (第6回 難病看護研究会 「シンポジウム」収録), 島内 節, 生活教育, (12), 16～18, 1984, その他

10084: 呼吸不全の包括的ケア, 木村 謙太郎, 第7回難病看護研究会（大阪大会）報告集, 4～10, 1985, 呼吸器疾患

10085: 在宅患者の呼吸管理とケア, 川村 佐和子, 第7回難病看護研究会（大阪大会）報告集, 11～12, 1985, 神経難病全般

10086: 人工呼吸器を必要とした患者を在宅療養に踏み切らせた一事例, 岩田 和子. 重谷 和美. 佐々木 千鶴子, 第7回難病看護研究会（大阪大会）報告集, 13～16, 1985, 多発性筋炎

10087: ＡＬＳ患者の自宅療養指導, 三鍋 正子, 第7回難病看護研究会（大阪大会）報告集, 17～18, 1985, 筋萎縮性側索硬化症

10088: 人工呼吸器を装着した筋萎縮性側索硬化症患者の在宅ケア, 牛込 三和子, 第7回難病看護研究会（大阪大会）報告集, 22～25, 1985, 筋萎縮性側索硬化症

10089: 人工呼吸器を装着したＡＬＳ患者の在宅ケア －生活時間調査－, 関谷 栄子, 第7回難病看護研究会（大阪大会）報告集, 26～28, 1985, 筋萎縮性側索硬化症

10090: 呼吸障害進行時の患者・家族の心理的問題, 高坂 雅子. 川村 佐和子, 第7回難病看護研究会（大阪大会）報告集, 29～31, 1985, 筋萎縮性側索硬化症

10091: 大東保健所における在宅難病患者への取り組み －保健婦のかかわりから－, 足利 富美子, 第7回難病看護研究会（大阪大会）報告集, 32～38, 1985, 神経難病全般

10092: 難病に対する地域活動について, 前田 和子, 第7回難病看護研究会（大阪大会）報告集, 38～41, 1985, 神経難病全般

10093: 在宅療養を支えるもの －緊急時の医療体制を地域に求めて－, 角井 かおる, 第7回難病看護研究会（大阪大会）報告集, 41～45, 1985, 白質ジストロフィー

10094: 地域における難病患者へのアプローチ －保健・医療・福祉サービスの連携をもとに－, 下川 美砂子, 第7回難病看護研究会（大阪大会）報告集, 45～50, 1985, 筋萎縮性側索硬化症

10095: 在宅ケアに取り組む過程での問題をどう乗りこえるか, 小澤 田鶴子, 第7回難病看護研究会（大阪大会）報告集, 50～53, 1985, 難病全般

10096: 山村地域における訪問、検診活動とその後の保健婦の取りくみ, 松吉 利子, 第7回難病看護研究会（大阪大会）報告集, 53～55, 1985, クーゲルベルグ、ヴェランダー症候群

10097: 後縦靭帯骨化症に合併する筋無力症から筋萎縮性側索硬化症と診断された事例, 西島 治子, 第7回難病看護研究会（大阪大会）報告集, 56～58, 1985, 筋萎縮性側索硬化症

10098：筋萎縮性側索硬化症患者の在宅ケアの一例，西野　悦子．秋山　ふさえ．田中　美代子．上山　佳子，第7回難病看護研究会（大阪大会）報告集，60～63，1985，筋萎縮性側索硬化症

10099：筋萎縮性側索硬化症のねたきり患者にかかわって，池木　英子，第7回難病看護研究会（大阪大会）報告集，66～68，1985，筋萎縮性側索硬化症

10100：日常生活用具給付事業と在宅ケア，藤林　千春．黒田　研二．新庄　文明．多田羅　浩三．朝倉　新太郎，第7回難病看護研究会（大阪大会）報告集，69～74，1985，難病全般

10101：大阪市における難病患者への取り組み，米田　富子．山岡　みどり，第7回難病看護研究会（大阪大会）報告集，74～78，1985，難病全般

10102：ボランティア活動を在宅ケアにどういかすか，田中　滋子，第7回難病看護研究会（大阪大会）報告集，80～83，1985，その他

10103：難病患者の家族を支える地区での取り組み，坂部　由美子，第7回難病看護研究会（大阪大会）報告集，83～85，1985，進行性筋ジストロフィー

10104：人工呼吸器を装着した患者に対する病院看護婦のボランティア活動，猪俣　八重子．佐藤　麗子．駒形　シゲ．田中　春美．塩沢　泰子．南里　二三江．梅田　嘉子，第7回難病看護研究会（大阪大会）報告集，85～89，1985，筋萎縮性側索硬化症

10105：保健所における難病への取り組み　その1．難病患者会活動について，佐藤　和子．中島　岑子．森　充子．赤沼　裕子，第7回難病看護研究会（大阪大会）報告集，89～91，1985，難病全般

10106：保健所における難病への取り組み　その2．看護器具の貸し出し事業について，佐藤　和子．中島　岑子．森　充子．赤沼　裕子，第7回難病看護研究会（大阪大会）報告集，91～97，1985，難病全般

10107：川崎難病患者会の六年間をふりかえって，池田　進．木村　千香子．柴田　年世，第7回難病看護研究会（大阪大会）報告集，98～100，1985，難病全般

10108：地域医療と難病，大塚　知雄，第8回難病看護研究会報告集　神奈川のつどい，8～11，1986，難病全般

10109：旭保健所における特定疾患患者へのとりくみ，大平　緑，第8回難病看護研究会報告集　神奈川のつどい，12～13，1986，難病全般

10110：在宅療養に向けての家族指導，末野　浩子．丸銭　千栄子．姉崎　法子，第8回難病看護研究会報告集　神奈川のつどい，13～15，1986，脳血管障害性パーキンソン症候群

10111：難病患者と在宅酸素療法　－病院保健婦の立場から－，中田　まゆみ．杉山　千佳子．中溝　明子，第8回難病看護研究会報告集　神奈川のつどい，15～22，1986，その他

10112：難病問題研究会による検診活動（在宅訪問）の試み　－医学生・保健学生主体の取り組み－，渋谷　優子，第8回難病看護研究会報告集　神奈川のつどい，23～28，1986，難病全般

10113：在宅人工呼吸器装着患者の清潔　－洗髪・清拭－，大久保　マサ子．足原　美世子．駒形　シゲ．西田　由．田中　春美，第8回難病看護研究会報告集　神奈川のつどい，33～35，1986，筋萎縮性側索硬化症

10114：重度身体障害者更生援護施設での入浴介助，福田　洋子．鈴木　恵子．外林　淳．堀　勝江，第8回難病看護研究会報告集　神奈川のつどい，36～38，1986，スモン

10115：在宅神経難病患者の保清，川村　佐和子．長沢　つるよ．小原　典子，第8回難病看護研究会報告集　神奈川のつどい，39～44，1986，筋萎縮性側索硬化症、脊髄小脳変性症

10116：筋萎縮性側索硬化症患者の在宅ケアを考える　患者受け入れを拒否する家族との関わりから学んだ

もの, 芹田 里美. 梅木 艶子. 飯田 則子. 森下 悦子. 千石 麗子. 坂入 ひろみ. 薮崎 弘子. 風間 恵美子. 三瓶 千里. 高橋 とみゑ, 第8回難病看護研究会報告集 神奈川のつどい, 45～49, 1986, 筋萎縮性側索硬化症

10117: 東北地方の筋萎縮性側索硬化症患者 －家族会5回のふりかえり－, 遠藤 弘子, 第8回難病看護研究会報告集 神奈川のつどい, 49～53, 1986, 筋萎縮性側索硬化症

10118: 多発性硬化症患者への支援 －K病院の退院から地域に落ちつくまでの支援経過－, 船越 幸代, 第8回難病看護研究会報告集 神奈川のつどい, 53～55, 1986, 多発性硬化症

10119: 病院と地域との継続看護 －難病患者を中心に－, 武 和子, 第8回難病看護研究会報告集 神奈川のつどい, 60～62, 1986, 神経難病全般

10120: ねたきりパーキンソン病患者の在宅ケアと家族への援助 －保健所と保健医療部との役割分担－, 杉山 千佳子. 岡島 重孝. 中田 まゆみ. 中溝 明子, 第8回難病看護研究会報告集 神奈川のつどい, 62～66, 1986, パーキンソン病

10121: 病院と保健所の連携による人工呼吸器を装着した筋萎縮性側索硬化症患者のケア －病院の立場から4年間の変遷をへて－, 中村 郁子. 本間 則子. Ｄｒ．ミッシェル. 高寿 小夜子, 第8回難病看護研究会報告集 神奈川のつどい, 71～75, 1986, 筋萎縮性側索硬化症

10122: 在宅療養のパーキンソン患者を支えるための医療機関との連携, 陣上 靖子. 山崎 多津代, 第8回難病看護研究会報告集 神奈川のつどい, 80～83, 1986, パーキンソン病

10123: パーキンソン病患者を通して医療機関との関わりを考える, 大川原 ゆう子, 第8回難病看護研究会報告集 神奈川のつどい, 83～84, 1986, パーキンソン病、胃潰瘍等

10124: ひとり暮し重症筋無力症患者の日常生活を支援する試み, 井上 美津子. 石井 鈴子, 第8回難病看護研究会報告集 神奈川のつどい, 85～87, 1986, 重症筋無力症

10125: 静岡赤十字病院における訪問看護体制とその対応, 永野 純子. 加茂 敦子, 第8回難病看護研究会報告集 神奈川のつどい, 87～95, 1986, その他

10126: 渋谷区看護ボランティア活動, 平田 宏子. 岡田 ノブ, 第9回難病看護研究会報告集, 19～20, 1987, 難病全般

10127: 保健婦として難病相談室に参加して, 小川 敦子, 第9回難病看護研究会報告集, 20～22, 1987, パーキンソン病

10128: 当院における在宅ケア －13年間の訪問看護実践より－, 上野 恵子. 井本 美恵, 第9回難病看護研究会報告集, 23～29, 1987, 筋萎縮性側索硬化症、パーキンソン病、脳血管疾患等

10129: 難病看護実践と看護教育／看護教育で難病看護をどう学ぶか －大学課程における実践から－, 渋谷 優子, 第9回難病看護研究会報告集, 30～34, 1987, パーキンソン病

10130: 難病看護実践と看護教育／総合実習に地域看護を導入して －難病患者のケアを中心に－, 佐藤 静子. 中谷 千尋, 第9回難病看護研究会報告集, 35～39, 1987, その他

10131: 難病看護実践と看護教育／学生時代の難病グループ研究が現状にどのように生かされているか, 中川 英子, 第9回難病看護研究会報告集, 40～41, 1987, 多発性硬化症

10132: 難病看護実践と看護教育／学生の個別性と進路を踏まえた実習指導 －短大課程に於ける実習指導から－, 宮崎 和子, 第9回難病看護研究会報告集, 41～43, 1987, その他

10133: 難病看護実践と看護教育／学生のボランティア活動を指導して －在宅人工呼吸器装着患者のチーム・ケアに参加して－, 小川 京子. 杉田 美保, 第9回難病看護研究会報告集, 43～47, 1987, 筋萎縮性側索硬化症

10134: 難病看護実践と看護教育／地域難病検診に学生を参加させて －定時制進学課程における実践から－, 杉原 洋子, 第9回難病看護研究会報告集, 49～51, 1987, その他

10135: 難病看護実践と看護教育／保健婦の地域活動と現任教育 －難病患者ケアーをめぐって－, 漆崎 育子, 第9回難病看護研究会報告集, 51～59, 1987, 難病全般

10136: 在宅脊髄小脳変性症患者の救急医療における保健婦の役割, 山本 紀代子, 第9回難病看護研究会報告集, 61～63, 1987, 脊髄小脳変性症

10137: Joseph病（常染色体優性遺伝の多系統変性疾患）患者への援助, 窪田 静．宇川 義一．木村 哲三, 第9回難病看護研究会報告集, 63～68, 1987, 脊髄小脳変性症

10138: 自宅療養を行うための地域との連携, 小林 智子．本名 佳代子．大竹 恵子．星宮 節子．手塚 浩美．藤田 早苗, 第9回難病看護研究会報告集, 69～71, 1987, 筋萎縮性側索硬化症

10139: 終末期にある神経難病患者の在宅看護に関する研究, 小原 典子．近藤 紀子．長沢 つるよ．川村 佐和子, 第9回難病看護研究会報告集, 71～76, 1987, 筋萎縮性側索硬化症

10140: 病院と保健所の連携による人工呼吸器装着ALS患者のケア －第2報 訪問看護部発足後のあゆみ－, 高寿 小夜子．寺澤 ヒトミ．掘中 久美子．恵藤 容平, 第9回難病看護研究会報告集, 77～79, 1987, 筋萎縮性側索硬化症

10141: ALS在宅療養患者宅での夜間ケアを実践して, 鷲見 正博, 第9回難病看護研究会報告集, 79～80, 1987, 筋萎縮性側索硬化症

10142: 介護者と共に開いた多発性硬化症患者の事例検討会 －入院させて良かったのだろうか－, 江口 道子, 第9回難病看護研究会報告集, 84～87, 1987, 多発性硬化症

10143: パーキンソン病友の会のとりくみ, 野々垣 常子, 第9回難病看護研究会報告集, 87～88, 1987, パーキンソン病

10144: 難病医学の進歩と在宅ケア パーキンソン病の治療, 楢林 博太郎, 第9回難病看護研究会報告集, 15～18, 1987, パーキンソン病

10145: 難病看護とくに在宅看護の効果（評価）に関して, 川村 佐和子, 第9回難病看護研究会報告集, 89～90, 1987, 難病全般

10146: 難病看護実践の最先端／病院を基盤として在宅ケアの実践と課題 －保健・医療・福祉の連携によるコミュニティケアをめざして－, 中田 まゆみ, 第9回難病看護研究会報告集, 91～95, 1987, 難病全般、呼吸器疾患

10147: 難病看護実践の最先端／自治体の行う訪問看護 －限られた条件下でどこまで在宅ケアは可能か－, 足立 紀子, 第9回難病看護研究会報告集, 96～102, 1987, 進行性筋ジストロフィー、後縦靱帯骨化症、多発性硬化症

10148: 難病看護実践の最先端／保健所・市役所保健婦による三鷹市難病地域ケア活動, 田中 久恵, 第9回難病看護研究会報告集, 103～109, 1987, 筋萎縮性側索硬化症、汎発性強皮症、難病全般

10149: 難病看護実践の最先端／医師会主催による難病チームケア実践, 島 千加良, 第9回難病看護研究会報告集, 110～116, 1987, 難病全般

10150: 介護条件に問題のある患者の在宅生活への関わり －患者の在宅生活への意向を活かして－, 中嶋 佳奈．岩城 好江．清水 美香．沢本 枝里．内糸 ふづき, 第10回難病看護研究会報告集, 4～9, 1988, 多発性硬化症

10151: 喉頭全剔（永久気管孔設置）により退院が容易になった．シャイ・ドレーガーの一例, 保科 美喜子, 第10回難病看護研究会報告集, 9～12, 1988, シャイ・ドレーガー症候群

10152: 地域病院神経内科外来の立場からの筋萎縮性側索硬化症の医療についての考察, 窪田　静. 新井　敦子. 鷲崎　一成, 第10回難病看護研究会報告集, 12～16, 1988, 筋萎縮性側索硬化症

10153: 特別養護老人ホーム信愛泉苑におけるおむつの研究, 堺　園子, 第10回難病看護研究会報告集, 17～29, 1988,

10154: 住民参加による在宅ケアにむけて　－東村山市の実践を通して－, 小野寺　隆, 第10回難病看護研究会報告集, 29～32, 1988, 難病全般

10155: ＡＬＳ患者の在宅ケアの条件とその問題点　－とくに．コミュニケーション問題に焦点を合わせて－, 太田　貞司. 宮本　宏子, 第10回難病看護研究会報告集, 32～33, 1988, 筋萎縮性側索硬化症

10156: 地域連携を目指す医学生と保健学生による難病検診のfollow-up, 渋谷　優子, 第10回難病看護研究会報告集, 33～38, 1988, パーキンソン病、筋萎縮症

10157: 言葉の障害をもつ人たちのリハビリテーション, 遠藤　尚志, 第10回難病看護研究会報告集, 39～43, 1988, その他

10158: 富山県の難病地域ケアの実践　－保健所機能を基盤として－, 村井　貞子. 石丸　敏子. 中野　信子. 緑　礼子. 倉本　安隆, 第10回難病看護研究会報告集, 44～52, 1988, 脊髄小脳変性症、進行性筋ジストロフィー、神経ベーチェット病、難病全般

10159: 専門医療機関を抱える地域での保健婦活動の一考察, 野午嶋　せい子, 第10回難病看護研究会報告集, 53～58, 1988, 脊髄小脳変性症、多発性脳硬化症、難病全般

10160: 地域医療体制が不十分な中でのＡＬＳ患者・家族への支援, 杉浦　芳子. 平　啓子. 前川　結花. 岩田　晴美, 第10回難病看護研究会報告集, 58～63, 1988, 筋萎縮性側索硬化症

10161: 筋萎縮性側索硬化症患者・家族の在宅医療を可能にするもの, 中西　ヒロ子, 第10回難病看護研究会報告集, 64～70, 1988, 筋萎縮性側索硬化症

10162: ＡＬＳを地域で支える　－連絡会で生れる知恵－, 中村　富枝, 第10回難病看護研究会報告集, 70～73, 1988, 筋萎縮性側索硬化症

10163: 地域リハビリテーションにおける看護職とリハビリスタッフとの協同活動, 豊島　春美, 第10回難病看護研究会報告集, 73～77, 1988, 脊髄小脳変性症

10164: 在宅神経系難病患者の保健指導の一考察, 太田　昭子. 富山　順子. 森脇　千恵美. 佐藤　淳子. 江口　夫佐子. 二階堂　一枝, 第10回難病看護研究会報告集, 78～81, 1988, 筋萎縮性側索硬化症、脊髄小脳変性症、パーキンソン病、多発性硬化症、重症筋無力症、後縦靭帯骨化症

10165: 千葉市保健所における難病ケアシステムへの取り組みについて, 稲田　正實. 井上　恵子. 斉藤　幸男. 高野　和枝. 日暮　勉. 内本　美鈴. 藤崎　多美代. 古川　恭子. 漆崎　育子. 福田　浩子. 山田　和子. 菅原　早苗. 田中　あや子. 伊藤　佐千子. 今井　葉子, 第10回難病看護研究会報告集, 82～86, 1988, 神経難病全般

10166: 地域ケア資源としての看護サービス組織　－米国ウィスコンシン州の在宅ケア（ＨＨＡｓ）実態調査, 萩原　康子, 第10回難病看護研究会報告集, 86～88, 1988, その他

10167: 難病の在宅ケアシステム形成と機能／行政施策としての在宅ケアシステムから出発した実践例, 田口　良子, 第10回難病看護研究会報告集, 89～95, 1988, 脊髄小脳変性症、難病全般

10168: 難病の在宅ケアシステム形成と機能／事例への共同実践から形成されたケアシステム, 島内　節, 第10回難病看護研究会報告集, 95～100, 1988, パーキンソン病、難病全般

10169: 難病の在宅ケアシステム形成と機能／わが国の在宅ケアシステム形成・機能化の要件と展望, 西　三郎, 第10回難病看護研究会報告集, 101～104, 1988, 難病全般

10170：かるがも（難病者の自立をめざす協力会）と保健婦とのかかわり，田辺　京子，第１１回難病看護研究会報告集，5～9，1989，進行性筋ジストロフィー

10171：パーキンソン病患者のつどいにおける仲間づくりへの援助，富山　順子．森脇　千恵美．佐藤　淳子．太田　昭子．江口　夫佐子．二階堂　一枝，第１１回難病看護研究会報告集，10～14，1989，パーキンソン病

10172：地域リハビリテーションにおける看護職とリハビリスタッフとの協同活動　－第２報－，南原　友枝，第１１回難病看護研究会報告集，15～17，1989，脊髄小脳変性症

10173：一人暮らしの難病患者と日野市地域ケア研究会"愛隣舎"のボランティア活動について，滝沢　佐和子，第１１回難病看護研究会報告集，17～21，1989，筋萎縮性側索硬化症、進行性筋ジストロフィー

10174：家族性の難病患者を支えた福祉事務所の役割，山本　雅章，第１１回難病看護研究会報告集，21～27，1989，脊髄小脳変性症、歯状核・赤核・淡蒼球・ルイ体萎縮症

10175：病院訪問看護活動の報告　－訪問援助内容と今後の課題－，長沢　つるよ．近藤　紀子．奥山　典子．川村　佐和子，第１１回難病看護研究会報告集，28～32，1989，神経難病全般

10176：在宅重度障害者の移動介助軽減のための援助　－床走行式リフト導入に関する検討－，窪田　静．新井　敦子．尼寺　謙二．川面　史郎．中川路　朋子．増子　忠道，第１１回難病看護研究会報告集，32～36，1989，筋萎縮性側索硬化症、脳血管疾患

10177：在宅医療コーディネートに関する考察，川村　佐和子，第１１回難病看護研究会報告集，37～38，1989，その他

10178：難病患者・家族のケアシステムにおけるコーディネーション機能の評価／－保健所の活動を中心として－，井手窪　芳子．桃井　満寿子．細川　計明．島内　節，第１１回難病看護研究会報告集，39～43，1989，難病全般

10179：難病患者・家族のケアシステムにおけるコーディネーション機能の評価／ケアの質とコーディネートの方法　－行政における訪問看護の実践から－，足立　紀子，第１１回難病看護研究会報告集，43～48，1989，難病全般

10180：難病患者・家族のケアシステムにおけるコーディネーション機能の評価／医療ニードの高い事例の地域ケアとコーディネート，近藤　紀子，第１１回難病看護研究会報告集，48～52，1989，パーキンソン病、進行性筋ジストロフィー、多系統変性症

10181：ＡＬＳ終末期患者の清潔援助を行って，小川　京子．北村　容子，第１１回難病看護研究会報告集，53～56，1989，筋萎縮性側索硬化症

10182：筋萎縮性側索硬化症患者の長期在宅療養への援助　－チームワークに支えられて－，田原　由美子，第１１回難病看護研究会報告集，56～64，1989，筋萎縮性側索硬化症

10183：ＡＬＳで長期在宅患者のターミナルケアをふりかえって，寺澤　ヒトミ．恵藤　容平．河野　佐代子．中村　猷子，第１１回難病看護研究会報告集，65～67，1989，筋萎縮性側索硬化症

10184：在宅人工呼吸器ＡＬＳ疾患患者の目のケア，長谷川　美津子，第１１回難病看護研究会報告集，68～71，1989，筋萎縮性側索硬化症

10185：外泊援助による呼吸器装着患者の態度変容過程の分析，長坂　隆代．木下　安子，第１１回難病看護研究会報告集，72～73，1989，筋萎縮性側索硬化症

10186：経管栄養剤投与に伴う亜鉛欠乏症患者一例の看護，奥山　典子．近藤　紀子．長沢　つるよ．川村　佐和子，第１１回難病看護研究会報告集，73～76，1989，神経難病全般、脳血管疾患

10187: 重度障害者のQOLを高める，寺山 久美子，第11回難病看護研究会報告集，77～85，1989，神経難病全般、脳性麻痺、脊髄損傷

10188: 身近な地域で自立を支える，三木 隆，第11回難病看護研究会報告集，86～88，1989，進行性筋ジストロフィー、シャルコ・マリーツゥース症

10189: 住民と共に愛隣舎活動，渡辺 猛，第11回難病看護研究会報告集，88～92，1989，筋萎縮性側索硬化症、進行性筋ジストロフィー、神経難病全般、難病全般

10190: 脊髄小脳変性症患者の自立への援助，戸塚 和江，第11回難病看護研究会報告集，92～95，1989，脊髄小脳変性症

10191: 病院訪問看護活動の報告 －医療機器類に関する看護課題，長沢 つるよ．近藤 紀子．奥山 典子．川村 佐和子，第12回難病看護研究会報告集，4～6，1990，神経難病全般

10192: MRSA感染症の在宅看護対策，井端 敏子．浅井 芳子．石井 シズ．江原 かおる．乙坂 佳代．鈴木 泰子．谷垣 静子．近藤 紀子．長沢 つるよ．須田 南美，第12回難病看護研究会報告集，7～8，1990，神経難病全般

10193: 重症型、ネマリン・ミオパチー女児の生活拡大への試みと経過，飯田 富子，第12回難病看護研究会報告集，12～14，1990，ネマリン・ミオパチー

10194: ボランティア意識と協同活動，岡田 ノブ，第12回難病看護研究会報告集，15～16，1990，難病全般

10195: 在宅におけるターミナルケアを考える，鄭 香均，第12回難病看護研究会報告集，17～23，1990，進行性脊髄性筋萎縮症

10196: 人工呼吸器装着患者の在宅療養への援助を通して －病院訪問看護の立場から－，伊藤 弘子．三浦 耐子．三浦 令子．佐々木 富貴子．佐藤 サツ子，第12回難病看護研究会報告集，24～27，1990，筋萎縮性側索硬化症

10197: 在宅ALS患者の病期別ケア時間量の比較検討，角田 和江．秋村 純江．川村 佐和子．牛込 三和子，第12回難病看護研究会報告集，28～30，1990，筋萎縮性側索硬化症

10198: ALS患者の看護に必要なマンパワーについて考える，須藤 キク．渡辺 信子．安部 悦子．久保 伴江，第12回難病看護研究会報告集，31～37，1990，筋萎縮性側索硬化症

10199: 医療依存度が高い患者に対する在宅看護基準に関する研究，川村 佐和子．秋村 純江．角田 和江．長谷川 美津子．牛込 三和子．関谷 栄子．近藤 紀子．長沢 つるよ．奥山 典，第12回難病看護研究会報告集，38～39，1990，その他

10200: 在宅患者の食事を考える －栄養素等摂取量の分析結果から－，川島 満春美．杉村 ふдき，第12回難病看護研究会報告集，43～46，1990，筋萎縮性側索硬化症、脊髄小脳変性症、パーキンソン病、脳血管疾患

10201: 重度障害者の摂食指導，井上 美佐子．大竹 美枝．中村 みどり．石井 房子．川崎 葉子．秋村 純江．川村 佐和子．角田 和江．向井 美恵．内田 武，第12回難病看護研究会報告集，47～51，1990，重症心身障害者

10202: 江東区の難病患者支援の取り組み／難病患者と地域医療 －開業医の立場から－，赤羽根 巌，第12回難病看護研究会報告集，52～53，1990，脊髄小脳変性症

10203: 江東区の難病患者支援の取り組み／保健所における難病患者の訪問看護に参加して，須加 千恵子，第12回難病看護研究会報告集，54～55，1990，脊髄小脳変性症

10204: 江東区の難病患者支援の取り組み／江東区の難病患者支援のとりくみ 難病の子供たちと学校のと

りくみ, 柳 春夫, 第12回難病看護研究会報告集, 56〜57, 1990, 進行性筋ジストロフィー、難病、脳性麻痺等

10205: 江東区の難病患者支援の取り組み／難病患者の就労保障と作業所の取り組み －自主的・自覚的集団づくり－, 田中 秀樹, 第12回難病看護研究会報告集, 58〜59, 1990, 進行性筋ジストロフィー

10207: 市民活動と難病ケア／患者会の歩み, 木村 千香子, 第12回難病看護研究会報告集, 62〜65, 1990, 筋萎縮性側索硬化症、進行性筋ジストロフィー、脊髄損傷、慢性関節リウマチ

10208: 市民活動と難病ケア／医師会活動と難病ケア, 三浦 輝雄, 第12回難病看護研究会報告集, 66〜68, 1990, 神経難病全般

10209: 市民活動と難病ケア／ほんとうの生き甲斐を求めて, 暉峻 淑子, 第12回難病看護研究会報告集, 69〜71, 1990, 難病全般

10210: 市民活動と難病ケア／難病ケアにおける公的責任, 西 三郎, 第12回難病看護研究会報告集, 72〜74, 1990, 難病全般

10211: 障害児の食事介助を考える －スプーンを中心に－, 黒田 恵子.秋村 純江.木下 安子.小林 結美.向井 美恵, 第13回難病看護研究会報告集, 5〜11, 1991, 重症心身障害児

10212: 病状の進行に伴い、退院後毎日排痰援助が必要となった筋ジストロフィー患者への援助について, 半沢 節子.野沢 美恵子.倉本 祐子, 第13回難病看護研究会報告集, 17〜21, 1991, 進行性筋ジストロフィー

10213: 時間調査法を用いた在宅看護ニーズにかんする研究 その2：24時間の在宅看護のニーズの分析, 角田 和江.川村 佐和子.牛込 三和子.秋村 純江.浅井 芳子, 第13回難病看護研究会報告集, 22〜24, 1991, 脊髄小脳変性症

10214: 安心して暮らせる町を創る －母を介護しながら考えたこと－, 窪田 暁子, 第13回難病看護研究会報告集, 25〜34, 1991, 脳血管疾患

10215: 患者、家族が、最期まで主体的に生きるための、訪問看護職の役割 〜外来にて病名告知を受けた筋萎縮性側索硬化症をとおして〜, 谷川 美佐子, 第13回難病看護研究会報告集, 35〜38, 1991, 筋萎縮性側索硬化症

10216: 人工呼吸器装着患者の訪問看護家族の行なう医療的ケアーと訪問看護によるその保証, 有馬 千代子.池ケ谷 紀子.家崎 芳恵, 第13回難病看護研究会報告集, 39〜40, 1991, 筋萎縮性側索硬化症

10217: 難病患者の在宅療養を支える地域の現状と課題 －筋萎縮性側索硬化症患者の看護を通して－, 内山 昌子.白川 紀子.太田 昭子.竹田 浩美, 第13回難病看護研究会報告集, 41〜43, 1991, 筋萎縮性側索硬化症

10218: 人工呼吸器装着患者の退院後のフォローの検討 －秋田県の体験から－, 佐々木 睦子.佐藤 千恵子.佐藤 サツ子, 第13回難病看護研究会報告集, 44〜47, 1991, 筋萎縮性側索硬化症

10219: 人工呼吸器を装着した在宅ALS患者への7年間のボランティア活動, 佐藤 麗子.駒形 シゲ.森 恵子.青柳 美秀子.古閑 恵子.本山 久美子, 第13回難病看護研究会報告集, 48〜52, 1991, 筋萎縮性側索硬化症

10220: 難病検診の実態 〜地域による比較検討〜, 乙坂 佳代.石川 左門.松田 正己.渋谷 優子.白井 京子.西村 あをい.谷垣 静子, 第13回難病看護研究会報告集, 53〜57, 1991, 難病全般

10221: 難病患者の地域ケアに取り組む研究会活動 －東京地域ケア研究会1年間のあゆみ－, 秋田 昌子.松田 正己, 第13回難病看護研究会報告集, 58〜61, 1991, 難病全般

10222: 在宅ケア会議のあり方と保健所の役割 －保健所保健福祉サービス調整推進会議の歩みから－, 小西

輝美.斎藤 みゆき.伊東 三枝子.松本 行雄.深尾 弘子.藤下 ゆり子,第13回難病看護研究会報告集,62〜65,1991,筋萎縮性側索硬化症

10223: 難病患者が在宅でくらす「条件」をいかに創るか,藤下 ゆり子.久常 良.水上 さとみ.有馬 恵子,第13回難病看護研究会報告集,66〜70,1991,筋萎縮性側索硬化症

10224: 難病患者が安心して暮らせるまち／東村山保健所における難病地域ケアの取り組み －地域サポートシステムと保健所－,土井 道子,第13回難病看護研究会報告集,71〜72,1991,難病全般

10225: 難病患者が安心して暮らせるまち／渋谷区医師会における難病相談事業,川上 忠志,第13回難病看護研究会報告集,73〜75,1991,パーキンソン病、難病全般

10226: 難病患者が安心して暮らせるまち／日野市における地域ケアの体制づくり －患者・家族からの視点－,石川 左門,第13回難病看護研究会報告集,76〜77,1991,進行性筋ジストロフィー

10227: 難病患者が安心して暮らせるまち／難病患者が安心して暮らせる町 －保健婦活動における位置づけ－,平田 宏子,第13回難病看護研究会報告集,78〜79,1991,筋萎縮性側索硬化症

10228: 難病患者が安心して暮らせるまち／愛知県医師会難病相談室の役割,近藤 修司,第13回難病看護研究会報告集,80〜84,1991,難病全般

10229: 在宅看護の実践技術／人工呼吸器装着難病患者の在宅移行期の看護 －米国人派遣看護婦の実践例より－,上岡 澄子.福原 隆子,第14回難病看護研究会報告集,5〜9,1992,筋萎縮性側索硬化症

10230: 在宅看護の実践技術／人工呼吸器装着ＡＬＳ患者の在宅ケア支援体制の一考察 －ボランティア仲間集団の果たした役割－,福原 隆子.上岡 澄子,第14回難病看護研究会報告集,10〜14,1992,筋萎縮性側索硬化症

10231: 在宅看護の実践技術／人工呼吸器装着患者の在宅ケアー（1年6カ月の経過及び吸引方法と経済性）,池ケ谷 紀子.有馬 千代子,第14回難病看護研究会報告集,15〜17,1992,筋萎縮性側索硬化症

10232: 在宅看護の実践技術／臨床工学技士による在宅人工呼吸療法,冨沢 郁夫.滝田 実,第14回難病看護研究会報告集,18〜19,1992,筋萎縮性側索硬化症

10233: 在宅看護の実践技術／在宅看護におけるパルスオキシメーター導入の基礎的研究,江澤 和江.牛込 三和子.秋村 純江.大野 ゆう子.川村 佐和子.近藤 紀子.長沢 つるよ.奥山 典子.長谷川 美津子.平田 宏子,第14回難病看護研究会報告集,20〜22,1992,筋萎縮性側索硬化症、進行性筋ジストロフィー、シャイ・ドレーガー症候群

10234: 人工呼吸器装着患者の家族介護時間分析,山岸 春江.佐藤 由美.渡邊 みゆき.今井 尚志,第14回難病看護研究会報告集,31〜35,1992,筋萎縮性側索硬化症

10235: 長期療養患者の療養環境とＱＯＬ －長期人工呼吸器装着患者の療養上の問題点－,佐藤 サツ子,第14回難病看護研究会報告集,36〜39,1992,筋萎縮性側索硬化症

10236: 日中独居のパーキンソン患者のＱＯＬ拡大に向けての在宅援助,内田 かよ子.白石 芳枝,第14回難病看護研究会報告集,40〜43,1992,パーキンソン病、脳血管疾患

10237: 継続医療室で登録した神経難病患者の予後 －在宅期間と支援体制を中心として－,岩崎 恵美子.榎並 和子.小出 道子.堀川 楊.野田 恒彦,第14回難病看護研究会報告集,44〜48,1992,筋萎縮性側索硬化症、脊髄小脳変性症、パーキンソン病、多発性硬化症

10238: 難病の地域ケアに取り組む研究会活動（2） －東京地域ケア研究会を素材として－,乙坂 佳代.秋田 昌子.松田 正己.石川 左門.渋谷 優子.白井 京子.西村 あをい.森倉 三男,第1

4回難病看護研究会報告集，49～53，1992，難病全般

10239：民間訪問看護機関に対する看護ニーズの分析 －有限会社3年の経験から－，新出 よしみ．室崎 外志子．川村 佐和子，第14回難病看護研究会報告集，54～56，1992，その他

10240：進行性筋ジストロフィー患者への訪問看護活動のふりかえり －心気的症状に対する看護，阿部 朝子．倉本 祐子．野沢 美恵子．半沢 節子，第14回難病看護研究会報告集，57～62，1992，進行性筋ジストロフィー

10241：筋ジストロフィー患者の外泊を援助する －患者のニーズをとらえていくうえで－，津守 恭子，第14回難病看護研究会報告集，63～64，1992，進行性筋ジストロフィー

10242：在宅ケアにおける細菌学的環境の研究，村井 貞子．川村 佐和子．江澤 和江．秋村 純江．大野 ゆう子．牛込 三和子．近藤 紀子．長谷川 美津子．宮川 高一．宍戸 輝男．時田 美穂子，第14回難病看護研究会報告集，65～69，1992，神経難病全般、脳血管疾患

10243：在宅看護の感染予防と質保証 アメリカの訪問看護会社の実践，アン・ハーディ．川村 佐和子，第14回難病看護研究会報告集，70～80，1992，その他

10244：患者会活動の役割 －進行性筋ジストロフィー症患者会府中グループの活動から－，及川 貞子．石川 左門．柳川 建一．関谷 栄子．秋村 純江．江澤 和江．生沼 不二絵，第15回難病看護研究会報告集，5～8，1993，進行性筋ジストロフィー

10245：難病患者会活動における看護職の役割，関谷 栄子．秋村 純江．江澤 和江．牛込 三和子．木下 安子．川村 佐和子．及川 貞子．柳川 建一．石川 左門．近藤 紀子．奥山 典子．長沢 つるよ．生沼 不二絵，第15回難病看護研究会報告集，9～12，1993，進行性筋ジストロフィー

10246：患者会を支え合う地域の仲間，河野 民子，第15回難病看護研究会報告集，13～15，1993，パーキンソン病

10247：筋ジストロフィー患者のインフォームド・コンセントと生きる力の支援に関する研究 －DUCHENNE型筋ジストロフィー患者（4事例）の比較を中心に－，渋谷 優子．松田 正己．秋田 昌子．石川 左門．白井 京子．西村 あをい．森倉 三男．小林 暁美，第15回難病看護研究会報告集，16～19，1993，進行性筋ジストロフィー

10248：難病患者が在宅でくらす「ネットワーク」をいかにつくるか，藤下 ゆり子．久常 良，第15回難病看護研究会報告集，26～29，1993，筋萎縮性側索硬化症

10249：意欲的な生活の再構築を可能にした「意識化」の実践への一考察，佐藤 正子，第15回難病看護研究会報告集，30～35，1993，後縦靱帯骨化症

10250：日中独居の重度難病患者への訪問看護とチームアプローチの実践，中村 順子．今村 雅子．本田 三千代，第15回難病看護研究会報告集，36～41，1993，脊髄小脳変性症

10251：看護基礎教育における訪問看護実習の効果，小川 京子，第15回難病看護研究会報告集，42～44，1993，筋萎縮性側索硬化症

10252：在宅看護技術り現任教育に関する研究，長谷川 美津子．牛込 三和子．川村 佐和子，第15回難病看護研究会報告集，45～48，1993，難病全般

10253：重症心身障害児の退院に向けての援助と退院後の経過，斎藤 恭子，第15回難病看護研究会報告集，49～52，1993，先天性カルニチンパルミトールトランスフェラーゼ欠損症

10254：ＡＬＳで人工呼吸器を装着して退院した事例 －退院後1年の経過と高いＱＯＬ－，藪崎 光子．桑原 ヨシイ．山田 博美．中村 好美．寺岡 葉子．加藤 慈子．永井 都．増田 君枝．築地 治久，第15回難病看護研究会報告集，53～56，1993，筋萎縮性側索硬化症

10255: 民間訪問看護機関における看護ニーズの分析（第2報）　－死亡会員の経緯から－，新出　よしみ. 室崎　外志子. 川村　佐和子，第15回難病看護研究会報告集，57～61，1993，悪性腫瘍、脳血管疾患等

10256: 吸引回数に影響する環境要因　～気管切開患者の6年間の調査から～，徳山　祥子. 川村　佐和子. 秋村　純江. 牛込　三和子. 江澤　和江. 大野　ゆう子，第15回難病看護研究会報告集，62～65，1993，筋萎縮性側索硬化症

10257: 在宅看護と感染予防／在宅患者をとりまく環境と感染，村井　貞子，第15回難病看護研究会報告集，73～77，1993，神経ベーチェット病、脳血管疾患

10258: 在宅看護と感染予防／当院の感染予防システムと在宅での感染予防の実際，有坂　美子. 柳沢　光子. 大貫　真樹. 宮地　典子. 伊藤　浩一，第15回難病看護研究会報告集，78～83，1993，その他

10259: 在宅看護と感染予防／神経難病患者への感染予防　～人工呼吸器装着患者を中心に～，長沢　つるよ. 近藤　紀子. 奥山　典子. 牛込　三和子，第15回難病看護研究会報告集，84～86，1993，筋萎縮性側索硬化症

10260: 在宅看護と感染予防／在宅の寝たきり者訪問指導における感染予防対策，弓野　悦子，第15回難病看護研究会報告集，87～93，1993，脳血管疾患

10261: 看護業務における責任論，高田　利廣，第15回難病看護研究会報告集，97～115，1993，難病全般

10262: 難病在宅看護教育の現状と展望／難病在宅看護を始めるにあたって受けた教育，長谷部　綾子，第16回難病看護研究会報告集，7～8，1994，神経難病全般

10263: 難病在宅看護教育の現状と展望／難病在宅看護を始めるにあたっての担当者への教育，小川　智子. 則行　千鶴子. 伊藤　文子，第16回難病看護研究会報告集，9～12，1994，神経難病全般

10264: 難病在宅看護教育の現状と展望／透析専門看護婦の教育システムについて，宇田　有希，第16回難病看護研究会報告集，13～15，1994，腎不全

10265: 難病在宅看護教育の現状と展望／訪問看護実務者の教育ニーズ，牛久保　美津子，第16回難病看護研究会報告集，16～19，1994，難病全般

10266: 難病在宅看護教育の現状と展望／難病在宅ケアの担い手としての保健婦・看護婦に期待すること　－医師の立場から－，広瀬　和彦，第16回難病看護研究会報告集，20～27，1994，難病全般

10267: 人工呼吸器装着のまま退院した筋ジストロフィー症患者の継続看護　～S君のねがい、その1　家に帰ろう！～，工藤　幸江，第16回難病看護研究会報告集，37～39，1994，進行性筋ジストロフィー

10268: 人工呼吸器装着のまま退院した筋ジストロフィー症患者の継続看護　～S君の希望、その2　家に帰れてよかったね！～，高橋　幸子，第16回難病看護研究会報告集，40～43，1994，進行性筋ジストロフィー

10269: 脊髄小脳変性症の患者の退院指導にあたって　～3ケ月後の介護者のアンケートをもとに～，主藤　あづさ. 和田　さなえ，第16回難病看護研究会報告集，44～47，1994，脊髄小脳変性症

10270: 対外式人工呼吸器（CR）を装着した在宅神経難病患者の終末期援助について（アンビュー導入の看護判断），土川　稔美，第16回難病看護研究会報告集，48～52，1994，進行性筋ジストロフィー

10271: ミッキーに会う旅　人工呼吸器を装着した児の旅行支援について～，小林　睦子. 成田　ミキ. 森　文嘉. 長谷川　美津子，第16回難病看護研究会報告集，53～56，1994，先天性マルファン症候群

10272: 人工呼吸器装着患者の在宅移行期の看護，長沢　つるよ. 近藤　紀子. 奥山　典子. 長谷部　綾子. 牛込　三和子. 江澤　和江. 輪湖　史子. 大野　ゆう子，第16回難病看護研究会報告集，57～59，

1994，筋萎縮性側索硬化症

10273: 障害児の摂食指導 （1）口唇閉鎖を中心に, 中村 みどり. 秋村 純江. 井上 美佐子. 原山 宣子. 杉村 ふぶき. 春原 みき. 向井 美恵. 内田 武, 第16回難病看護研究会報告集, 60〜63, 1994, 障害児

10274: 障害児の摂食指導 （2）むせを防ぐ調理形態の工夫を中心に, 杉村 ふぶき. 春原 みき. 秋村 純江. 井上 美佐子. 原山 宣子. 中村 みどり. 向井 美恵. 内田 武, 第16回難病看護研究会報告集, 64〜67, 1994, 障害児

10275: 在宅におけるALS患者のQOLの向上をめざして, 鈴木 文江. 朝倉 ヒデ子. 白井 ヨシエ. 吉川 朱. 大川原 節子. 赤城 千恵美, 第16回難病看護研究会報告集, 72〜76, 1994, 筋萎縮性側索硬化症

10276: パーキンソン病患者の外来での面接調査から, 坂田 栄子. 松尾 和代. 庄司 紘史, 第16回難病看護研究会報告集, 77〜80, 1994, パーキンソン病

10277: 後縦靱帯骨化症による重度四麻痺患者のQOLの拡大 〜OTの訪問活動から〜, 久保田 久仁子, 第16回難病看護研究会報告集, 81〜84, 1994, 後縦靱帯骨化症

10278: 訪問看護ステーションの活動報告 〜地域の中で求められている役割を考える〜, 乙坂 佳代. 野村 怜子, 第16回難病看護研究会報告集, 85〜87, 1994, 脳血管疾患

10279: 「米国における人工呼吸ケアの質保証」, 川村 佐和子, 第16回難病看護研究会報告集, 91〜100, 1994, その他

10280: 在宅療養者が求める看護 −人工呼吸療養児のトラブルアセスメントと看護, 長谷川 美津子, 第17回難病看護研究会報告集, 6〜14, 1995, 神経難病全般

10281: 難病療養者の家族の健康問題−家族のアセスメントと看護−／ケア担当家族の健康状態の分析方法に関する研究, 尾崎 章子. 川村 佐和子. 数間 恵子, 第17回難病看護研究会報告集, 15〜20, 1995, 筋萎縮性側索硬化症

10282: 難病療養者の家族の健康問題−家族のアセスメントと看護−／CareGiver自身の生活の維持サポート〜難病療養者の家族の生活のサポートについて事例を通して考える〜, 河西 あかね, 第17回難病看護研究会報告集, 21〜26, 1995, 筋萎縮性側索硬化症、進行性筋ジストロフィー

10283: 難病療養者の家族の健康問題−家族のアセスメントと看護−／難病家族システムの分析, 葛田 衣重, 第17回難病看護研究会報告集, 27〜30, 1995, パーキンソン病

10284: 在宅神経難病患者の支援体制 −愛知県津島保健所の4年間の取り組み−, 久間 美智子. 木下 律子. 渡邉 まり. 船橋 香緒里. 丹羽 恵子. 栗本 洋子. 川村 佐和子, 第17回難病看護研究会報告集, 42〜49, 1995, 筋萎縮性側索硬化症、脊髄小脳変性症、パーキンソン病、多発性硬化症

10285: 筋萎縮性側索硬化症者の在宅支援の実施と課題, 村井 千賀. 大茂谷 真木. 松本 清美. 中山 栄子. 水腰 久美子, 第17回難病看護研究会報告集, 50〜54, 1995, 筋萎縮性側索硬化症

10286: 在宅のALS患者のQOLの向上をめざして −保健・医療・福祉の連携の中で−, 浅野 純代. 和地 美紀子, 第17回難病看護研究会報告集, 55〜57, 1995, 筋萎縮性側索硬化症

10287: 在宅ALS患者の社会資源活用についての一考察, 古海 広代. 園田 永子. 関野 有貴子. 三尾 早苗, 第17回難病看護研究会報告集, 59〜62, 1995, 筋萎縮性側索硬化症

10288: 筋萎縮性側索硬化症患者の自己実現, 渡邉 小枝子. 木下 安子, 第17回難病看護研究会報告集, 63〜67, 1995, 筋萎縮性側索硬化症

10289: 在宅人工呼吸療養者のショートステイ的入院時のストレス要因 −看護管理の視点から3年間を振

り返ってー, 高橋 静子, 第17回難病看護研究会報告集, 68～70, 1995, 筋萎縮性側索硬化症

10290: シャイ・ドレーガー症候群、Tさんの重症期を、ヘルパーを中心とした地域ケアスタッフで支えた経験から学ぶ, 新井 幸恵. 加藤 たい子. 新谷 昌子. 竹内 さかえ. 三浦 君子. 岡村 淳子, 第17回難病看護研究会報告集, 71～77, 1995, シャイドレーガー症候群

10291: クッション作りによって"QOLの向上"がはかられた事例 ～神経難病患者の安定期における家族のボランティア活動～, 深沢 光子, 第17回難病看護研究会報告集, 78～81, 1995, シャイドレーガー症候群

10292: 16歳のクロイツフェルト・ヤコブ病患者の訪問看護への導入 ―母親への支援をふり返ってー, 外山 智子. 和田 さなえ, 第17回難病看護研究会報告集, 87～90, 1995, クロイツフェルト・ヤコブ病

10293: 難病者の課題に対応する保健活動, 近藤 紀子, 日本難病看護学会誌, 1(1), 2～4, 1997, 難病全般

10294: 神経・筋疾患療養者の療養実態と支援ニーズ, 江澤 和江, 日本難病看護学会誌, 1(1), 5～11, 1997, 神経難病全般

10295: 難病者がかかえる問題とケアの開発／患者・家族の立場から－全国パーキンソン病友の会の歩みと課題, 河野 都, 日本難病看護学会誌, 1(1), 13～16, 1997, パーキンソン病

10296: 難病者がかかえる問題とケアの開発／福祉の立場から－福祉公社の概要と難病在宅ケアの事例報告, 飯塚 有希子. 清水 この美, 日本難病看護学会誌, 1(1), 17～20, 1997, 筋萎縮性側索硬化症

10297: 難病者がかかえる問題とケアの開発／施設の立場から－「短期入院」をとりいれての在宅療養支援, 町田 恵子, 日本難病看護学会誌, 1(1), 21～23, 1997, 神経難病全般

10298: 難病者がかかえる問題とケアの開発／訪問看護の立場から－嫁を介護している義母からのメッセージ ～排泄ケアからの解放へ向けて～, 新出 よしみ. 室崎 外志子, 日本難病看護学会誌, 1(1), 24～27, 1997, 多発性硬化症、横断性脊髄炎

10299: 神経難病外来患者のケアニーズ ―患者の問題とナースの対応―, 町田 順子. 本村 智子. 松山 美幸. 高松 むつ子. 入部 久子. 森本 紀巳子. 河合 千恵子, 日本難病看護学会誌, 1(1), 28～34, 1997, 神経難病全般

10300: 筋萎縮性側索硬化症患者と介護者のQOLの比較検討, 神門 秀子. 岩佐 里江. 石原 恵美子. 永栄 幸子, 日本難病看護学会誌, 1(1), 35～39, 1997, 筋萎縮性側索硬化症

10301: 障害児とその家族への支援 訪問看護と施設内連携・地域連携をとおして, 秋村 純江. 篠崎 昌子, 日本難病看護学会誌, 1(1), 40～46, 1997, 脳性麻痺、進行性中枢神経疾患等

10302: 重度重複障害児の受け入れと学校における医療的ケア, 当島 美代子, 日本難病看護学会誌, 1(1), 47～52, 1997, 重度心身障害児

10303: 進行性筋萎縮症成人患者にとって「地域で生活していくこと」の意味, 白井 京子, 日本難病看護学会誌, 1(1), 53～59, 1997, 進行性筋ジストロフィー

10304: 神経難病患者の長期療養施設機能と経費に関する研究, 江澤 和江. 牛込 三和子. 近藤 紀子. 川村 佐和子. 加藤 修一. 西 三郎, 日本難病看護学会誌, 1(1), 60～70, 1997, 神経難病全般

10305: 難病療養者のケースマネジメントからみた保健婦活動の検討, 伊藤 修子, 日本難病看護学会誌, 1(1), 71～76, 1997, 筋萎縮性側索硬化症

10306: 障害児とターミナル期の両親とを介護する母親への援助, 山崎 和代. 秋村 純江. 篠崎 昌子, 日本難病看護学会誌, 1(1), 77～80, 1997, 脳性麻痺

10307：クロイツフェルト・ヤコブ病患者の在宅療養への援助，田中　由美子．冷水　陽子．藤田　京子．中村　ます子，日本難病看護学会誌，1(1)，81～84，1997，クロイツフェルト・ヤコブ病

10308：ALS進行に伴いコール頻回となった患者の看護，星山　恵美子．永栄　幸子，日本難病看護学会誌，1(1)，85－88，1997，筋萎縮性側索硬化症

10309：筋萎縮症女性患者の排泄ケア　－女性用尿器による母親排泄介助の工夫－，西方　規恵，日本難病看護学会誌，1(1)，89～91，1997，筋萎縮症

10310：夢実現組織 Make－A Wish Foundation に見る日米ボランティア（看護医療系）活動について，阿部　敦，日本難病看護学会誌，1(1)，92～95，1997，難病小児

10311：難病療養者の現状と医療・保健・福祉の連携　－専門医の立場から各職種に期待する－，堀川　楊，日本難病看護学会誌，2(1)，2～9，1998，神経難病全般

10312：在宅難病者を支える看護と介護の協働／患者会活動の中から，若林　佑子，日本難病看護学会誌，2(1)，10～13，1998，筋萎縮性側索硬化症、進行性筋ジストロフィー

10313：在宅難病者を支える看護と介護の協働／難病患者支援に関するまごころヘルプの課題，河田　珪子，日本難病看護学会誌，2(1)，14～16，1998，筋萎縮性側索硬化症難病全般

10314：在宅難病者を支える看護と介護の協働／医療機関がかかえる訪問看護の果たすべき役割，宮前　良子，日本難病看護学会誌，2(1)，17～19，1998，難病全般

10315：在宅難病者を支える看護と介護の協働／難病者が人として生きられる介護支援体制，関川　登美子，日本難病看護学会誌，2(1)，20～22，1998，筋萎縮性側索硬化症難病全般

10316：在宅人工呼吸療養者に対する災害時支援方法の検討，酒井　美絵子．川村　佐和子．岡部　聡子．下平　唯子．森松　義雄．近藤　紀子．笠井　秀子．岩崎　弥生．牛込　三和子．江澤　和江．徳山　祥子．輪湖　史子，日本難病看護学会誌，2(1)，23～31，1998，筋萎縮性側索硬化症難病全般

10317：在宅ALS患者を地域で支える　－支援チームに住民も参加して－　斉藤　有子．本間　玲子．三沢　芳．源川　恭子．残間　睦，日本難病看護学会誌，2(1)，41～43，1998，筋萎縮性側索硬化症

10318：ALS患者の在宅療養に向けての病院看護婦の役割　－家族への関わりから見えてきたこと－，山口　さおり．向窪　世知子．中村　ます子，日本難病看護学会誌，2(1)，44～48，1998，筋萎縮性側索硬化症

10319：アメリカ夢実現組織に見る難病小児看護分野における市民運動について，阿部　敦，日本難病看護学会誌，2(1)，49～53，1998，難病小児

10320：在宅での難病ケアに取り組んで　－介護の立場から－，中島　寛子，日本難病看護学会誌，2(1)，59～63，1998，筋萎縮性側索硬化症、脊髄小脳変性症、進行性筋ジストロフィー

10321：在宅人工呼吸器装着患者のケア・コーディネーション構成要件の重要ポイント，山崎　和子，日本難病看護学会誌，2(1)，64～68，1998，筋萎縮性側索硬化症、糖原病

10322：パーキンソン病外来患者の在宅ケアサポートシステムの実際，野田　順子．松下　時子．井上　真美子．高嶋　恵美子．黒岩　照子．高松　むつ子．森本　紀巳子．入部　久子．河合　千恵子，日本難病看護学会誌，2(1)，69～72，1998，パーキンソン病

10323：訪問看護における事例検討について，長谷川　美津子．土川　稔美．澤田　咲子．今井　敦子．山崎　智香子．森　京子．吉井　涼子．小川　雅子．真島　千歳，日本難病看護学会誌，2(1)，73～78，1998，筋萎縮性側索硬化症、脊髄小脳変性症、脳腫瘍等

10324：パーキンソン病患者のQOLについての検討　－QOLの影響要因－，板垣　富士子．岡崎　瑞穂．小野　和彦．安田　慶子．吉田　古都枝．松浦　治代，日本難病看護学会誌，2(1)，79～84，1998，

パーキンソン病

10325: 日本ＡＬＳ協会近畿ブロックの患者・家族の療養実態, 谷垣 静子. 豊浦 保子. 水町 真知子, 日本難病看護学会誌, 2(1), 85〜89, 1998, 筋萎縮性側索硬化症

10326: 在宅難病患者をとりまく関係者の個人情報の共有化に関する課題, 菅原 京子, 日本難病看護学会誌, 2(2), 103〜110, 1999, 難病全般

10327: 家族への援助を考える －人工呼吸器装着に関する心理状況の把握, 安達 悦子. 木村 恵子. 白砂 由美子. 関口 由紀子. 細井 千寿子, 日本難病看護学会誌, 2(2), 111〜115, 1999, 筋萎縮性側索硬化症

10328: 在宅難病患者のカンファレンスにおける「情報関連図」の導入 －チーム訪問のネットワークづくりへの効果－, 西田 厚子. 上岡 澄子, 日本難病看護学会誌, 2(2), 121〜124, 1999, 筋萎縮性側索硬化症

10329: 事例を通して在宅神経難病患者の援助を考える, 藤塚 ミチ子. 深沢 則子. 宮崎 コウ子, 日本難病看護学会誌, 2(2), 125〜127, 1999, パーキンソン病、神経難病全般

10330: 在宅難病患者支援事業における保健所と市町村の機能分担, 浅井 正子, 日本難病看護学会誌, 2(2), 128〜131, 1999, 筋萎縮性側索硬化症、脊髄小脳変性症、パーキンソン病、多発性筋炎

10331: 難病訪問診療事業の効果と保健婦の役割 －新潟県の６保健所への調査から, 山田 洋子. 丸山 美知子, 日本難病看護学会誌, 2(2), 132〜139, 1999, 筋萎縮性側索硬化症、脊髄小脳変性症、パーキンソン病

10332: 難病患者の在宅福祉サービスの活用と今後の課題 －新潟県三条保健所管内の調査結果から, 伊藤 千恵子. 高橋 裕子. 高野 美奈子. 歌川 孝子. 櫻井 慶子. 野村 裕子, 日本難病看護学会誌, 2(2), 140〜144, 1999, 難病全般

10333: 訪問診療事業を実施して得られた成果と今後の課題について, 伊藤 正子. 古海 英美子. 大矢 政昭. 白川 紀子. 片桐 幹雄, 日本難病看護学会誌, 2(2), 145〜147, 1999, 脊髄小脳変性症、パーキンソン病

10334: 管内特定疾患患者の就労に関する実態調査, 伊藤 恵理子. 稲田 美恵子. 前山 佐麻理. 外立 功. 椿 靖子. 伊里 昌子. 平澤 則子, 日本難病看護学会誌, 2(2), 148〜152, 1999, 難病全般

10335: 神奈川県における特定疾患患者の生活・保健・福祉サービスの実態, 野沢 秀子. 小野 光子. 足原 美世子, 日本難病看護学会誌, 2(2), 153〜157, 1999, 難病全般

10336: 相模原保健所管内における特定疾患患者の更新時面接における療養生活実態調査報告, 足原 美世子. 小野 美代子, 日本難病看護学会誌, 2(2), 158〜161, 1999, 難病全般

10337: 難病ケアの体系とサービス調整活動, 川村 佐和子, 日本難病看護学会誌, 3(1), 3〜6, 1999, 難病全般

10338: 難病ケア研究の課題と方法／疫学的調査研究 牛込 三和子, 日本難病看護学会誌, 3(1), 8〜12, 1999, 難病全般

10339: 難病ケア研究の課題と方法／個別の事例研究 －実際の取り組みと課題－, 長谷川 美津子, 日本難病看護学会誌, 3(1), 13〜17, 1999, 筋萎縮性側索硬化症、シャイドレーガー症候群

10340: 個と地域を対象とした難病ケア／大阪府保健所における難病対策 －難病医療相談会を中心に－, 中山 節子, 日本難病看護学会誌, 3(1), 19〜20, 1999, 難病全般

10341: 個と地域を対象とした難病ケア／在宅難病療養者支援その１：訪問診療 －三鷹市における在宅難病患者訪問診療事業課の１０年間の成果－, 梶原 敦子, 日本難病看護学会誌, 3(1), 21〜23, 1999,

難病全般

10342：個と地域を対象とした難病ケア／在宅難病療養者支援その２：緊急一時入院と機器貸与　東京都の在宅難病患者緊急一時入院事業・在宅難病患者医療機器貸与事業の概要と成果, 石黒　久江, 日本難病看護学会誌, 3(1), 24～ 28, 1999, 難病全般

10343：個と地域を対象とした難病ケア／専門医療機関と地域をつなぐ看護サービス, 入部　久子, 日本難病看護学会誌, 3(1), 29～ 32, 1999, 神経難病全般

10344：教員の医療的ケアに関する意識の調査研究, 当島　美代子, 日本難病看護学会誌, 3(1), 33～ 41, 1999, その他

10345：人工呼吸器装着者の外出時看護支援に関する研究, 水野　優季. 小倉　朗子. 川村　佐和子. 数間　恵子, 日本難病看護学会誌, 3(1), 42～ 52, 1999, 筋萎縮性側索硬化症

10346：女性介護者の職業と介護の両立に関する検討　－難病の夫を介護する妻の事例－, 北野　和代. 川村　佐和子. 数間　恵子, 日本難病看護学会誌, 3(1), 53～ 59, 1999, 難病全般

10347：難病自主グループ育成の経過, 足原　美世子. 彦根　倫子, 日本難病看護学会誌, 3(1), 82～ 84, 1999, 難病全般

10348：難病（神経系疾患）患者の総合的地域ケアシステムの構築に関する研究, 塩田　みどり. 加地　裕子. 福田　博子. 大道　誠子. 木村　真理, 日本難病看護学会誌, 3(1), 85～ 89, 1999, 神経難病全般

10349：難病ホスピス創設に至る患者自身による運動の意義　－「ありのまま舎」施設史２０年の調査研究から－, 西脇　智子. 日野原　重明, 第１回日本難病看護学会抄録集, 15～ 15, 1996, 進行性筋ジストロフィー

10350：難病患者・家族と在宅福祉サービスの利用, 高木　邦明. 高野　大輔. 濱尾　太一. 船間　浩丈. 村上　憲史, 第１回日本難病看護学会抄録集, 24～ 24, 1996, パーキンソン病

10351：感染予防効果に及ぼすケアの質と量の影響に関する研究, 村井　貞子. 小林　明子. 長谷川　美津子, 第２回日本難病看護学会抄録集, 13～ 13, 1997,

10352：自主的研究会における事例問題把握の推考法について, 土川　稔美. 澤田　咲子. 小川　雅子. 長谷川　美津子. 森　京子. 真島　千歳. 今井　敦子. 山崎　智香子. 吉井　涼子, 第２回日本難病看護学会抄録集, 14～ 14, 1997,

10353：難病保健事業の体系化に関する検討, 川村　佐和子, 第２回日本難病看護学会抄録集, 18～ 18, 1997, 難病全般

10354：パーキンソン病患者とキーパーソンの疾患に対する受け止め方の違い, 横浜　和恵. 田宮　伸子. 星山　恵美子. 永栄　幸子, 第２回日本難病看護学会抄録集, 23～ 23, 1997, パーキンソン病

10355：東京都の難病専任保健婦のなりたち, 近藤　紀子. 大橋　ミツイ. 塚原　洋子. 西田　公子. 野呂　幸子. 我妻　ヨシ子, 第２回日本難病看護学会抄録集, 32～ 32, 1997, 難病全般

10356：重度重複障害児の受け入れと学校における医療的ケアⅡ　－Ａ君の事例を通して－　当島　美代子, 第２回日本難病看護学会抄録集, 37～ 37, 1997, ヘルペス脳炎後遺症、てんかん等

10357：難病の医療費公費負担制度における患者把握状況と地域保健活動, 牛込　三和子. 江澤　和江. 輪湖　史子. 川村　佐和子, 第２回日本難病看護学会抄録集, 41～ 41, 1997, 進行性筋ジストロフィー、神経難病全般

10358：在宅療養を維持するための体制づくりについて　～介護負担を軽減するために看護代替を試みて～, 相馬　幸恵. 清野　晴美. 斉藤　雅代. 渡辺　繁子. 桑原　明子. 徳永　和子. 石川　喜久子, 第２回日本難病看護学会抄録集, 43～ 43, 1997, 筋萎縮性側索硬化症

10359: 人工呼吸器装着者の在宅ケアの現状と課題－ALSの４事例から－, 帆苅　久美. 宇田　優子, 第２回日本難病看護学会学術集会　抄録集, 50～50, 1997, 筋萎縮性側索硬化症

10359: 人工呼吸器装着患者の在宅ケアの現状と課題　～ＡＬＳの４事例から～, 帆苅　久美. 宇田　優子, 第２回日本難病看護学会抄録集, 50～50, 1997, 筋萎縮性側索硬化症

10360: 家族への援助を考える　－呼吸器装着に関する心理状況の把握－, 安達　悦子. 木村　恵子. 白砂　由美子. 関口　由起子. 細井　千寿子, 第２回日本難病看護学会抄録集, 52～52, 1997, 筋萎縮性側索硬化症

10361: 医療的ケアを必要とする要介護者の介護状況に関する研究, 飯倉　修子, 第３回日本難病看護学会抄録集, 18～18, 1998, その他

10362: 在宅ＡＬＳ患者の家族介護者から見たケアサービスの現状, 柴田　弘子, 第３回日本難病看護学会抄録集, 19～19, 1998, 筋萎縮性側索硬化症

10363: 「滋賀県難病看護学習会」の１年を振り返って　－１年目の評価と参加者のニーズ－, 西島　治子. 上岡　澄子. 西田　厚子, 第３回日本難病看護学会抄録集, 22～22, 1998, その他

10364: 難病ケアスタッフの健康イメージ　－「健康」「半健康」「病気」の関連性から－, 西脇　智子. 日野原　重明, 第３回日本難病看護学会抄録集, 28～28, 1998, その他

10365: 在宅人工呼吸療養者の家族介護者の睡眠のアセスメント方法に関する研究, 尾崎　章子. 川村　佐和子. 数間　恵子, 第３回日本難病看護学会抄録集, 31～31, 1998, 筋萎縮性側索硬化症

10366: ＡＬＳ患者の在宅療養に伴う課題と民間支援団体の果たすべき役割　－１０年目をむかえる「日本ＡＬＳ協会福井支部」活動を通して－, 安達　幸恵. 加藤　千代子. 木村　聡江. 小林　明子. 白崎　美穂子. 細見　暢子. 前田　たまき. 宮地　裕文, 第３回日本難病看護学会抄録集, 32～32, 1998, 筋萎縮性側索硬化症

10367: 告知後、動揺をきたした筋萎縮性側索硬化症の患者の障害受容へ向けての看護援助, 増野　紀子. 小池　和恵. 大畑　早苗. 山根　早霧. 坂根　洋子, 第３回日本難病看護学会抄録集, 33～33, 1998, 筋萎縮性側索硬化症

10368: 人工呼吸器装着を選択しない筋萎縮性側索硬化症療養者の在宅看護, 岡戸　有子. 笠井　秀子. 小林　明美. 一ノ瀬　美幸. 渡辺　まゆみ. 牛込　三和子. 輪湖　史子, 第３回日本難病看護学会抄録集, 34～34, 1998, 筋萎縮性側索硬化症

10369: ＦＡＰにおける人工肛門造設術の看護, 庄村　智恵子. 前田　ひとみ, 第３回日本難病看護学会抄録集, 35～35, 1998, その他

10370: 地域ケアシステム構築と今後の課題, 中田　まゆみ, 日本難病看護学会学会誌, 4(1), 10～10, 1999, 難病全般

10371: 介護保険制度導入と難病ケア／介護保険導入後の難病ケアについて　～県型保健所の視点からの検討と試み～, 大前　利市, 日本難病看護学会学会誌, 4(1), 13～13, 1999, 難病全般

10372: 介護保険制度導入と難病ケア／介護保険制度導入と難病ケア, 河西　悦子, 日本難病看護学会学会誌, 4(1), 14～14, 1999, 難病全般

10373: 介護保険制度導入と難病ケア／今まで受けたサービス及び今後希望するサービスについて, 長岡　明美, 日本難病看護学会学会誌, 4(1), 15～15, 1999, 筋萎縮性側索硬化症

10374: 介護保険制度導入と難病ケア／介護保険サービスメニューに臨床心理士の必要性を問う, 小林　邦代, 日本難病看護学会学会誌, 4(1), 16～16, 1999, 難病全般

10375: 保健所にて把握している難病患者数の違い, 西　三郎, 日本難病看護学会学会誌, 4(1), 17～17,

1999，難病全般

10376：在宅療養支援計画策定・評価事業を実施して，片岡　光枝．小林　奈穂，日本難病看護学会学会誌，4(1)，19～19，1999，難病全般

10377：介護保険制度における特定疾病該当者への対応等に関する研究調査　－難病患者の在宅ケアシステムの構築をめざして－，岸田　恵子．原田　久，日本難病看護学会学会誌，4(1)，20～20，1999，難病全般

10378：介護保険制度における難病患者の調査研究　－ケアマネージャーに必要とされる新たな視点－，大澤　由香，日本難病看護学会学会誌，4(1)，21～21，1999，難病全般

10379：神経難病患者をかかえる家族への援助　家族の心理過程と家族分析に焦点をあてて考える，吉原　千恵，日本難病看護学会学会誌，4(1)，22～22，1999，筋萎縮性側索硬化症

10380：在宅療養経過に伴うALS家族の心理変化とその影響要因　－社会活動を行っている療養者2家族の事例分析－，大久保　成江．数間　恵子．牛久保　美津子．天野　志保，日本難病看護学会学会誌，4(1)，23～23，1999，筋萎縮性側索硬化症

10381：人工呼吸器を装着した在宅患者の介護者の介護実態調査，阿南　みと子．佐藤　鈴子，日本難病看護学会学会誌，4(1)，24～24，1999，筋萎縮性側索硬化症

10382：神経難病患者の在宅療養の継続を可能にする要因の検討，山口　さおり，日本難病看護学会学会誌，4(1)，25～25，1999，神経難病全般

10383：筋萎縮性側索硬化症患者の摂食・嚥下指導　－言語療法士との連携の実践－，松下　時子．木村　智恵子．黒岩　照子．原　ひろこ．高松　むつこ．小松　郁子．森本　紀己子．入部　久子．濱川　幸世，日本難病看護学会学会誌，4(1)，27～27，1999，筋萎縮性側索硬化症

10384：在宅人工呼吸器装着療養者のレスパイトケアについて，小林　明美．笠井　秀子．岡戸　有子．兼山　綾子．牛込　三和子．松下　祥子，日本難病看護学会学会誌，4(1)，28～28，1999，筋萎縮性側索硬化症

10385：筋萎縮性側索硬化症療養者の人工呼吸療法（経気管陽圧法）導入の看護判断樹に関する研究，松下　祥子．牛込　三和子．笠井　秀子．岡戸　有子．小林　明美．兼山　綾子．渡辺　まゆみ．近藤　紀子．川村　佐和子，日本難病看護学会学会誌，4(1)，29～29，1999，筋萎縮性側索硬化症

10386：難病療養者の在宅看護において直面する倫理的課題，川村　佐和子，日本難病看護学会学会誌，4(1)，30～30，1999，難病全般

10387：ALS療養者が看護に求める倫理的行動に関する検討，尾崎　章子．川村　佐和子．川上　純子．水野　優季，日本難病看護学会学会誌，4(1)，31～31，1999，筋萎縮性側索硬化症

10388：難病患者における症状の進行に伴う危機への対処行動に影響する因子，米谷　絢子．松田　宣子，日本難病看護学会学会誌，4(1)，32～32，1999，筋萎縮性側索硬化症、脊髄小脳変性症

10389：神経難病患者の「心理的問題」看護実践における体験の構成について，横手　芳惠．堀田　和子，日本難病看護学会学会誌，4(1)，33～33，1999，神経難病全般

10390：神経難病患者の危機的状態における看護援助について　－フィンクの危機理論による分析－，薄井　道子．城戸　滋里，日本難病看護学会学会誌，4(1)，34～34，1999，ミトコンドリア脳筋症、重症筋無力症等

10391：在宅難病患者の情報入手手段と内容　－ADLレベル・QOL状況との関連－，谷垣　静子．赤松　智子，日本難病看護学会学会誌，4(1)，37～37，1999，パーキンソン病

10392：難病医療専門員による相談業務とサポートの在り方について　～福岡県重症神経難病ネットワーク

の取り組みより～，岩木　三保．武藤　香織．吉良　潤一，日本難病看護学会学会誌，4(1)，39～39，1999，神経難病全般

10393：インターネットを活用した「神経難病ネットワーク」設立の試み，秋山　智．塩田　みどり，日本難病看護学会学会誌，4(1)，40～40，1999，神経難病全般

10394：難病に関する保健婦研修システムに関する研究，小倉　朗子．牛込　三和子．廣瀬　和彦．川村　佐和子．輪湖　史子．江澤　和江．松下　祥子，日本難病看護学会学会誌，4(1)，41～41，1999，難病全般

10395：市民公開講座／ソレデモ、ヒカリヲ，滝井　淳一，日本難病看護学会学会誌，4(1)，42～42，1999，脊髄小脳変性症、パーキンソン病

10396：難病ケア提供者を支えるシステムをつくるには／在宅療養をしている患者にとって、どのような支援が本当に必要なことなのかを考える。，前川　恭子，日本難病看護学会学会誌，4(1)，43～43，1999，筋萎縮性側索硬化症

10397：難病ケア提供者を支えるシステムを作るには／難病者へのケア提供者を支えるために　－東京都保健所保健婦の立場から－，近藤　紀子，日本難病看護学会学会誌，4(1)，44～44，1999，その他

10398：在宅ねたきり患者事例報告　－お互いが愛情を持てるようになったＮさん夫婦－，永野　純子，第4回難病看護研究会総会報告，26～28，1982，脳血管疾患

10399：施設における障害者の問題事例を通して　－精神障害的症状のある園生の場合－，高田　恵美子，第4回難病看護研究会総会報告，32～34，1982，関節リウマチ

10400：在宅患者における褥創防止用品の利用，沢井　映美，第4回難病看護研究会総会報告，34～36，1982，その他

10401：在宅経管栄養患者の援助とその問題点，谷島　玲子．正野　逸子．松沢　エミ子，第5回難病看護研究会報告，37～39，1983，脳血管疾患

10402：全介助を要する脳卒中後遺症患者の在宅での呼吸器ケア，垣内　浩子．大井　通正．後藤　フミ子．池田　信明，第7回難病看護研究会（大阪大会）報告集，19～22，1985，脳血管疾患

10403：脊髄腫瘍患者への援助，長原　慶子．端坂　幸子．山下　和代，第8回難病看護研究会報告集　神奈川のつどい，30～32，1986，脊髄腫瘍

10404：地域病院との連携の試み，佐野　久子，第8回難病看護研究会報告集　神奈川のつどい，67～70，1986，脳血管疾患

10405：食事をとおしての仕事づくり，中村　千恵子，第11回難病看護研究会報告集，27～28，1989，

10406：家庭介護により療養する在宅ねたきり老人の食生活について，栗原　正子，第12回難病看護研究会報告集，40～41，1990，脳血管疾患

10407：在宅におけるＭＲＳＡ患者の看護，菅原　恵子．金子　千草．近藤　志津代，第15回難病看護研究会報告集，66～69，1993，脳血管疾患

10408：患者・介護者の意志決定に影響する看護者の援助　－癌終末期患者の在宅療養支援－，中濱　恵，第17回難病看護研究会報告集，37～41，1995，強皮症、リウマチ等

10409：脳血管障害患者のＱＯＬと家族支援，小野　弘子．吉田　和子．曽我部　光．池田　久美子，第17回難病看護研究会報告集，82～86，1995，脳血管疾患

10410：介護者の精神面に配慮した在宅看護支援の一考察，石井　千晶．主藤　あずさ，日本難病看護学会誌，2(2)，116～120，1999，脳炎後遺症

10411：アプローチの違いによる看護の焦点の差の考察　～体験を重視したアプローチから～，桧垣　由佳子．

鈴木　正子,日本難病看護学会誌,3(1),67～72,1999,筋萎縮性側索硬化症

10412:ホスピスボランティアの継続的活動に影響する要因の分析,松川　リツ.津野　良子,日本難病看護学会誌,3(1),73～81,1999,その他

10414:神奈川県内の衛生行政における難病対策事業の取り組み,吉澤　佳代.中村　富美子.小林　奈穂.高宮　聖子.端坂　幸子.槻木　尚美.山田　喜美代,日本難病看護学会誌,4(1),18～18,1999,難病全般

10415:慢性リウマチ患者の在宅ケアについて－ＡＤＬレベル別の看護援助,山崎　摩耶,第１回難病看護研究会報告書,78～80,1979,慢性関節リウマチ

10416:人工透析に対する在宅ケア,島内　節,第１回難病看護研究会報告書,90～96,1979,腎疾患

10417:ストーマ保有者のホームナーシングケア,前川　厚子,第６回難病看護研究会報告書,10～11,1984,ストーマ保有者

10418:ＳＬＥ患者における服薬問題行動とその変容へのアプローチ,大湾　知子.渋谷　優子,第６回難病看護研究会報告書,34～39,1984,全身性エリテマトーデス

10419:SLEの事例を通じて在宅ケアを考える,宮本　伸枝,第７回難病看護研究会報告書,58～60,1985,全身性エリテマトーデス

10420:慢性リウマチ患者の訪問看護をして,間宮　恵子,第７回難病看護研究会報告書,64～65,1985,慢性関節リウマチ

10421:人工透析者への在宅ケア,中原　由美子,第７回難病看護研究会（大阪大会）報告書,78～79,1985,腎疾患

10422:保清に家族の協力が得られない慢性関節リウマチ患者への働きかけ,山本　恵美子,第８回難病看護研究会報告書,29～30,1986,慢性関節リウマチ

10423:患者の抱える問題を解決するために－地域保健婦の立場から－,林　香代子,第８回難病看護研究会報告書,57～59,1986,全身性エリテマトーデス

10424:慢性多発性関節リウマチ患者と家族への支援を通して考える－地域ネットワークを考える－,長雄　市子,第８回難病看護研究会報告書,76～80,1986,慢性関節リウマチ

10425:精神分裂病患者にみられた水中毒の１事例,山本　紀代子,第９回難病看護研究会報告書,60～61,1987,精神疾患

10426:慢性関節リウマチ患者を支える訪問看護－訪問理学療法士による日常生活用具の工夫と協同－,南里　二三江,第９回難病看護研究会報告書,81～83,1987,慢性関節リウマチ

10427:慢性疾患患者の在宅ケアを考える－全身性エリテマトーデス患者の援助をとうして,川波　郁代,第１２回難病看護研究会報告集,9～11,1990,全身性エリテマトーデス

10428:ターミナル患者の退院を援助して,長谷川　忍,第１３回難病看護研究会報告集,12～16,1991,悪性新生物

10429:ダウン症児の受け入れを拒否する母親とその家族への援助,川村　登志江.仲野　美代子.河野　広子.橘川　佳子.秋村　純江.篠崎　昌子.川崎　葉子.間宮　実,第１６回難病看護研究会報告集,68～71,1994,障害児

10430:介護者の介護の受容過程とメンタルヘルス支援の効果,長江　弘子,第１７回難病看護研究会報告集,31～36,1995,脳血管疾患

10431:クローン病患者の生活体験,片岡　優実,日本難病看護学会誌,2(1),32～40,1998,クローン病

10432:クローン病をもつ患者のコーピングの分析-Lazarusのコーピング理論を用いて,赤峰　伴子,日本難

病看護学会誌, 2(1), 54〜58, 1998, クローン病
10433: 唇顎口蓋裂をもつ子供の発達環境整備に関する研究, 津野 良子. 松川 リツ. 桑原 孝子. 村山 昌子, 日本難病看護学会誌, 3(1), 60〜66, 1999, 形態異常
10435: 尿崩症児の母乳育児指導における看護判断基準－母乳育児を継続するために－, 浦崎 貞子, 第3回日本難病看護学会学術集会 抄録集, 25〜25, 1998, 難病小児
10436: 終末期膠原病（難病）患者の退院調整－在宅療養生活を可能にする要因－, 中山 菜穂美. 篠原 柳子. 原 美弥子, 日本難病看護学会誌, 4(1), 26〜26, 1999, 膠原系疾患
10437: ライフサイクルからみた炎症性腸疾患をもつ若年成人期患者の生活－8事例の面接調査による－, 上岡 澄子. 和田 恵美子, 日本難病看護学会誌, 4(1), 35〜35, 1999, 炎症性腸疾患
10438: 成人初期の炎症性腸疾患患者の生活実態, 吉田 礼維子, 日本難病看護学会誌, 4(1), 36〜36, 1999, 炎症性腸疾患
10439: 難病者援助の本質と質的調査の意義, 梓川 一, 日本難病看護学会誌, 4(1), 38〜38, 1999, ベーチェット病

厚生省特定疾患　難病の治療・看護に関する研究報告

登録番号:タイトル, 著者, 出典誌, 巻(号), 掲載頁, 発行年, 主な疾患

20001: 神経難病の治療看護に関する研究　専門病院における神経難病の頻度と医療看護システムについて, 宇尾野　公義. 広瀬　和彦. 山田　克浩, 厚生省特定疾患　難病の治療・看護に関する研究班　昭和５１年度研究報告, 41～46, 1977, 神経難病全般

20002: 神経難病の看護度判定基準, 矢野　正子, 厚生省特定疾患　難病の治療・看護に関する研究班　昭和５１年度研究報告, 50～58, 1977, 神経難病全般

20003: 神経難病における自宅療養の検討, 川村　佐和子, 厚生省特定疾患　難病の治療・看護に関する研究班　昭和５１年度研究報告, 58～63, 1977, 筋萎縮性側索硬化症

20004: アンケートＡ票の集計, 横田　曄. 大森　文子. 長谷川　美佐保. 越島　新三郎. 日野　和徳. 岡本　進. 福井　興. 井出　愛邦. 勝　正孝. 綿引　八重子. 平澤　ひろ子. 今村　幸雄. 森光　徳子. 麻生　ナミ恵. 矢澤　要子. 長浜　文雄. 菊地　金男. 加藤　昌子. 椎葉　和子. 池田　喜代. 井出　英全. 他, 厚生省特定疾患　難病の治療・看護に関する研究班　昭和５１年度研究報告, 65～109, 1977, 難病全般

20005: 神経系難病患者の実態, 大森　文子. 綿引　八重子. 武　和子. 村上　寿恵子. 大塚　百代, 厚生省特定疾患　難病の治療・看護に関する研究班　昭和５１年度研究報告, 148～179, 1977, 筋萎縮性側索硬化症、脊髄小脳変性症、神経ベーチェット病、重症筋無力症、多発性硬化症

20006: 神経・筋疾患・血液疾患に関するアンケート表の作成, 越島　新三郎. 今村　幸雄. 重田　マサエ. 岡本　進. 加藤　昌子. 宮田　久寿, 厚生省特定疾患　難病の治療・看護に関する研究班　昭和５１年度研究報告, 180～187, 1977, 筋萎縮性側索硬化症、脊髄小脳変性症、多発性硬化症、スモン、重症筋無力症等

20007: 神経系難病に関する治療・看護の研究業績の調査（第一報）, 越島　新三郎, 厚生省特定疾患　難病の治療・看護に関する研究班　昭和５１年度研究報告, 188～192, 1977, スモン

20008: 難病の治療. 看護に関する研究　第１報：北海道における難病研究へのアプローチ, 長浜　文雄. 山崎　千代, 厚生省特定疾患　難病の治療・看護に関する研究班　昭和５１年度研究報告, 193～196, 1977, 難病全般

20009: 重症筋無力症患者の胸腺摘出術における術前. 術後の看護について, 岡本　進. 岩井　美保子. 加藤　昌子. 西野　香代子. 加藤　美代子. 木村　久子. 中村　咲恵. 成瀬　明美, 厚生省特定疾患　難病の治療・看護に関する研究班　昭和５１年度研究報告, 205～207, 1977, 重症筋無力症

20010: 脊損看護と脊髄性神経疾患看護の比較について, 久保　義信. 村上　慶郎. 山口　竜子, 厚生省特定疾患　難病の治療・看護に関する研究班　昭和５１年度研究報告, 223～229, 1977, 後縦靱帯骨化症、多発性硬化症

20011: 神経難病入院患者の実態調査から看護度を考える, 森吉　猛. 保利　世津子. 小野　幸代, 厚生省特定疾患　難病の治療・看護に関する研究班　昭和５１年度研究報告, 241～246, 1977, 神経難病全般

20012: 眼球運動によるナースコール装置の設計と試作, 中島　敏夫. 瓜生　和浩, 厚生省特定疾患　難病の治療・看護に関する研究班　昭和５１年度研究報告, 246～252, 1977, 運動ニューロン疾患

20013: 難病（神経. 筋疾患）患者の入浴介助に対する検討, 水口　一徳. 横井　冨美子. 室賀　辰夫, 厚生

20014: 神経疾患の看護におけるチェックポイントの試み, 中沢　良夫. 横尾　ヨシコ. 時任　モト. 黒江　房江, 厚生省特定疾患　難病の治療・看護に関する研究班　昭和５１年度研究報告, 257～263, 1977, 神経難病全般

20015:「難病検診と在宅患者の実態について」, 乗松　克政. 中島　洋明. 後藤　愛子, 厚生省特定疾患　難病の治療・看護に関する研究班　昭和５１年度研究報告, 264～274, 1977, 筋萎縮性側索硬化症、進行性筋ジストロフィー、スモン、Kugelberg-Wellander病

20016: 神経難病の治療・看護システム　脊髄小脳変性症（１６mm映画）, 宇尾野　公義. 矢野　正子. 廣瀬　和彦. 川村　佐和子. 安藤　等. 対馬　均. 濱田　輝一. 半田　健壽. 星　文彦. 市川　和子. 藤野　君江. 伊藤　淑子. 高坂　雅子, 厚生省特定疾患　難病の治療・看護に関する研究班　昭和５２年度研究報告, 13～17, 1978, 脊髄小脳変性症

20017: 神経難病患者の退院計画, 矢野　正子, 厚生省特定疾患　難病の治療・看護に関する研究班　昭和５２年度研究報告, 18～21, 1978, 神経難病全般

20018:「在宅診療」活動における地域医療・保健・福祉機関との協力について, 川村　佐和子, 厚生省特定疾患　難病の治療・看護に関する研究班　昭和５２年度研究報告, 22～28, 1978, パーキンソン病、難病全般、脳血管疾患

20019: 札幌市における特定疾患の１年間（昭和５１年１２月～５２年１２月）の推移, 長浜　文雄. 山崎　千代. 斉藤　孝久, 厚生省特定疾患　難病の治療・看護に関する研究班　昭和５２年度研究報告, 31～34, 1978, 難病全般

20020: 神経難病の治療および看護上の問題点, 越島　新三郎. 三島　ミヤ子, 厚生省特定疾患　難病の治療・看護に関する研究班　昭和５２年度研究報告, 52～54, 1978, 神経難病全般

20021: 難病患者の看護を考える　看護婦の難病患者の看護に対する認識と看護婦の教育計画, 大森　文子. 綿引　八重子. 村上　寿恵子. 武　和子, 厚生省特定疾患　難病の治療・看護に関する研究班　昭和５２年度研究報告, 63～76, 1978, 難病全般

20022: 頸椎後縦靭帯骨化症の治療と看護　システム確立への２・３の試みについて, 湊　治郎. 岸　リウ子. 国分　正一. 成沢　順, 厚生省特定疾患　難病の治療・看護に関する研究班　昭和５２年度研究報告, 88～88, 1978, 頸椎後縦靭帯骨化症

20023: 神経・筋難病患者の看護における問題点　入浴設備について, 石原　伝幸. 大野　美佐子. 蔵満　フサエ. 井上　満, 厚生省特定疾患　難病の治療・看護に関する研究班　昭和５２年度研究報告, 89～92, 1978, 神経難病全般

20024: デビック病の看護の精神的アプローチ, 久保　義信. 村上　慶郎. 山口　龍子. 松井　澄子. 遠藤　昭子, 厚生省特定疾患　難病の治療・看護に関する研究班　昭和５２年度研究報告, 93～96, 1978, デビック病

20025: デビック病に対するウォーターベッド使用効果について, 久保　義信. 村上　慶郎. 山口　龍子. 松井　澄子. 遠藤　昭子, 厚生省特定疾患　難病の治療・看護に関する研究班　昭和５２年度研究報告, 97～100, 1978, デビック病

20026: 脊髄小脳変性症患者のリハビリテーション看護, 水口　一徳. 室賀　辰夫. 金田　一代. 鈴木　つね. 横井　富美子, 厚生省特定疾患　難病の治療・看護に関する研究班　昭和５２年度研究報告, 101～104, 1978, 脊髄小脳変性症

20027: 神経・筋難病の入浴介助　とくに気泡浴による褥創の治療経験, 森吉　猛. 吉田　公子. 長田　たか. 小野　幸代. 谷口　陽子, 厚生省特定疾患　難病の治療・看護に関する研究班　昭和５２年度研究報告, 105～109, 1978, 神経難病全般

20028: 運動ニューロン疾患患者の意志伝達装置の試作, 中島　敏夫, 厚生省特定疾患　難病の治療・看護に関する研究班　昭和５２年度研究報告, 110～112, 1978, 運動ニューロン疾患

20029: 筋萎縮性側索硬化症末期患者を看護して, 中沢　良夫. 時任　モト. 田中　信子. 黒江　房江, 厚生省特定疾患　難病の治療・看護に関する研究班　昭和５２年度研究報告, 123～126, 1978, 筋萎縮性側索硬化症

20030: 筋萎縮性側索硬化症患者の看護の一例, 乗松　克政. 後藤　愛子. 中島　洋明. 吉永　京子. 吉井　則子, 厚生省特定疾患　難病の治療・看護に関する研究班　昭和５２年度研究報告, 127～131, 1978, 筋萎縮性側索硬化症

20031: アンケートＡ票の集計（分担研究報告書）, 山手　茂, 厚生省特定疾患　難病の治療・看護に関する研究班　昭和５２年度研究報告, 133～188, 1978, 難病全般

20032: 病院関係における神経．筋疾患の実態調査　－アンケートＢ票の集計結果の検討－, 岡本　進. 加藤　昌子, 厚生省特定疾患　難病の治療・看護に関する研究班　昭和５２年度研究報告, 189～200, 1978, 神経難病全般、多発性筋炎

20033: 国立療養所に於ける神経筋疾患のアンケートＢ票の集計, 久保　義信. 村上　慶郎. 山口　竜子, 厚生省特定疾患　難病の治療・看護に関する研究班　昭和５２年度研究報告, 201～219, 1978, 筋萎縮性側索硬化症、脊髄小脳変性症、多発性硬化症、重症筋無力症、スモン

20034: 神経難病の治療・看護システム　その２　筋萎縮性側索硬化症（１６mm映画）, 宇尾野　公義. 矢野　正子. 広瀬　和彦. 川村　佐和子. 安藤　等. 対馬　均. 浜田　輝一. 半田　健寿. 星　文彦. 市川　和子. 藤野　君江. 高坂　雅子. 伊藤　淑子, 厚生省特定疾患　難病の治療・看護に関する研究班　昭和５３年度研究報告, 87～94, 1978, 筋萎縮性側索硬化症

20035: 病院療養所合同調査報告, 横田　曄. 久保　義信, 厚生省特定疾患　難病の治療・看護に関する研究班　昭和５３年度研究報告, 95～155, 1978, 難病全般

20036: 看護度調査報告, 池田　喜代. 遠藤昭子、大森文子、大坪延代、加藤昌子、嘉藤光枝、神谷睦子、小森静子、佐野綾子、斉藤喜代子、椎葉和子、長谷川美佐保、平澤ひろ子、吉田美禾、福士安子、三島ミヤ子、森光徳子、矢野, 厚生省特定疾患　難病の治療・看護に関する研究班　昭和５３年度研究報告, 155～178, 1978, 難病全般

20037: 神経・筋疾患アンケートＢ票集計結果, 岡本　遥. 加藤　昌子, 厚生省特定疾患　難病の治療・看護に関する研究班　昭和５３年度研究報告, 179～196, 1978, 神経難病全般

20038: 国立療養所における神経筋疾患実態調査（第２次）, 久保　儀信. 村上　慶郎. 山口　龍子. 稲永　光幸, 厚生省特定疾患　難病の治療・看護に関する研究班　昭和５３年度研究報告, 197～212, 1978, 神経難病全般

20039: 札幌市における特定疾患の１年間（昭和５２年１２月～５３年１２月）の推移（第３報）並びに当院過去３年間に登録した特定疾患々者について, 長浜　文雄. 山崎　千代. 藤本　俊, 厚生省特定疾患　難病の治療・看護に関する研究班　昭和５３年度研究報告, 424～428, 1978, 難病全般

20040: 在宅難病患者に対する医療機関の協力態勢と訪問看護活動, 山手　茂. 木下　安子. 杉浦　徳子. 川村　佐和子. 高坂　雅子. 伊藤　淑子. 安藤　等. 藤野　君枝. 古田　晃. 姥山　寛代, 厚生省特定疾患　難病の治療・看護に関する研究班　昭和５３年度研究報告, 429～437, 1978, 脳萎縮等

20041：重症筋無力症患者の保健指導 －退院後の自己管理にむけて－，岡本　進．加藤　昌子．鈴木　八千代，厚生省特定疾患　難病の治療・看護に関する研究班　昭和５３年度研究報告，475～477，1978，重症筋無力症

20042：国立病院医療センターにおける看護度調査，長谷川　美佐保．平沢　ひろ子．三島　ミヤ子，厚生省特定疾患　難病の治療・看護に関する研究班　昭和５３年度研究報告，489～494，1978，神経難病全般

20043：頸椎後縦靱帯骨化症の手術と看護について，湊　治郎．工藤　桂子．岸　リウ子．柏倉　トミ．国分　正一．佐藤　節子．早坂　百合子，厚生省特定疾患　難病の治療・看護に関する研究班　昭和５３年度研究報告，496～502，1978，頸椎後縦靱帯骨化症

20044：難病におけるＰＯＳカルテの考案，井上　満．石原　伝幸．蔵満　フサエ．斉藤　美代志．石井　シズエ．大野　美佐子，厚生省特定疾患　難病の治療・看護に関する研究班　昭和５３年度研究報告，506～507，1978，難病全般

20045：神経筋疾患患者における食事チェックの試み，水口　一徳．畔川　まゆみ．桂川　美里．横井　冨美子．室賀　辰夫，厚生省特定疾患　難病の治療・看護に関する研究班　昭和５３年度研究報告，515～521，1978，筋萎縮性側索硬化症、神経難病全般

20046：パーキンソン病患者のすくみ足歩行について，森吉　猛．吉田　公子．上野　智津子．宮本　芳江．小野　幸代．小西　哲郎．北野　治男．西谷　裕，厚生省特定疾患　難病の治療・看護に関する研究班　昭和５３年度研究報告，522～527，1978，パーキンソン病

20047：看護上より見た神経筋難病患者へのアプローチ　＜とくにパーキンソン病におけるＭＭＰＩについて＞，森吉　猛．吉田　公子．宮本　芳江．人見　英子．小野　幸代．小西　哲郎．北野　治男．西谷　裕，厚生省特定疾患　難病の治療・看護に関する研究班　昭和５３年度研究報告，528～532，1978，パーキンソン病

20048：重症筋無力症における胸腺摘出術　術前術後の看護管理について，中沢　良夫．山崎　ハルエ．田中　信子．黒江　房江．中里　みつ子，厚生省特定疾患　難病の治療・看護に関する研究班　昭和５３年度研究報告，543～547，1978，重症筋無力症

20049：筋萎縮性側索硬化症患者の看護について，乗松　克政．吉井　則子．吉永　京子．氏原　雪子．中島　洋明，厚生省特定疾患　難病の治療・看護に関する研究班　昭和５３年度研究報告，548～553，1978，筋萎縮性側索硬化症

20055：第３次難病のプライマリーケア調査，村瀬　敏郎．浦野　隆．伊藤　國彦．丸地　信弘．荒川　広太郎．関　亨．小西　孝之助．山田　克浩．青木　宣昭．川上　忠志．浅利　有．増子　昭．小松　真．加賀　薫夫．斉藤　勝．梅園　昌男．宮崎　柏，厚生省特定疾患　難病の治療・看護に関する研究班　昭和５４年度研究報告，1～16，1980，その他

20056：プライマリーケアからみたパーキンソン病，山田　克浩，厚生省特定疾患　難病の治療・看護に関する研究班　昭和５４年度研究報告，17～34，1980，パーキンソン病

20057：神経難病・在宅診療の条件　－パーキンソン病を中心に－，宇尾野　公義．廣瀬　和彦．川村　佐和子．山田　克浩．別府　宏圀．伊勢　和美．対馬　均．浜田　輝一．星　文彦．市川　和子．高坂　雅子．伊藤　淑子．小松　真．中村　信彦，厚生省特定疾患　難病の治療・看護に関する研究班　昭和５４年度研究報告，77～81，1980，パーキンソン病

20058：茨城県における難病患者の治療看護の実態，大貫　稔，厚生省特定疾患　難病の治療・看護に関する研究班　昭和５４年度研究報告，90～126，1980，その他

20059: 保健活動からみた難病患者の実態及び患者の実数把握に関する研究, 倉本　安隆, 厚生省特定疾患　難病の治療・看護に関する研究班　昭和５４年度研究報告, 127～127, 1980, 神経難病全般

20060: 保健活動からみた難病患者の実態, 倉本　安隆, 厚生省特定疾患　難病の治療・看護に関する研究班　昭和５４年度研究報告, 128～146, 1980, 筋萎縮性側索硬化症、脊髄小脳変性症、パーキンソン病、重症筋無力症、多発性硬化症、難病全般

20061: ねたきり難病患者の在宅看護について, 青木　敏之. 乾　死乃生. 池木　英子. 山本　道子. 坂田　ハル, 厚生省特定疾患　難病の治療・看護に関する研究班　昭和５４年度研究報告, 147～152, 1980, 難病全般

20062: 難病患者退院の実態について, 松葉　卓郎, 厚生省特定疾患　難病の治療・看護に関する研究班　昭和５４年度研究報告, 155～164, 1980, 難病全般

20063: Ｃ票・Ｄ票の作成経過とＣ票の調査結果報告, 森　ノブ. 平沢　ひろ子. 三島　ミヤ子. 山本　えみ. 菅谷　はま. 山手　茂, 厚生省特定疾患　難病の治療・看護に関する研究班　昭和５４年度研究報告, 165～187, 1980, その他

20064: 看護度と生活の変化との関係, 村上　慶郎. 山口　龍子. 稲永　光幸, 厚生省特定疾患　難病の治療・看護に関する研究班　昭和５４年度研究報告, 211～217, 1980, 神経難病全般

20065: パーキンソン病患者および家族のための栞作成について, 越島　新三郎. 三島　ミヤ子, 厚生省特定疾患　難病の治療・看護に関する研究班　昭和５４年度研究報告, 229～230, 1980, パーキンソン病

20066: パーキンソン病および無症筋無力症の看護基準作成について, 森吉　猛. 沼津　ハルエ. 小野　幸代. 真田　正代. 須崎　タツエ. 小林　淳子. 辻　芳江. 川井　文子. 長田　たか. 町田　春美. 江上　美佐枝. 吉田　直代. 坂本　よね子. 川端　敬子. 藤元　誠子. 花田　孝子. 佐々木　香織. 大島　英子, 厚生省特定疾患　難病の治療・看護に関する研究班　昭和５４年度研究報告, 231～240, 1980, パーキンソン病、重症筋無力症

20067: デビック病による視力障害患者の援助を通じて, 村上　慶郎. 山口　竜子. 桑野　淳子. 保坂　スミ, 厚生省特定疾患　難病の治療・看護に関する研究班　昭和５４年度研究報告, 241～243, 1980, 多発性硬化症

20068: ＡＬＳ患者の看護における自助具の工夫, 中澤　良夫. 山崎　ハルエ. 渕　正子. 伊達　加代子. 増崎　志津子, 厚生省特定疾患　難病の治療・看護に関する研究班　昭和５４年度研究報告, 254～256, 1980, 筋萎縮性側索硬化症

20069: 地域医療. 保健. 福祉機関の相互連携, 宇尾野　公義. 広瀬　和彦. 川村　佐和子. 矢野　正子. 椿　忠雄. 別府　宏圀. 八木　皓一. 須賀　政一. 大塚　幸恵. 伊藤　淑子. 水上　美子. 西　三郎, 厚生省特定疾患　難病の治療・看護に関する研究班　昭和５５年度研究報告, 16～22, 1981, 神経難病全般

20070: 茨城県における難病患者の治療看護の実態, 大貫　稔. 土屋　滋. 福屋　靖子, 厚生省特定疾患　難病の治療・看護に関する研究班　昭和５５年度研究報告, 23～42, 1981, 難病全般

20071: 難病の地域ケアシステム確立の要件, 西　三郎, 厚生省特定疾患　難病の治療・看護に関する研究班　昭和５５年度研究報告, 43～54, 1981, 神経難病全般

20072: ねたきり在宅難病患者に対する訪問看護, 青木　敏之. 乾　死乃生. 山本　みち子. 坂田　ハル. 寺脇　隆子. 池木　英子. 豊島　まゆみ. 松本　カオル, 厚生省特定疾患　難病の治療・看護に関する研究班　昭和５５年度研究報告, 66～78, 1981, 難病全般

20073: 保健活動からみた難病患者の実態, 倉本　安隆. 中川　秀幸. 中田　慶子, 厚生省特定疾患　難病の治療・看護に関する研究班　昭和５５年度研究報告, 79～93, 1981, 難病全般

20074: 神経難病患者在宅療養条件整備に関する研究, 川村　佐和子, 厚生省特定疾患　難病の治療・看護に関する研究班　昭和５５年度研究報告, 94～101, 1981, 神経難病全般

20075: Ｃ票の経過報告, 森　ノブ. 平澤　ひろ子, 厚生省特定疾患　難病の治療・看護に関する研究班　昭和５５年度研究報告, 130～142, 1981, 難病全般

20076: 難病患者の退院時および退院後の看護方法の改善方策について　－退院患者の家庭訪問追跡による問題把握をとおして－, 平沢　ひろ子. 三島　ミヤ子. 山本　ゑみ, 厚生省特定疾患　難病の治療・看護に関する研究班　昭和５５年度研究報告, 235～261, 1981, パーキンソン病

20077: Ｅ票（退院患者者調査）調査　－施設郵送調査試行報告－, 平沢　ひろ子. 山本　ゑみ. 三島　ミヤ子, 厚生省特定疾患　難病の治療・看護に関する研究班　昭和５５年度研究報告, 262～267, 1981, 難病全般

20078: 分科会長報告, 森吉　猛, 厚生省特定疾患　難病の治療・看護に関する研究班　昭和５５年度研究報告, 268～274, 1981, 筋萎縮性側索硬化症、多発性硬化症

20079: 神経内科病棟における日常生活援助の実際とその考察　－患者の安楽な移動と看護婦のボディメカニクス－, 森吉　猛. 沼津　ハルエ. 小野　幸代. 小林　淳子. 川端　敬子. 藤元　誠子. 泉　ひとみ. 笹原　光子. 大島　英子. 佐々木　香織. 真田　正代. 川井　文子. 坂本　よね子. 花田　孝子. 川上　尚美. 大隅　勤子. 山崎　ヒサヨ. 上野　ひろみ, 厚生省特定疾患　難病の治療・看護に関する研究班　昭和５５年度研究報告, 275～283, 1981, 筋萎縮性側索硬化症、パーキンソン病、神経ベーチェット病、ハンチントン舞踏病、進行性核上麻痺

20080: ＡＬＳ患者の家族指導票作製の試み　－障害別の援助について－, 向山　昌邦. 垣花　和子, 厚生省特定疾患　難病の治療・看護に関する研究班　昭和５５年度研究報告, 284～290, 1981, 筋萎縮性側索硬化症

20081: 多発性硬化症患者への精神的アプローチ, 村上　慶郎. 山口　竜子. 窪川　数枝. 片倉　洋子, 厚生省特定疾患　難病の治療・看護に関する研究班　昭和５５年度研究報告, 291～294, 1981, 多発性硬化症

20082: ５５年度神経難病Ｃ票Ｄ票集計報告, 村上　慶郎. 山口　竜子. 窪川　数枝, 厚生省特定疾患　難病の治療・看護に関する研究班　昭和５５年度研究報告, 295～326, 1981, 神経難病全般

20083: 筋萎縮性側索硬化症患者にマイクロスイッチの活用を試みて, 井上　満. 半田　照彦. 蔵満　フサエ. 椎名　たえ子. 石井　シズエ. 北村　幸子. 折原　みさ子. 川村　百合子. 徳永　ひろ子. 中村　邦江, 厚生省特定疾患　難病の治療・看護に関する研究班　昭和５５年度研究報告, 341～343, 1981, 筋萎縮性側索硬化症

20084: ＡＬＳ患者の進行に伴うコミュニケーション及び体位交換の段階的工夫について, 水口　一徳. 村上　信之. 牛田　初代. 松田　和子. 佐藤　祐子. 内藤　雅恵. 桑原　公子, 厚生省特定疾患　難病の治療・看護に関する研究班　昭和５５年度研究報告, 344～347, 1981, 筋萎縮性側索硬化症

20085: 胸腺摘出術の術前術後看護　－呼吸の管理看護－, 中沢　良夫. 増山　昭子. 淵　正子. 増崎　志津子, 厚生省特定疾患　難病の治療・看護に関する研究班　昭和５５年度研究報告, 348～357, 1981, 重症筋無力症

20086: 筋萎縮性側索硬化症患者の看護について, 乗松　克政. 中島　洋明. 近藤　芳重. 吉永　京子. 横山　美千代. 末広　純子, 厚生省特定疾患　難病の治療・看護に関する研究班　昭和５５年度研究報告,

358～365, 1981, 筋萎縮性側索硬化症
20087: 医療チームに対する患者の期待　－患者・家族・医師・福祉のチームワークについて－, 村瀬　敏郎, 厚生省特定疾患　難病の治療・看護に関する研究班　昭和５６年度研究報告, 9～28, 1982, パーキンソン病、重症筋無力症
20088: 難病の医療保健活動　－在宅患者の看護技術を中心に－, 宇尾野　公義．広瀬　和彦．川村　佐和子．西　三郎．木下　安子．川口　篤子．辻　美保子．最上　福美子．滝島　玲子．加藤順子・高坂　雅子．水上　瑠美子．影山　ツヤ子．矢内　満代．仲佐　千代美, 厚生省特定疾患　難病の治療・看護に関する研究班　昭和５６年度研究報告, 34～41, 1982, 神経難病全般
20089: 茨城県における難病の治療・看護の実態, 大貫　稔．土屋　滋．福屋　靖子, 厚生省特定疾患　難病の治療・看護に関する研究班　昭和５６年度研究報告, 43～68, 1982, 難病全般
20090: 難病の地域ケアシステム確立への試論, 西　三郎, 厚生省特定疾患　難病の治療・看護に関する研究班　昭和５６年度研究報告, 69～86, 1982, その他
20091: 保健活動からみた難病患者の実態, 倉本　安隆．盛永　宏子, 厚生省特定疾患　難病の治療・看護に関する研究班　昭和５６年度研究報告, 95～124, 1982, 神経難病全般
20092: 大阪府特定疾患研究会難病相談室の活動ならびに府下在宅難病看護の実態, 青木　敏之．乾　死乃生．山本　みち子．坂田　ハル．小川　笑子．池木　英子．豊島　まゆみ, 厚生省特定疾患　難病の治療・看護に関する研究班　昭和５６年度研究報告, 125～134, 1982, 神経難病全般
20093: 在宅療養における家族看護力の研究, 川村　佐和子, 厚生省特定疾患　難病の治療・看護に関する研究班　昭和５６年度研究報告, 135～149, 1982, 筋萎縮性側索硬化症、脊髄小脳変性症、パーキンソン病、神経難病全般
20094: 神経難病の排泄障害に関する臨床的研究, 宮崎　一興．石堂　哲郎．若山　洋子, 厚生省特定疾患　難病の治療・看護に関する研究班　昭和５６年度研究報告, 223～227, 1982, 神経難病全般
20095: 患者および家族に関する指導方法の改善に関する研究　「しおり」の作成過程と成果, 森　ノブ．平沢　ひろ子．三島　ミヤ子．山本　ゑみ．平山　朝子, 厚生省特定疾患　難病の治療・看護に関する研究班　昭和５６年度研究報告, 230～258, 1982, パーキンソン病
20096: Ｅ票調査及び訪問調査による難病患者の退院後の実態について, 森　ノブ．平沢　ひろ子．山本　ゑみ, 厚生省特定疾患　難病の治療・看護に関する研究班　昭和５６年度研究報告, 259～282, 1982, 神経難病全般
20097: Ｃ票調査報告, 森　ノブ．平沢　ひろ子．山手　茂, 厚生省特定疾患　難病の治療・看護に関する研究班　昭和５６年度研究報告, 283～322, 1982, 神経難病全般
20098: 重症筋無力症患者の看護　－小児期に発病しクリーゼをくり返した症例について－, 森吉　猛．沼津　ハルエ．大槻　美恵子．小林　淳子．浜田　芳枝．島田　敬子．大隅　勤子．藤元　誠子．花田　孝子．泉　ひとみ．川上　尚美．西川　恵理子．石角　佐紀子．西坂　良重．浜田　知枝．山崎　ヒサヨ．佐々木　香織．上野　ひろみ, 厚生省特定疾患　難病の治療・看護に関する研究班　昭和５６年度研究報告, 470～478, 1982, 重症筋無力症
20099: 運動失調の看護指導書を作成して, 森吉　猛．金山　和子．大槻　美恵子．浜田　芳枝．藤元　誠子．泉　ひとみ．西川　恵理子．石角　佐紀子．浜田　知枝．上野　ひろみ．小林　淳子．島田　敬子．花田　孝子．川上　尚美．福田　鈴子．西坂　良重．佐々木　香織, 厚生省特定疾患　難病の治療・看護に関する研究班　昭和５６年度研究報告, 479～513, 1982, 脊髄小脳変性症
20100: 「筋萎縮性側索硬化症」自宅療養の手引書の作製, 向山　昌邦．垣花　和子, 厚生省特定疾患　難病

の治療・看護に関する研究班　昭和５６年度研究報告，514～ 516，1982，筋萎縮性側索硬化症

20101: 神経筋難病疾患看護の実態報告　－基準看護における問題－，水口　一徳．早川　とも子．木村　夏子．鈴木　せつ子．井上　とよ子．原　真理子．松原　郁子，厚生省特定疾患　難病の治療・看護に関する研究班　昭和５６年度研究報告，546～ 551，1982，神経難病全般

20102: 胸腺摘出術々後患者の退院指導　－退院後の実態調査をもとに－，中澤　良夫．増山　昭子．淵　正子．藤尾　あさよ，厚生省特定疾患　難病の治療・看護に関する研究班　昭和５６年度研究報告，552～ 558，1982，重症筋無力症

20103: 筋萎縮性側索硬化症患者の在宅療養指導についての検討，乗松　克政．横山　美千代．稲元　昭子．末広　純子．森永　美知子．近藤　芳重．中里　興文．中島　洋明，厚生省特定疾患　難病の治療・看護に関する研究班　昭和５６年度研究報告，559～ 573，1982，筋萎縮性側索硬化症

20104: 難病患者指導の実態調査，松葉　卓郎，厚生省特定疾患　難病の治療・看護に関する研究班　昭和５７年度研究報告，2～ 48，1983，難病全般

20105: パーキンソン病患者のインタビュー調査，山田　克浩，厚生省特定疾患　難病の治療・看護に関する研究班　昭和５７年度研究報告，78～ 81，1983，パーキンソン病

20106: 重症筋無力症患者のインタビュー調査，関　亨．木実谷　哲史．山田　哲也，厚生省特定疾患　難病の治療・看護に関する研究班　昭和５７年度研究報告，86～ 89，1983，重症筋無力症

20107: 難病地域ケアのシステム化と教育研修，宇尾野　公義．広瀬　和彦．川村　佐和子，厚生省特定疾患　難病の治療・看護に関する研究班　昭和５７年度研究報告，109～ 119，1983，筋萎縮性側索硬化症、パーキンソン病、難病全般

20108: 神経難病の在宅ケア　－膀胱カテーテル留置患者の場合－，川村　佐和子，厚生省特定疾患　難病の治療・看護に関する研究班　昭和５７年度研究報告，120～ 124，1983，脊髄小脳変性症、パーキンソン病、神経難病全般

20109: 神経・筋疾患の難病相談　－保健所との連携を中心として－，森吉　猛．西谷　裕．久野　貞子．斉田　孝彦．斉田　恭子．小西　哲郎．井本　敬二．藤竹　純子．小沢　恭子．杉之下　俊彦．小谷　宏行．熊谷　俊一．石田　収．神先　美紀．人見　英子．林　紀子．細川　計明．桃井　満寿子．古塩　幸子，厚生省特定疾患　難病の治療・看護に関する研究班　昭和５７年度研究報告，126～ 135，1983，パーキンソン病、神経難病全般

20110: 抗パーキンソン剤服用中における精神症状出現時の看護とその考察　看護基準を作成して－，森吉　猛．金山　和子．久野　貞子．渡辺　和代．石角　佐紀子．大隅　勤子．島田　敬子，厚生省特定疾患　難病の治療・看護に関する研究班　昭和５７年度研究報告，136～ 142，1983，パーキンソン病

20111: 基幹病院としての社会資源活用促進と看護職の役割，森　ノブ．平山　朝子．菅野　伶子．鈴木　智子．服部　佳子．山本　ゑみ，厚生省特定疾患　難病の治療・看護に関する研究班　昭和５７年度研究報告，143～ 159，1983，難病全般

20112: 入退院をくり返す難病患者の問題点をさぐり退院指導のあり方を考える　－再入院をした神経ベーチェット病患者の事例－，森　ノブ．菅野　伶子．三島　ミヤ子．後藤　美枝子．佐藤　美稚子．鈴木　栄子．鈴木　博子．藤野　ヤヨイ．山手　茂．阪上　裕子，厚生省特定疾患　難病の治療・看護に関する研究班　昭和５７年度研究報告，160～ 166，1983，神経ベーチェット病

20113: 仙台市内主要病院における難病の概要　－慢性肝炎．重症筋無力症．潰瘍性大腸炎－，菊地　金男．楡井　敏子．菅野　あや子．茂林　和子，厚生省特定疾患　難病の治療・看護に関する研究班　昭和５７年度研究報告，167～ 178，1983，慢性肝炎、重症筋無力症、潰瘍性大腸炎

20114: 筑波大学医学生による難病患者の訪問実習, 大貫　稔. 土屋　滋. 福屋　靖子, 厚生省特定疾患　難病の治療・看護に関する研究班　昭和５７年度研究報告, 179〜 190, 1983, 難病全般

20115: 難病患者の継続看護　－新宿区の訪問看護活動を通して－, 鳥居　有人. 猪飼　陌江. 新津　ふみ子. 加藤　登志子. 山崎　摩耶, 厚生省特定疾患　難病の治療・看護に関する研究班　昭和５７年度研究報告, 223〜 234, 1983, 難病全般

20116: 難病調査のデータ処理システム, 大道　久, 厚生省特定疾患　難病の治療・看護に関する研究班　昭和５７年度研究報告, 237〜 243, 1983, 難病全般

20117: 訪問看護にあたって　－地域保健所. 福祉機関との連携－, 横田　曄. 篠崎　有三. 守屋　貞子. 鈴木　俊子. 永沢　尚子. 藤原　園子. 矢沢　要子. 神谷　睦子. 田村　瑞子. 吉田　恵美子. 板垣　あや子, 厚生省特定疾患　難病の治療・看護に関する研究班　昭和５７年度研究報告, 244〜 250, 1983, 難病全般

20118: 難病の地域ケアシステムの確立とその事例, 西　三郎, 厚生省特定疾患　難病の治療・看護に関する研究班　昭和５７年度研究報告, 251〜 264, 1983, 難病全般

20119: 保健所との連携による難病相談と療養指導, 向山　昌邦. 百済　さち. 鈴木　恒安, 厚生省特定疾患　難病の治療・看護に関する研究班　昭和５７年度研究報告, 265〜 269, 1983, 難病全般

20120: 神経難病患者の訪問看護, 村上　慶郎. 松本　明子. 白沢　道子. 窪川　数枝, 厚生省特定疾患　難病の治療・看護に関する研究班　昭和５７年度研究報告, 278〜 280, 1983, パーキンソン病、多発性硬化症

20121: 保健所における難病患者へのアプローチ　－精神的援助を中心に－, 倉本　安隆. 大久保　恵美子, 厚生省特定疾患　難病の治療・看護に関する研究班　昭和５７年度研究報告, 281〜 311, 1983, 難病全般

20122: 大阪難病相談室による訪問看護, 青木　敏之. 小川　笑美子. 乾　死乃生. 池木　英子. 坂田　ハル. 豊島　まゆみ. 山田　茂美. 小路　房子. 西村　三和子. 山下　敏恵. 渡辺　不二, 厚生省特定疾患　難病の治療・看護に関する研究班　昭和５７年度研究報告, 312〜 315, 1983, 難病全般

20123: 特定疾患々者の病院および地域保健婦間の連携方式の試行, 井出　愛邦, 厚生省特定疾患　難病の治療・看護に関する研究班　昭和５７年度研究報告, 316〜 322, 1983, 難病全般

20124: 神経難病の排泄障害に対する介護技術の開発研究, 宮崎　一興. 石堂　哲郎. 千原　孝. 上杉　聖子. 寺田　きよ子, 厚生省特定疾患　難病の治療・看護に関する研究班　昭和５７年度研究報告, 384〜 388, 1983, 神経難病全般

20125: 難病の在宅患者訪問を試みて, 古和　トシエ. 下川　幹子. 岡田　幸代, 厚生省特定疾患　難病の治療・看護に関する研究班　昭和５７年度研究報告, 391〜 403, 1983, 難病全般

20126: 緊急避難の一考察, 井上　満. 千葉　文. 原田　登世子. 椎名　たえ子. 保坂　スミ, 厚生省特定疾患　難病の治療・看護に関する研究班　昭和５７年度研究報告, 405〜 416, 1983, その他

20127: 在宅患者の病状観察のシステム作りについて, 水口　一徳. 競　貴子. 芝　幸代. 松本　清美. 木村　夏子, 厚生省特定疾患　難病の治療・看護に関する研究班　昭和５７年度研究報告, 417〜 420, 1983, 筋萎縮性側索硬化症、脊髄小脳変性症

20128: 筋萎縮性側索硬化症在宅患者に対する訪問看護の一例, 乗松　克政. 川口　貴美子. 末広　純子. 是枝　美江子. 中里　興文, 厚生省特定疾患　難病の治療・看護に関する研究班　昭和５７年度研究報告, 422〜 427, 1983, 筋萎縮性側索硬化症

20129: 神経系難病の治療看護に関するアンケート調査（Ｄ表の見直し）, 松葉　卓郎, 厚生省特定疾患　難

病の治療・看護に関する研究班　昭和５８年度研究報告，1～ 21，1984，筋萎縮性側索硬化症、脊髄小脳変性症、パーキンソン病、重症筋無力症、多発性硬化症、スモン

20130: 「難病検診の現状と問題点」，阪上　裕子．大下　頼子．宮内　佳代子．田中　貴美子．中村　桂子．城田　淳子．西川　みゆき．上坂　智子．黒川　京子．菊地　真寿美．山手　茂．武井　郁美．大坂　純．細金　和子．皆川　陽子．山口　玲子．今井　聡子．園田　秀子．桝本　加代子，厚生省特定疾患　難病の治療・看護に関する研究班　昭和５８年度研究報告，37～ 49，1984，神経難病全般

20131: 愛知県医師会難病相談室の現状と問題，今井　茂夫．浅野　正嗣．近藤　修司．日置　月美，厚生省特定疾患　難病の治療・看護に関する研究班　昭和５８年度研究報告，50～ 59，1984，難病全般

20132: 難病診療における実地医家と専門医の連携について　－専門医の立場から－，村瀬　敏郎．伊藤　国彦，厚生省特定疾患　難病の治療・看護に関する研究班　昭和５８年度研究報告，60～ 65，1984，パーキンソン病、潰瘍性大腸炎、全身性エリトマトーデス、ベーチェット病、重症筋無力症、橋本病、ネフローゼ症候群

20133: 療養生活の医療福祉評価法，村瀬　敏郎．中村　桂子，厚生省特定疾患　難病の治療・看護に関する研究班　昭和５８年度研究報告，66～ 78，1984，難病全般

20134: 神経難病在宅診療の実践　－その経過と展望－，宇尾野　公義．廣瀬　和彦．川村　佐和子，厚生省特定疾患　難病の治療・看護に関する研究班　昭和５８年度研究報告，79～ 87，1984，神経難病全般

20135: パーキンソン病のよりよき在宅看護のためのセミナーの実施と経過，森吉　猛．西谷　裕．久野　貞子．金山　和子．渡辺　和代．中田　千恵．青田　和恵．山下　恒子，厚生省特定疾患　難病の治療・看護に関する研究班　昭和５８年度研究報告，91～ 97，1984，パーキンソン病

20136: パーキンソン病在宅患者の援助について，森吉　猛．金山　和子．渡辺　和代．田原　桂子．西川　恵理子．石角　佐紀子，厚生省特定疾患　難病の治療・看護に関する研究班　昭和５８年度研究報告，98～ 102，1984，パーキンソン病

20137: 入退院をくり返す難病患者の問題点をさぐり退院指導のあり方を考える，佐藤　富子．菅野　伶子．山手　茂．川嶋　隆子．山本　喜志恵．磯貝　浩子．佐藤　美稚子．坂田　恵理子．鈴木　栄子．鈴木　博子．加藤　妙子，厚生省特定疾患　難病の治療・看護に関する研究班　昭和５８年度研究報告，103～ 116，1984，パーキンソン病、肝硬変、全身性エリトマトーデス

20138: 在宅難病患者ケアの地域との連携，佐藤　富子．平山　朝子．須藤　キク．藤野　ヤヨイ．山本　ゑみ．鈴木　智子，厚生省特定疾患　難病の治療・看護に関する研究班　昭和５８年度研究報告，117～ 140，1984，筋萎縮性側索硬化症

20139: システム化の問題点と施設内看護について　－訪問看護をとおして－，菊地　金男．楡井　敏子．菅野　あや子．木村　妙子．大泉　多津子．菅井　令子．昆　貢子．引地　邦子．小山内　泰子．高橋　滝子，厚生省特定疾患　難病の治療・看護に関する研究班　昭和５８年度研究報告，141～ 151，1984，脊髄小脳変性症、パーキンソン病、肝硬変他

20140: 日立市内における在宅難病患者の訪問指導，大貫　稔．土屋　滋．福屋　靖子．城戸　篤子，厚生省特定疾患　難病の治療・看護に関する研究班　昭和５８年度研究報告，152～ 172，1984，パーキンソン病、再生不良性貧血、ハンチントン舞踏病、PSS、SLE、スモン、大動脈炎症候群、サイコドーシス

20141: 沖縄県における難病の地域医療に関する調査研究，大貫　稔．土屋　滋．福屋　靖子．渡慶次　重美，厚生省特定疾患　難病の治療・看護に関する研究班　昭和５８年度研究報告，173～ 193，1984，難

病全般

20142: 訪問看護にあたって, 横田 曄. 篠崎 有三. 守屋 貞子. 鈴木 俊子. 永沢 尚子. 矢沢 要子. 神谷 睦子. 田村 瑞子. 田中 由紀子. 吉田 恵美子. 板垣 あや子, 厚生省特定疾患 難病の治療・看護に関する研究班 昭和58年度研究報告, 227〜262, 1984, 難病全般

20143: 在宅ケアにおける法的諸問題, 西 三郎, 厚生省特定疾患 難病の治療・看護に関する研究班 昭和58年度研究報告, 263〜270, 1984, パーキンソン病、難病全般

20144: 保健所との連携による神経難病の地域ケア, 向山 昌邦. 百済 さち, 厚生省特定疾患 難病の治療・看護に関する研究班 昭和58年度研究報告, 271〜275, 1984, 神経難病全般

20145: パーキンソン病患者の継続看護の実際, 村上 慶郎. 松本 明子. 白澤 道子. 窪川 数枝. 草皆 千恵子. 石田 文子, 厚生省特定疾患 難病の治療・看護に関する研究班 昭和58年度研究報告, 283〜289, 1984, パーキンソン病

20146: 保健所における難病患者及び家族へのアプローチ, 倉本 安隆. 尾山 京三. 盛永 宏子. 大久保 恵美子. 辻 美保子. 黒崎 はつゆ. 西尾 須磨子. 萩中 久江. 寺越 佐知子. 斉藤 笑子. 野田 光子. 高柳 礼子. 最上 福美子. 井沢 朋子. 村本 玲子, 厚生省特定疾患 難病の治療・看護に関する研究班 昭和58年度研究報告, 290〜320, 1984, 脊髄小脳変性症、進行性筋ジストロフィー、多発性硬化症、重症筋無力症、全身エリテマトーデス

20147: 独居および昼間独居のねたきり難病患者について, 青木 敏之. 池木 英子. 小川 笑美子. 井上 マサノ. 豊島 まゆみ. 山本 みち子. 山下 敏恵. 渡辺 不二. 小路 房子. 西村 三和子. 穂迫 静子. 荒尾 篤子, 厚生省特定疾患 難病の治療・看護に関する研究班 昭和58年度研究報告, 321〜338, 1984, 多発性硬化症

20148: 訪問看護システム化の検討, 井出 愛邦, 厚生省特定疾患 難病の治療・看護に関する研究班 昭和58年度研究報告, 329〜338, 1984, 難病全般

20149: 入・退院をくりかえす症例と実態調査による在宅看護を考える, 岩下 宏. 林田 ヨシミ. 森崎 和子. 成富 廣子. 塩見 静江, 厚生省特定疾患 難病の治療・看護に関する研究班 昭和58年度研究報告, 355〜360, 1984, 脊髄小脳変性症、パーキンソン病、スモン

20150: 在宅患者看護のためパーキンソン病セミナーを試みて, 岩下 宏. 塩見 静江, 厚生省特定疾患 難病の治療・看護に関する研究班 昭和58年度研究報告, 361〜364, 1984, パーキンソン病

20151: 看護のシステム化を目指して, 高橋 連, 厚生省特定疾患 難病の治療・看護に関する研究班 昭和58年度研究報告, 365〜367, 1984, 脊髄小脳変性症、パーキンソン病、後縦靱帯骨化症、スモン

20152: 在宅療養中の筋萎縮性側索硬化症の患者の訪問を試みて, 小川 ちづ子. 平瀬 薫. 川井 充. 小川 香代子. 細谷 佳子. 田中 汎子. 中村 和江. 石井 初代. 渡辺 くに子. 土屋 君子. 松岡 和子, 厚生省特定疾患 難病の治療・看護に関する研究班 昭和58年度研究報告, 368〜375, 1984, 筋萎縮性側索硬化症

20153: パーキンソン病在宅患者のケアについて —医療機関との連携—, 石塚 キミ. 伊東 寿子. 猪俣 由美子. 長尾 真理, 厚生省特定疾患 難病の治療・看護に関する研究班 昭和58年度研究報告, 381〜383, 1984, パーキンソン病

20154: 落合地区における難病患者の現状と保健所保健婦の援助について —援助システムの確立をめざして—, 井出 そと江. 奥野 節子. 香西 朝子, 厚生省特定疾患 難病の治療・看護に関する研究班 昭和58年度研究報告, 387〜407, 1984, 難病全般、多発性筋炎

20155: 神経難病における訪問看護の実践 訪問頻度について, 川村 佐和子, 厚生省特定疾患 難病の治

20156: 東村山保健所管内の難病地域ケア, 滝島　玲子, 厚生省特定疾患　難病の治療・看護に関する研究班　昭和５８年度研究報告, 431～437, 1984, 筋萎縮性側索硬化症、肝臓病

20157: 神経難病の排泄障害に対する介護技術の開発研究, 宮崎　一興. 石堂　哲郎. 鶴田　正敏. 寺田　きよ子, 厚生省特定疾患　難病の治療・看護に関する研究班　昭和５８年度研究報告, 438～441, 1984, 神経難病全般

20158: 在宅看護の充実に向って　－看護サマリーの活用－, 浪川　昭子. 山蔭　文子, 厚生省特定疾患　難病の治療・看護に関する研究班　昭和５８年度研究報告, 442～444, 1984, 脳血管疾患等

20159: 強直性筋ジストロフィー患者の訪問看護の試み, 小早川　孝子, 厚生省特定疾患　難病の治療・看護に関する研究班　昭和５８年度研究報告, 445～450, 1984, 進行性筋ジストロフィー

20160: 神経筋難病患者の継続看護　－家庭訪問を試みて　第２報－, 水口　一徳. 芝辻　幸代. 競　貴子. 佐田　利美子. 荻原　貞子. 本多　由美子. 木村　夏子, 厚生省特定疾患　難病の治療・看護に関する研究班　昭和５８年度研究報告, 451～460, 1984, 筋萎縮性側索硬化症

20161: 国立名古屋病院における継続看護の現状と問題点　－システム化に向けて－, 宝珠山　ウメ. 浅野　妙子. 粢　房子. 油谷　恵美子. 浜田　好美. 沢田　充世. 星山　明代. 松尾　ふみ. 椋橋　良子. 樋口　久江. 池野　佐登子, 厚生省特定疾患　難病の治療・看護に関する研究班　昭和５８年度研究報告, 461～507, 1984, 筋萎縮性側索硬化症、脊髄小脳変性症、パーキンソン病、脊髄性進行性筋萎縮症

20162: 難病患者・家族の生活実態について, 細川　計明. 桃井　満寿子. 中川　てる子. 古塩　幸子. 平塚　洋子. 井手窪　芳子. 金辻　治美. 前田　和子. 山崎　操, 厚生省特定疾患　難病の治療・看護に関する研究班　昭和５８年度研究報告, 508～540, 1984, 筋萎縮性側索硬化症、脊髄小脳変性症、パーキンソン病、多発性硬化症、重症筋無力症、悪性関節リウマチ、進行性筋萎縮症

20163: 難病の在宅患者訪問のシステム化をめざして, 古和　トシエ. 下川　幹子. 岡田　幸子. 日高　するみ. 平川　民子. 谷口　玲子. 倉上　敦子, 厚生省特定疾患　難病の治療・看護に関する研究班　昭和５８年度研究報告, 541～546, 1984, パーキンソン病、スモン他

20164: 難病患者の継続看護　－保健所との連携を通して－, 松尾　宗祐. 渕　正子. 石坂　洋子. 山下　百合子, 厚生省特定疾患　難病の治療・看護に関する研究班　昭和５８年度研究報告, 547～551, 1984, 筋萎縮性側索硬化症、重症筋無力症

20165: 入退院をくり返した筋萎縮性側索硬化症患者の訪問指導の検討, 乗松　克政. 末広　純子. 稲元　昭子. 森永　美知子. 川口　貴美子. 野口　修子. 大園　シゲ子. 佐野　雄二. 是枝　美江子, 厚生省特定疾患　難病の治療・看護に関する研究班　昭和５８年度研究報告, 552～557, 1984, 筋萎縮性側索硬化症

20166: 東京都渋谷区医師会難病相談室の役割, 村瀬　敏郎. 川上　忠志, 厚生省特定疾患　難病の治療・看護に関する研究班　昭和５９年度研究報告, 17～21, 1985, 筋萎縮性側索硬化症、パーキンソン病

20167: 東京都各地区神経難病検診の現状と課題　－検診側の現状と課題－, 村瀬　敏郎. 阪上　裕子, 厚生省特定疾患　難病の治療・看護に関する研究班　昭和５９年度研究報告, 22～37, 1985, 神経難病全般

20168: 静岡市における神経難病の医療環境について, 宇尾野　公義. 栢沼　勝彦. 土屋　一郎. 松本　アヤ子. 柴田　千津子. 高橋　とみえ. 坂井　礼子. 向笠　英子. 芹田　里美. 三瓶　千里. 駒井　弘子. 坂入　ひろみ. 柄沢　清恵. 森　克子. 村上　さよ子. 飯田　則子. 小長井　さつき. 山本　八重子

梅木　艶子．加藤　敬子，厚生省特定疾患　難病の治療・看護に関する研究班　昭和５９年度研究報告，38～40，1985，神経難病全般

20169：外来におけるパーキンソン病患者の病態と生活実態に関する調査研究，厚生省特定疾患　難病の治療・看護に関する研究班　昭和５９年度研究報告，41～53，1985，パーキンソン病

20170：パーキンソン病入院診療一年の経過報告，厚生省特定疾患　難病の治療・看護に関する研究班　昭和５９年度研究報告，54～55，1985，パーキンソン病

20171：在宅難病患者の訪問看護について，横田　曄．篠崎　有三．加藤　貞治．安藤　登志子，厚生省特定疾患　難病の治療・看護に関する研究班　昭和５９年度研究報告，56～63，1985，その他

20172：保健婦対象の難病セミナーを実施して，森吉　猛．西谷　裕．久野　貞子．山下　初子．渡辺　和代．西坂　良重．北野　公子．石角　佐紀子．中田　千恵．杉本　清子．石橋　佳子，厚生省特定疾患　難病の治療・看護に関する研究班　昭和５９年度研究報告，64～71，1985，神経難病全般

20173：パーキンソン病患者の家族のための退院指導，森吉　猛．大久保　一枝．渡辺　和代．山下　恒子．高瀬　留美子．長田　誠子．西坂　良重．橋本　潤子．北野　公子．岩下　直美，厚生省特定疾患　難病の治療・看護に関する研究班　昭和５９年度研究報告，72～74，1985，パーキンソン病

20174：神経筋難病患者連絡票の利用について，森吉　猛．山下　発恒子．北野　公子．大久保　一枝．西坂　良重．渡辺　和代，厚生省特定疾患　難病の治療・看護に関する研究班　昭和５９年度研究報告，75～92，1985，パーキンソン病

20175：地域における援助体制の実態と今後の展望，佐藤　富子．平山　朝子．鈴木　俊子．須藤　キク．川嶋　隆子．山本　ゑみ．藤野　ヤヨイ．渡辺　信子，厚生省特定疾患　難病の治療・看護に関する研究班　昭和５９年度研究報告，93～132，1985，神経難病全般

20176：日立市における難病患者の治療・看護体制づくりの試み，大貫　稔．土屋　滋．福屋　靖子．城戸　篤子，厚生省特定疾患　難病の治療・看護に関する研究班　昭和５９年度研究報告，133～167，1985，難病全般

20177：難病患者の通院ケアーと訪問看護　－世田谷区衛生部保健課との連携－，横田　曄．篠崎　有三．守屋　貞子．田村　春枝．永沢　尚子．田村　瑞子．田中　由紀子．吉田　恵美子．板垣　あや子．加藤　貞治．安藤　登志子，厚生省特定疾患　難病の治療・看護に関する研究班　昭和５９年度研究報告，228～252，1985，パーキンソン病、難病全般

20178：在宅ケアにおける専門職の役割，西　三郎，厚生省特定疾患　難病の治療・看護に関する研究班　昭和５９年度研究報告，253～259，1985，神経難病全般

20179：在宅神経難病患者の日常生活動作の障害度　－通院パーキンソン病患者について－，向山　昌邦．伊藤　妙子．池田　幸江．垣花　和子．安藤　一也，厚生省特定疾患　難病の治療・看護に関する研究班　昭和５９年度研究報告，260～268，1985，パーキンソン病

20180：在宅療養の在り方に関する研究　－被ケア者側の評価－，広瀬　和彦．川村　佐和子．高坂　雅子，厚生省特定疾患　難病の治療・看護に関する研究班　昭和５９年度研究報告，269～286，1985，筋萎縮性側索硬化症、脊髄小脳変性症、パーキンソン病、進行性筋ジストロフィー

20181：在宅療養の在り方に関する研究　－被ケア者側の評価．とくに看護について－，川村　佐和子．高坂　雅子，厚生省特定疾患　難病の治療・看護に関する研究班　昭和５９年度研究報告，287～293，1985，筋萎縮性側索硬化症、脊髄小脳変性症、パーキンソン病

20182：保健婦との連携を通して　－パーキンソン病学習会を試みて－，村上　慶郎．林　礼子．松本　明子．白澤　道子．草皆　千恵子，厚生省特定疾患　難病の治療・看護に関する研究班　昭和５９年度研究

20183: 地域保健婦との連携を通して，村上　慶郎．白澤　道子．林　礼子，厚生省特定疾患　難病の治療・看護に関する研究班　昭和５９年度研究報告，306～308，1985，パーキンソン病

20184: 難病患者及び家族に対する保健活動のあり方，倉本　安隆．辻　美保子．大久保　恵美子．黒崎　はつゆ．西尾　須磨子．川口　篤子．寺越　佐知子．斉藤　笑子．野田　光子．石丸　敏子．最上　福美子．笠野　裕美．前田　由美子，厚生省特定疾患　難病の治療・看護に関する研究班　昭和５９年度研究報告，309～338，1985，神経難病全般

20185: 筋萎縮性側索硬化症の寝たきり患者にかかわって，青木　敏之．池木　英子．山下　敏恵．山本　みち子．古橋　相子．井上　マサノ．上畑　待枝．渡辺　不二．穂迫　静子．豊島　まゆみ，厚生省特定疾患　難病の治療・看護に関する研究班　昭和５９年度研究報告，339～355，1985，筋萎縮性側索硬化症

20186: 神経難病在宅訪問指導の問題点と今後の対策　－アンケート調査から－，岩下　宏．築瀬　美耶子．森崎　和子．成富　廣子．林田　ヨシミ．中山　シン子．福田　純子，厚生省特定疾患　難病の治療・看護に関する研究班　昭和５９年度研究報告，377～381，1985，神経難病全般

20187: 看護のシステム化を目ざして，高橋　連，厚生省特定疾患　難病の治療・看護に関する研究班　昭和５９年度研究報告，382～383，1985，

20188: 難病患者の継続看護　－外来看護の相談室施行　地域医療との関連性の検討－，楡井　敏子．菅野　あや子．木村　妙子．大泉　多津子．菅井　令子．千葉　京子．引地　邦子．昆　貢子．山内　泰子．高橋　滝子，厚生省特定疾患　難病の治療・看護に関する研究班　昭和５９年度研究報告，384～398，1985，神経難病全般

20189: 東京都各地区神経難病検診と現状と課題　受診側の実態とニーズ，山手　茂，厚生省特定疾患　難病の治療・看護に関する研究班　昭和５９年度研究報告，399～412，1985，神経難病全般

20190: 地域との連携を通しての継続看護をかえりみて，小川　ちづ子．鈴木　美子．中野　今治．川井　充．細谷　佳子．田中　汎子，厚生省特定疾患　難病の治療・看護に関する研究班　昭和５９年度研究報告，413～415，1985，筋萎縮性側索硬化症、神経難病全般

20191: 難病患者の継続看護を試みて，宇賀　絹子．後藤　陽子，厚生省特定疾患　難病の治療・看護に関する研究班　昭和５９年度研究報告，416～423，1985，筋萎縮性側索硬化症、脊髄小脳変性症、パーキンソン病、多発性硬化症

20192: 難病患者管理－システム化の必要性，西村　嘉郎，厚生省特定疾患　難病の治療・看護に関する研究班　昭和５９年度研究報告，424～428，1985，筋萎縮性側索硬化症、進行性筋ジストロフィー

20193: 東京都東村山保健所管内の難病対策事業と保健婦活動　－難病へのかかわり．その量的質的検討－，滝島　玲子，厚生省特定疾患　難病の治療・看護に関する研究班　昭和５９年度研究報告，435～452，1985，筋萎縮性側索硬化症、神経難病全般

20194: 重度障害者の訪問看護に関するニード調査と、パーキンソン病在宅者に行った訪問看護の経験報告，宮崎　一興．丸銭　千栄子，厚生省特定疾患　難病の治療・看護に関する研究班　昭和５９年度研究報告，453～467，1985，パーキンソン病

20195: 難病患者の生活レベルの諸問題　－筋萎縮性側索硬化症の事例より－，今井　茂夫．浅野　正嗣．日置　月美．近藤　修司，厚生省特定疾患　難病の治療・看護に関する研究班　昭和５９年度研究報告，479～483，1985，筋萎縮性側索硬化症

20196: 継続看護に対する施設内看護婦の役割　－地域との連携．在宅状況の評価を通して－，宝珠山　ウメ．

浅野　妙子. 粂　房子. 油谷　恵美子. 星山　明代. 澤田　充実. 松尾　ふみ. 溝江　恵美子, 厚生省特定疾患　難病の治療・看護に関する研究班　昭和５９年度研究報告, 484〜513, 1985, 神経難病全般

20197: 神経筋難病患者の継続看護　－継続看護における問題点の明確化と分析－, 水口　一徳. 本多　由美子. 競　貴子. 佐田　利美子. 芝辻　幸代. 木村　夏子, 厚生省特定疾患　難病の治療・看護に関する研究班　昭和５９年度研究報告, 514〜530, 1985, 神経難病全般

20198: 難病に対する地域活動について, 細川　計明. 桃井　満寿子. 井手窪　芳子. 福田　正恵. 金辻　治美. 中川　てる子. 前田　和子. 平塚　洋子. 山崎　操, 厚生省特定疾患　難病の治療・看護に関する研究班　昭和５９年度研究報告, 531〜559, 1985, パーキンソン病、神経難病全般

20199: 保健所との連携による在宅難病患者の継続看護システムの検討, 松尾　宗祐. 渕　正子. 大安　富貴子. 坂本　美砂緒. 金井　百合香. 石坂　洋子, 厚生省特定疾患　難病の治療・看護に関する研究班　昭和５９年度研究報告, 560〜566, 1985, パーキンソン病

20200: ＡＬＳ患者の在宅療養を支える環境要因についての検討, 乗松　克政. 稲元　昭子. 坂元　和代. 川口　貴美子. 高橋　章子. 野口　修子. 是枝　美江子. 大園　シゲ子. 福永　秀敏, 厚生省特定疾患　難病の治療・看護に関する研究班　昭和５９年度研究報告, 567〜574, 1985, 筋萎縮性側索硬化症

20201: 難病患者の在宅ケアを支えるもの, 乗松　克政. 稲本　昭子. 坂元　和代. 川口　貴美子. 高橋　章子. 野口　修子. 是枝　美江子. 大薗　シゲ子. 福永　英敏, 厚生省特定疾患　難病の治療・看護に関する研究班　昭和５９年度研究報告, 575〜582, 1985, 筋萎縮性側索硬化症

20202: 東京都各地区難病検診について　－プライマリー・ケアの視点から－, 村瀬　敏郎. 阪上　裕子. 青木　宣昭, 厚生省特定疾患　難病の治療・看護に関する研究班　昭和６０年度研究報告, 24〜30, 1986, 進行性筋ジストロフィー、神経難病全般

20203: 難病相談室の現状, 村瀬　敏郎. 川上　忠志. 中村　正一郎. 武田　和一郎. 近藤　市雄. 島　千加良, 厚生省特定疾患　難病の治療・看護に関する研究班　昭和６０年度研究報告, 31〜37, 1986, 神経難病全般

20204: 難病医療と中間施設, 村瀬　敏郎. 小松　真. 花輪　音三. 渡辺　猛. 石川　左門. 池上　洋通, 厚生省特定疾患　難病の治療・看護に関する研究班　昭和６０年度研究報告, 38〜42, 1986, 筋萎縮性側索硬化症、進行性筋ジストロフィー

20205: 難病患者・家族のつどい（グループワーク）について, 今井　茂夫. 近藤　修司. 林　月美. 浅野　正嗣. 鹿嶌　洋介, 厚生省特定疾患　難病の治療・看護に関する研究班　昭和６０年度研究報告, 58〜70, 1986, 脊髄小脳変性症、潰瘍性大腸炎、全身性エリテマトーデス、網膜色素変性症、レックリングハウゼン病

20206: 難病病棟に保健婦の実習を受け入れて, 森吉　猛. 西谷　裕. 大久保　一枝. 渡辺　和代. 橋本　潤子. 浜田　芳枝. 北野　公子. 岩下　直美. 奥川　八重. 芦本　美子, 厚生省特定疾患　難病の治療・看護に関する研究班　昭和６０年度研究報告, 71〜77, 1986, 神経難病全般

20207: 通院難病患者の動向と、在宅ケアーについての今後の対応　－地域医療機関との連携－, 横田　曄. 篠崎　有三. 佐藤　恒子. 横尾　勝子. 田村　春枝. 吉田　恵美子. 矢沢　要子. 小川　明子. 神谷　睦子. 小坂　順子. 阿部　和枝. 板垣　あや子. 田中　由紀子, 厚生省特定疾患　難病の治療・看護に関する研究班　昭和６０年度研究報告, 82〜85, 1986, 多発性硬化症

20208: 当院における長期入院症例の検討, 横田　曄. 篠崎　有三. 佐藤　恒子. 横尾　勝子. 田村　春枝. 吉田　恵美子. 矢沢　要子. 小川　明子. 神谷　睦子. 小坂　順子. 阿部　和枝. 板垣　あや子. 田

中　由紀子，厚生省特定疾患　難病の治療・看護に関する研究班　昭和６０年度研究報告，86～104，1986，難病全般

20209: 継続看護　－療養相談室の開設－，鈴木　純子．田中　倫子．鈴木　智子，厚生省特定疾患　難病の治療・看護に関する研究班　昭和６０年度研究報告，105～111，1986，神経難病全般

20210: 難病の治療・看護に関する講習会　－保健婦対象の講習会の実施－，鈴木　純子．工藤　たけ子．鈴木　俊子．川嶋　隆子．駒松　仁子．達子　房．榊　まき子，厚生省特定疾患　難病の治療・看護に関する研究班　昭和６０年度研究報告，112～116，1986，筋萎縮性側索硬化症、パーキンソン病

20211: 中間施設について　－文献学習と施設見学からの一考察－，鈴木　純子．山本　ゑみ．須藤　キク．藤野　ヤヨイ．渡辺　信子，厚生省特定疾患　難病の治療・看護に関する研究班　昭和６０年度研究報告，117～122，1986，難病全般

20212: 在宅ケアにおける行政及び専門職団体の役割についての考察，西　三郎，厚生省特定疾患　難病の治療・看護に関する研究班　昭和６０年度研究報告，141～157，1986，難病全般

20213: 在宅神経難病患者ケアの実態と問題点の分析　－リハビリテーションの立場から－，向山　昌邦．増田　国男．篠塚　直子．松本　栄子．山勝　裕久．伊藤　裕，厚生省特定疾患　難病の治療・看護に関する研究班　昭和６０年度研究報告，158～163，1986，脊髄小脳変性症、パーキンソン病、ハンチントン舞踏病、重症筋無力症

20214: 在宅ケア課題に関する研究　－多発性硬化症における診療課題を中心に－，広瀬　和彦．川村　佐和子，厚生省特定疾患　難病の治療・看護に関する研究班　昭和６０年度研究報告，164～172，1986，筋萎縮性側索硬化症、脊髄小脳変性症、パーキンソン病、多発性硬化症

20215: 神経難病患者のコミュニケーションエイド適応の為の評価法試案，村上　慶郎．長谷川　聡，厚生省特定疾患　難病の治療・看護に関する研究班　昭和６０年度研究報告，178～181，1986，筋萎縮性側索硬化症

20216: 脊髄小脳変性症患者の看護　ＰａｒｔⅡ　－患者をみる視点と反省－，村上　慶郎．桜田　フジ子．五味　美佐子．渡辺　尚美．林　礼子，厚生省特定疾患　難病の治療・看護に関する研究班　昭和６０年度研究報告，182～188，1986，脊髄小脳変性症、神経難病全般

20217: 神経難病入院患者の食事内容の検討，余村　吉一．佐藤　紀代子．栢沼　勝彦．遠藤　亨．高橋　とみゑ．渡辺　縫子．宇尾野　公義，厚生省特定疾患　難病の治療・看護に関する研究班　昭和６０年度研究報告，201～213，1986，筋萎縮性側索硬化症、脊髄小脳変性症、パーキンソン病

20218: 難病患者及び家族に対する保健活動，倉本　安隆．高村　文子．大久保　恵美子．黒崎　はつゆ．西尾　須磨子．寺越　佐知子．西村　公美子．北本　佳永子．斉藤　笑子．石丸　敏子．村本　玲子．笠野　裕美．滝田　恵子，厚生省特定疾患　難病の治療・看護に関する研究班　昭和６０年度研究報告，214～220，1986，神経難病全般

20219: パーキンソン病訪問患者の実態，青木　敏之．池木　英子．古橋　相子．山本　みち子．豊島　まゆみ．井上　マサノ．山下　敏恵．渡辺　不二．上畑　待枝，厚生省特定疾患　難病の治療・看護に関する研究班　昭和６０年度研究報告，221～234，1986，パーキンソン病

20220: 精神症状（痴呆）を伴った神経難病患者の看護，岩下　宏．中山　ヨシ子．森崎　和子．高島　紘美．林田　ヨシミ．築瀬　美耶子．福田　純子，厚生省特定疾患　難病の治療・看護に関する研究班　昭和６０年度研究報告，244～248，1986，脊髄小脳変性症

20221: 在宅ケアーシステム化を通しての考察，高橋　連，厚生省特定疾患　難病の治療・看護に関する研究班　昭和６０年度研究報告，249～250，1986，神経難病全般

20222: 難病患者の継続看護 ＜難病相談室実施による継続看護についての考察＞, 楡井 敏子. 浜田 八重子. 高橋 眩. 菅井 令子. 大泉 多津子. 昆 貢子. 引地 邦子. 小山内 泰子. 高橋 滝子. 福士 英子, 厚生省特定疾患　難病の治療・看護に関する研究班　昭和６０年度研究報告, 251～268, 1986, パーキンソン病

20223: 難病患者の療養援助についての保健婦の役割, 平山 朝子. 山岸 春江. 岡田 実. 岡田 茂子. 北山 三津子. 佐藤 貴恵子. 神谷 美江, 厚生省特定疾患　難病の治療・看護に関する研究班　昭和６０年度研究報告, 277～285, 1986, パーキンソン病、後縦靱帯骨化症、ビュルガー病、ベーチェット病

20224: 難病患者の継続看護, 佐藤 洋子. 森田 禮子. 萩谷 スミ. 谷口 治子. 望月 光江. 後藤 陽子. 西牧 登美子, 厚生省特定疾患　難病の治療・看護に関する研究班　昭和６０年度研究報告, 286～292, 1986, 神経難病全般

20225: 在宅ケア課題に関する研究　－多発性硬化症における看護・福祉課題を中心に－, 広瀬 和彦. 川村 佐和子. 水上 瑠美子. 高坂 雅子, 厚生省特定疾患　難病の治療・看護に関する研究班　昭和６０年度研究報告, 305～315, 1986, 多発性硬化症

20226: １０年間の難病地域ケアの実践　－難病対策事業の推移と保健婦活動の分析－, 関谷 行子. 梅沢 ぬゑ. 菅原 とし子. 佐野 則子. 横道 美代子. 白岩 郁子. 守田 孝恵. 平野 かよ子. 笹谷 雅子. 柳田 礼子. 松島 郁子, 厚生省特定疾患　難病の治療・看護に関する研究班　昭和６０年度研究報告, 316～326, 1986, 筋萎縮性側索硬化症、神経難病全般

20227: 難病患者の看護指導に際する人間関係の解析と．指導用カード作成による臨床的研究, 宮崎 一興. 丸銭 千栄子. 川口 敏子. 倉持 加津子. 末野 浩子. 北村 勝之, 厚生省特定疾患　難病の治療・看護に関する研究班　昭和６０年度研究報告, 327～334, 1986, パーキンソン病

20228: 神経難病患者の食事環境づくりの援助, 松本 アヤ子. 梅木 艶子. 飯田 則子. 高橋 とみゑ. 芹田 里美. 風間 恵美子. 柄澤 清恵. 三瓶 千里. 森下 悦子. 森本 さつき. 駒井 弘子. 千石 麗子. 渡辺 悦子. 坂入 ひろみ. 酒井 ゆきえ, 厚生省特定疾患　難病の治療・看護に関する研究班　昭和６０年度研究報告, 345～349, 1986, 脊髄小脳変性症、パーキンソン病、進行性筋ジストロフィー

20229: 介護者への援助技術指導方法の検討, 宝珠山 ウメ. 油谷 恵美子. 粂 房子. 星山 明代. 松尾 ふみ. 澤田 充世. 伊藤 素子. 浅野 妙子, 厚生省特定疾患　難病の治療・看護に関する研究班　昭和６０年度研究報告, 350～401, 1986, 脊髄小脳変性症

20230: 神経筋疾患患者の継続看護　－４年間をふり返って－, 水口 一徳. 神野 都志乃. 松本 清美. 佐田 利美子. 松井 貴美子. 長谷川 栄子. 木村 夏子, 厚生省特定疾患　難病の治療・看護に関する研究班　昭和６０年度研究報告, 402～405, 1986, 筋萎縮性側索硬化症、脊髄小脳変性症、パーキンソン病、ハンチントン舞踏病、重症筋無力症

20231: Shy-Drager症候群の看護上の諸問題　－血圧の日内変動について－, 加知 輝彦. 青木 裕子. 野村 正子. 宮川 初音. 山本 竜子. 井上 豊子. 山田 孝子. 祖父江 逸郎, 厚生省特定疾患　難病の治療・看護に関する研究班　昭和６０年度研究報告, 406～411, 1986, 脊髄小脳変性症

20232: 神経難病患者のエゴグラム解析, 北尾 武. 新井 裕一. 松本 清子. 藤岡 律子. 荒井 恵子. 山田 芝珠子, 厚生省特定疾患　難病の治療・看護に関する研究班　昭和６０年度研究報告, 412～424, 1986, 神経難病全般

20233: 在宅難病患者の看護に関する必要度の分析, 細川 計明. 桃井 満寿子. 福田 正恵. 中川 てる子.

広瀬　美砂. 平塚　洋子. 井手窪　芳子. 前田　和子. 山崎　操, 厚生省特定疾患　難病の治療・看護に関する研究班　昭和６０年度研究報告, 425～432, 1986, 筋萎縮性側索硬化症、脊髄小脳変性症、パーキンソン病、リウマチ、重症筋無力症、ビュルガー病

20234: ＡＬＳ在宅患者の呼吸管理について, 乗松　克政. 稲元　昭子. 高橋　章子. 神田　澄子. 瀬戸口　博子. 山下　幸子. 坂元　和代. 是枝　美江子. 福永　秀敏, 厚生省特定疾患　難病の治療・看護に関する研究班　昭和６０年度研究報告, 446～452, 1986, 筋萎縮性側索硬化症

20235: 神経難病患者におけるコミュニケーションの方法について, 湯浅　亮一, 厚生省特定疾患　難病の治療・看護に関する研究班　昭和６０年度研究報告, 464～468, 1986, 筋萎縮性側索硬化症

20236: 難病患者・家族・看護者間のコミュニケーションのためのＹ－Ｇ性格検査について, 宮崎　一興. 丸銭　千栄子. 倉持　加津子. 川口　敏子. 姉崎　法子. 末野　浩子. 寺田　きよ子. 唐沢　さゆり. 北村　勝之, 厚生省特定疾患　難病の治療・看護に関する研究班　昭和６０年度研究報告, 469～472, 1986, パーキンソン病

20237: 脊髄小脳変性症患者の看護　－リハビリチームアプローチの１事例－, 村上　慶郎. 桜田　ふじ子. 林　礼子. 渡辺　尚美. 長谷川　聡. 大松　重宏, 厚生省特定疾患　難病の治療・看護に関する研究班　昭和６０年度研究報告, 473～479, 1986, 脊髄小脳変性症

20238: 筋萎縮性側索硬化症患者に対する地域ケアーづくり, 青木　敏之. 池木　英子. 井上　マサノ. 山本　みち子. 渡辺　不二. 豊島　まゆみ. 古橋　相子. 山下　敏恵. 上畑　待枝, 厚生省特定疾患　難病の治療・看護に関する研究班　昭和６０年度研究報告, 487～492, 1986, 筋萎縮性側索硬化症

20239: 愛知県における難病の医療システムについて, 今井　茂夫, 厚生省特定疾患　難病の治療・看護に関する研究班　昭和６０年度研究報告, 493～504, 1986, 神経難病全般

20240: 渋谷区医師会神経難病相談室のあり方, 川上　忠志, 厚生省特定疾患　難病の治療・看護に関する研究班　昭和６０年度研究報告, 505～507, 1986, 神経難病全般

20241: 保健所の「難病相談」と地域医療システム, 西谷　裕. 森吉　猛, 厚生省特定疾患　難病の治療・看護に関する研究班　昭和６０年度研究報告, 508～515, 1986, パーキンソン病

20242: 難病医療と中間施設, 村瀬　敏郎. 小松　真. 花輪　音三. 石川　左門. 池上　洋通, 厚生省特定疾患　難病の治療・看護に関する研究班　昭和６０年度研究報告, 516～520, 1986, 筋萎縮性側索硬化症、進行性筋ジストロフィー

20243: 難病医療と中間施設, 小松　真, 厚生省特定疾患　難病の治療・看護に関する研究班　昭和６０年度研究報告, 521～526, 1986, 筋萎縮性側索硬化症、進行性筋ジストロフィー

20244: 難病の継続看護, 勝　正孝. 奥井　津二. 福井　俊夫. 山縣　元. 上野　幸子. 高崎　啓子. 神山　陽子. 曽根　せつ. 佐野　綾子. 前村　久子. 山口　厚子. 藤川　祐子. 石川　英子. 矢口　美智子. 佐藤　とし子. 長谷川　浄江. 五十嵐　恵美子. 田沼　充子. 柏　玉美, 厚生省特定疾患　難病の治療・看護に関する研究班　昭和６０年度研究報告, 527～532, 1986, 難病全般

20245: 神経筋疾患々者の継続看護　－通院患者の実態調査を通して－, 水口　一徳. 松本　清美. 佐田　利美子. 神野　都志乃. 長谷川　栄子. 木村　夏子, 厚生省特定疾患　難病の治療・看護に関する研究班　昭和６０年度研究報告, 533～537, 1986, 筋萎縮性側索硬化症、脊髄小脳変性症、パーキンソン病

20246: 通院難病患者の動向と. 在宅ケアーについての今後の対応　－地域医療機関との連携－, 横田　曄. 篠崎　有三. 守屋　貞子. 田村　春枝. 矢沢　要子. 神谷　睦子. 阿部　和枝. 田中　由紀子. 横尾　勝子. 吉田　恵美子. 小川　明子. 小坂　順子. 板垣　あや子, 厚生省特定疾患　難病の治療・看護

　　　　に関する研究班　昭和６０年度研究報告，545～ 558，1986，多発性硬化症
20247: 保健所における難病地域ケアの実践とその考察，関谷　行子，厚生省特定疾患　難病の治療・看護に関する研究班　昭和６０年度研究報告，559～ 566，1986，筋萎縮性側索硬化症、進行性筋ジストロフィー、神経難病全般
20248: 在宅診療における連携の必要性について，廣瀬　和彦．川村　佐和子，厚生省特定疾患　難病の治療・看護に関する研究班　昭和６０年度研究報告，567～ 572，1986，パーキンソン病、神経難病全般
20249: 地区医師会の難病検診の発展とガイドライン，村瀬　敏郎．青木　宣昭．福井　光寿．中村　努．阪上　裕子．島内　節．川村　佐和子．石川　左門，厚生省特定疾患　難病の治療・看護調査研究班　昭和６２年度研究報告，24～ 29，1988，難病全般
20250: パーキンソン病患者の自律神経障害　-体温調節について-，西谷　裕．山本　由嘉利．久野　貞子．高戸　サチエ．渡辺　和代．奥川　八重．芦田　美子．緒方　涼子．竹中　日登美．池田　佐也子．濱砂　順子，厚生省特定疾患　難病の治療・看護調査研究班　昭和６２年度研究報告，30～ 34，1988，パーキンソン病
20251: 筋萎縮性側索硬化症６７例の長期ケアの検討　-とくに入院と在宅の比較-，西谷　裕．人見　英子．久野　貞子．斎田　恭子．細川　計明．桃井　満寿子，厚生省特定疾患　難病の治療・看護調査研究班　昭和６２年度研究報告，35～ 39，1988，筋萎縮性側索硬化症
20252: 神経難病の作業療法の検討　第一報　-脊髄小脳変性症を中心に-，村上　慶郎．杉山　ゆみ子．古内　文夫．大木　啓子，厚生省特定疾患　難病の治療・看護調査研究班　昭和６２年度研究報告，40～ 42，1988，脊髄小脳変性症
20253: 脊髄小脳変性症患者のターミナルケアのための基礎調査（第二報），村上　慶郎．山口　宰代．若林　万里．渡辺　尚美．今井　敏恵．栗原　浩子．林　礼子．安部　悦子．桜田　ふじ子，厚生省特定疾患　難病の治療・看護調査研究班　昭和６２年度研究報告，43～ 45，1988，脊髄小脳変性症
20254: 外来における継続看護　-療養相談室の活用-，鈴木　純子．大場　和子．亀尾　慶子．工藤　慶子．高藤　範子．田中　敏江．土渕　真紀子．渡辺　雅子．衛藤　英子．山蔭　文子，厚生省特定疾患　難病の治療・看護調査研究班　昭和６２年度研究報告，56～ 57，1988，難病全般
20255: 地域保健機関側からみた神経難病患者受療の実態と専門病院の役割に関する研究，廣瀬　和彦．川村　佐和子．大里　敏雄．七里　泰．野午嶋　せい子．泉　康子．高坂　雅子，厚生省特定疾患　難病の治療・看護調査研究班　昭和６２年度研究報告，58～ 61，1988，神経難病全般
20256: 在宅ケアの活動と問題，奥井　津二．福井　俊夫．関　寛之．手嶋　操．成島　典子．藤川　祐子．曽根　せつ．福島　マスイ．佐藤　とし子，厚生省特定疾患　難病の治療・看護調査研究班　昭和６２年度研究報告，62～ 65，1988，難病全般
20257: 茨城県における難病ケアの連携体制，大貫　稔．土屋　滋．福屋　靖子．清水　利雄．黒澤　美智子，厚生省特定疾患　難病の治療・看護調査研究班　昭和６２年度研究報告，71～ 76，1988，難病全般
20258: 筋萎縮性側索硬化症における排尿障害の検討，橋爪　藤光．中野　義澄．山崎　正子．新井　公人．久保　洋子，厚生省特定疾患　難病の治療・看護調査研究班　昭和６２年度研究報告，77～ 80，1988，筋萎縮性側索硬化症
20259: 佐倉保健所における在宅ケアシステムの検討とその取り組み，橋爪　藤光．石出　ゆり子．木村　文子．松元　由紀子．日下部　茂樹，厚生省特定疾患　難病の治療・看護調査研究班　昭和６２年度研究報告，81～ 85，1988，難病全般
20260: 千葉県における難病相談事業の実績とその検討及び今後の方向，橋爪　藤光．名生　正男．鶴岡　隆．

小沢　春海. 加藤　恒生. 服部　坦, 厚生省特定疾患　難病の治療・看護調査研究班　昭和６２年度研究報告, 89～95, 1988, 難病全般

20261: 難病患者の退院の基準に関する医事法学的考察, 西　三郎. 平林　勝政. 宇都木　伸. 川村　佐和子, 厚生省特定疾患　難病の治療・看護調査研究班　昭和６２年度研究報告, 103～105, 1988, 難病全般

20262: 神経難病患者家族に対する援助, 渡邊　晴雄. 富田　崇敏. 木原　幹洋. 若林　ミエ. 佐藤　とみ子. 日暮　久美子. 三浦　律子. 富士　和代. 大塚　英子, 厚生省特定疾患　難病の治療・看護調査研究班　昭和６２年度研究報告, 106～109, 1988, 神経難病全般

20263: 脊髄小脳変性症の障害度とその進展過程　アンケート調査から, 向山　昌邦. 野手　とし子. 亀井　敦行. 春原　経彦. 増山　国男. 山勝　裕之, 厚生省特定疾患　難病の治療・看護調査研究班　昭和６２年度研究報告, 116～121, 1988, 脊髄小脳変性症

20264: 在宅ケアの技術と教育に関する研究, 川村　佐和子. 宍戸　輝男. 木下　真男. 古和　久幸. 足原　美世子. 木下　安子, 厚生省特定疾患　難病の治療・看護調査研究班　昭和６２年度研究報告, 122～124, 1988, 筋萎縮性側索硬化症

20265: 「いのちを支える人々」　「在宅ケアシステム」の視聴覚教材に関する研究　「在宅人工呼吸器装着患者に対するケアシステム」　（１６ｍｍ映画), 川村　佐和子. 木下　安子. 宍戸　輝男. 木下　真男. 古和　久幸. 足原　美也子, 厚生省特定疾患　難病の治療・看護調査研究班　昭和６２年度研究報告, 125～137, 1988, 筋萎縮性側索硬化症、先天性ミオパチー

20266: 伊豆半島における難病患者在宅治療の実態調査, 今村　幸雄. 二ノ宮　アイ子. 井上　美枝子. 瀬戸　淑子. 野口　京子. 末原　幹久. 宮原　うた子, 厚生省特定疾患　難病の治療・看護調査研究班　昭和６２年度研究報告, 142～146, 1988, 難病全般

20267: パーキンソン病患者の便秘の病態とケアに関する検討, 栢沼　勝彦. 監物　恵. 千石　麗子. 芦田　里美. 満間　いつ乃. 高橋　とみゑ. 宇尾野　公義, 厚生省特定疾患　難病の治療・看護調査研究班　昭和６２年度研究報告, 152～156, 1988, パーキンソン病

20268: 松本周辺地区の継続看護　看護職間の連携, 平澤　ひろ子. 大谷　美津子. 羽山　節子. 本田　英子. 井口　欽之丞. 渡辺　照子. 伊藤　すみゑ. 今村　政代. 中村　晶子. 豊島　春美. 北沢　文代. 丸山　ひさみ. 牛込　三和子. 大柴　弘子. 柳沢　節子. 上野　弘子. 三澤　嘉己, 厚生省特定疾患　難病の治療・看護調査研究班　昭和６２年度研究報告, 157～162, 1988, 脊髄小脳変性症、多発性硬化症

20269: 難病患者及び家族に対する保健指導　難病患者への効果的な取り組みを考える, 倉本　安隆. 西川　朱実. 水木　七美子. 向野　勝美. 笠野　裕美. 中野　信子. 宮崎　公美子. 志賀　美智子. 松島　範子. 森崎　恵子. 松本　民子. 黒崎　はつゆ. 平田　久美子, 厚生省特定疾患　難病の治療・看護調査研究班　昭和６２年度研究報告, 163～170, 1988, 難病全般

20270: 在宅神経難病患者の終末期までの療養状況　患者の死亡時の状況, 青木　敏之. 池木　英子. 古橋　相子. 井上　マサノ. 豊島　まゆみ. 山本　みちこ. 上畑　待枝. 渡辺　不二. 吉本　しげの, 厚生省特定疾患　難病の治療・看護調査研究班　昭和６２年度研究報告, 171～175, 1988, 筋萎縮性側索硬化症、脊髄小脳変性症、パーキンソン病

20271: 長期経管栄養の問題点と対策　経腸栄養剤の併用を試みて, 岩下　宏. 林田　ヨシミ. 井上　静子. 原　絹枝. 中川　好子. 田頭　美恵子. 作村　初子, 厚生省特定疾患　難病の治療・看護調査研究班　昭和６２年度研究報告, 186～189, 1988, 脊髄小脳変性症、神経難病全般

20272: 急性呼吸不全を呈した神経難病患者の看護, 岩下　宏. 成富　廣子. 高島　紘美. 満尾　恵美子. 坂口　登津子. 福田　純子, 厚生省特定疾患　難病の治療・看護調査研究班　昭和６２年度研究報告, 190～193, 1988, 筋萎縮性側索硬化症

20273: ＡＬＳ患者の看護に関する検討　看護体制の工夫から, 松本　昭久. 小山田　迪子. 増永　美奈子. 佐藤　慈子, 厚生省特定疾患　難病の治療・看護調査研究班　昭和６２年度研究報告, 197～202, 1988, 筋萎縮性側索硬化症

20274: 当院で扱った神経難病患者の実態調査, 伊藤　久雄. 加藤　宏之, 厚生省特定疾患　難病の治療・看護調査研究班　昭和６２年度研究報告, 203～206, 1988, 神経難病全般

20275: 外来における難病相談実施による継続看護　内科病棟と内科外来の連携において, 北原　扶美子. 千葉　京子. 高橋　睦. 菅井　令子. 大泉　多津子. 昆　貢子. 高橋　滝子. 福士　英子, 厚生省特定疾患　難病の治療・看護調査研究班　昭和６２年度研究報告, 207～210, 1988, パーキンソン病、肝炎

20276: 神経難病患者の研究所依存看護の試み, 佐藤　洋子. 田河内　ツル子. 矢場　和世. 谷口　治子. 野田　美保子, 厚生省特定疾患　難病の治療・看護調査研究班　昭和６２年度研究報告, 211～214, 1988, 脊髄小脳変性症

20277: 東村山保健所における"難病を知る地域の集い"７年間のあゆみ　住民参加の一つのあり方, 土井　道子. 梶山　純一. 守田　孝恵. 平野　かよ子, 厚生省特定疾患　難病の治療・看護調査研究班　昭和６２年度研究報告, 226～237, 1988, 難病全般

20278: 神奈川県の神経難病患者における長期在宅ケアへの試み　脊髄小脳変性症を巡る地域保健活動との連携上の問題点について, 宮崎　一興. 岩渕　潔. 丸銭　千恵子, 厚生省特定疾患　難病の治療・看護調査研究班　昭和６２年度研究報告, 238～240, 1988, 脊髄小脳変性症

20279: 横須賀地区における在宅ケアの介護上の諸問題, 丸山　富子. 竹山　洋子. 宮本　澄子, 厚生省特定疾患　難病の治療・看護調査研究班　昭和６２年度研究報告, 241～246, 1988, 筋萎縮性側索硬化症、脊髄小脳変性症、パーキンソン病、多発性硬化症、結節性動脈周囲炎

20280: 入退院をくり返す患者の継続看護の再検討, 宝珠山　ウメ. 浅野　妙子. 油谷　恵美子. 星山　明代. 澤田　充世. 伊藤　素子. 荒木　美和. 池山　美幸, 厚生省特定疾患　難病の治療・看護調査研究班　昭和６２年度研究報告, 262～272, 1988, 脊髄小脳変性症、パーキンソン病、ハンチントン舞踏病、重症筋無力症

20281: 地域との連携による在宅ケア　脊髄小脳変性症患者の追跡, 村上　信之. 長谷川　栄子. 成瀬　直美. 松井　貴美子. 神野　都志乃. 藤林　千恵美. 小塩　秋子, 厚生省特定疾患　難病の治療・看護調査研究班　昭和６２年度研究報告, 273～277, 1988, 脊髄小脳変性症

20282: 神経難病患者のterminal stageにおけるスピーチカニューレの応用とその効果, 村上　信之. 小塩　秋子, 厚生省特定疾患　難病の治療・看護調査研究班　昭和６２年度研究報告, 278～281, 1988, 筋萎縮性側索硬化症、脊髄小脳変性症、シャイドレーガー症候群

20283: 神経難病患者の継続看護　施設内看護婦の保健婦との連携, 加知　輝彦. 長谷部　由美子. 東篠　ひろ子. 誉田　真由美. 池田　菊子. 今井　ゆかり. 中野　朋子, 厚生省特定疾患　難病の治療・看護調査研究班　昭和６２年度研究報告, 282～285, 1988, 脊髄小脳変性症

20284: Shy-Drager症候群患者の看護上の諸問題　日常生活指導を中心に, 加知　輝彦. 村田　理恵子. 宮川　初音. 山本　竜子. 小林　美香. 末川　由美子. 川路　節子. 早坂　成子. 中村　弥生. 芥川　ノリ子. 正岡　多美江. 鈴木　きぬ子. 井上　豊子, 厚生省特定疾患　難病の治療・看護調査研究班　昭

和６２年度研究報告，286～290，1988，シャイドレーガー症候群
20285: 地域難病対策システムに関する研究（そのⅤ）　難病患者の終末期看護の検討，細川　計明．桃井　満寿子．井手窪　芳子．福田　正恵．大倉　和子．広瀬　美砂．竹原　智美．平塚　洋子．山崎　操，厚生省特定疾患　難病の治療・看護調査研究班　昭和６２年度研究報告，299～304，1988，難病全般
20286: レスピレーター装着患者（ＳＰＭＡ）で発声を得るための一工夫，上田　進彦．八木　祐吏．高石　穣．嶋田　一郎，厚生省特定疾患　難病の治療・看護調査研究班　昭和６２年度研究報告，305～307，1988，脊髄性進行性筋萎縮症
20287: 神経疾患患者の排尿障害とその援助法について，渋谷　統寿．野口　良子．廣川　ヨシエ．竹田　百合乃．鴨川　真弓．丸谷　房子．金沢　一，厚生省特定疾患　難病の治療・看護調査研究班　昭和６２年度研究報告，314～316，1988，神経難病全般、シャイドレーガー症候群、脊髄疾患
20288: ＡＬＳ在宅患者の食事管理　症例を通しての検討，乗松　克政．福元　和子．山下　幸子．神田　澄子．石塚　次子．稲元　昭子．福永　秀敏，厚生省特定疾患　難病の治療・看護調査研究班　昭和６２年度研究報告，317～324，1988，筋萎縮性側索硬化症
20289: 難病のターミナルケアにおける説明と同意の医事法学的考察，西　三郎．宇都木　伸，厚生省特定疾患　難病の治療・看護調査研究班　昭和６２年度研究報告，325～329，1988，難病全般
20290: 在宅患者のターミナルケアに関する考察，川村　佐和子．関谷　栄子．秋村　純江．廣瀬　和彦．高坂　雅子．吉岡　洋治，厚生省特定疾患　難病の治療・看護調査研究班　昭和６２年度研究報告，344～349，1988，神経難病全般
20291: 筋萎縮性側索硬化症患者　ターミナルケア，浅野　妙子．油谷　恵美子．星山　明代．沢田　充世．伊藤　素子．宝珠山　ウメ．荒木　美和．池山　美幸，厚生省特定疾患　難病の治療・看護調査研究班　昭和６２年度研究報告，350～357，1988，筋萎縮性側索硬化症
20292: 在宅「進行性筋ジストロフィー症（デュシャンヌ型）」患者の終末ケアにおける病診連携，関谷　栄子，厚生省特定疾患　難病の治療・看護調査研究班　昭和６２年度研究報告，380～383，1988，進行性筋ジストロフィー
20293: 在宅神経難病（痴呆難病）の保健婦活動から，近藤　紀子，厚生省特定疾患　難病の治療・看護調査研究班　昭和６２年度研究報告，413～417，1988，神経難病全般
20294: あるパーキンソン病患者の家庭復帰への働きかけ，久保　義信．村上　慶郎．山口　龍子．金子　美紀．保坂　スミ．遠藤　昭子，厚生省特定疾患　難病の治療・看護に関する研究班　昭和５３年度研究報告，511～513，1978，パーキンソン病

厚生省特定疾患 難病のケア・システム調査研究班研究報告

登録番号:タイトル, 著者, 出典誌, 巻(号), 掲載頁, 発行年, 主な疾患

22001: 長期入院脊髄小脳変性症疾患者の在宅療養に向けての問題点, 宇尾野 公義. 溝口 功一. 八木 純子. 篠原 悦子. 望月 久美. 海野 恭子. 渡辺 縫子, 厚生省特定疾患 難病のケア・システム調査研究班 昭和63年度研究報告, 23～28, 1989, 脊髄小脳変性症

22002: 難病在宅ケアのコーディネート機能について, 村瀬 敏郎. 福井 光寿. 青木 宣昭. 阪上 裕子. 川村 佐和子, 厚生省特定疾患 難病のケア・システム調査研究班 昭和63年度研究報告, 29～35, 1989, 筋萎縮性側索硬化症、神経難病全般

22003: 神経難病に伴う嚥下障害の食事の検討 -嚥下障害食基準作成のための基礎調査-, 村上 慶郎. 山内 嘉子. 竹村 あかね. 岡崎 隆. 林 礼子, 厚生省特定疾患 難病のケア・システム調査研究班 昭和63年度研究報告, 36～42, 1989, 筋萎縮性側索硬化症、脊髄小脳変性症

22004: 神経難病のターミナル・ケアの検討 -入院ケアの実践から-, 村上 慶郎. 工藤 澄子. 林 礼子. 松下 ヒロ子. 小林 桂子. 岡崎 隆, 厚生省特定疾患 難病のケア・システム調査研究班 昭和63年度研究報告, 43～55, 1989, 神経難病全般

22005: 地域保健機関側からみた神経難病患者受療の実態と専門病院の役割に関する研究（第2報）, 廣瀬 和彦. 川村 佐和子. 秋村 純江. 角田 和江. 平賀 興吾. 早川 和男. 井出 多延子. 下田 正枝. 北島 幸子. 高橋 辰雄, 厚生省特定疾患 難病のケア・システム調査研究班 昭和63年度研究報告, 56～62, 1989, 神経難病全般

22006: 地域ケア・システムと難病患者への対応, 奥井 津二. 吉井 昭夫. 福井 俊夫. 関 寛之. 手嶋 操. 成嶋 典子. 神山 陽子. 藤川 祐子. 佐野 綾子. 今井 陽子. 矢口 美智子. 曽根 せつ. 佐藤 とし子. 前村 久子. 長谷川 浄江. 石川 英子. 柏 玉美. 五十嵐 恵美子. 山中 明美. 勝 正孝, 厚生省特定疾患 難病のケア・システム調査研究班 昭和63年度研究報告, 63～71, 1989, 神経難病全般

22007: 神経筋疾患対策についての衛生行政試案に関する行政研究, 西 三郎. 広瀬 和彦. 久保 伴江. 堀川 楊. 水谷 智彦. 川村 佐和子, 厚生省特定疾患 難病のケア・システム調査研究班 昭和63年度研究報告, 72～84, 1989, 筋萎縮性側索硬化症

22008: 習志野保健所および千葉市保健所管内神経難病患者の療養状況, 中野 義澄. 長谷川 あけみ. 加藤 いせ子. 澤田 いつ子. 稲田 實. 斉藤 幸男. 藤崎 多美代, 厚生省特定疾患 難病のケア・システム調査研究班 昭和63年度研究報告, 85～90, 1989, 神経難病全般

22009: 神経内科病棟における入院生活の一工夫, 中野 義澄. 丸目 澄子. 久保 洋子. 菊池 恂子. 今井 義和. 福永 しん. 後迫 明, 厚生省特定疾患 難病のケア・システム調査研究班 昭和63年度研究報告, 91～96, 1989, 神経難病全般

22010: 神経難病患者の入院から在宅にむけての現状と問題点 パーキンソン病患者を通して, 中野 義澄. 阿津 公子. 中野 由紀子. 秋山 恵子. 間宮 ヤエ子. 管藤 鈴子. 高島 嘉津美. 平澤 ひろ子, 厚生省特定疾患 難病のケア・システム調査研究班 昭和63年度研究報告, 97～108, 1989, パーキンソン病

22011: 神経難病患者家族に対する援助（第二報） 介護実習入院、在宅ケアを中心に, 渡邊 晴雄. 冨田 崇敏. 塚本 忠司. 西村 芳子. 若林 ミエ. 佐藤 とみ子. 三浦 律子. 佐藤 清子. 大塚 英子.

木越　聖美, 厚生省特定疾患　難病のケア・システム調査研究班　昭和６３年度研究報告, 109～115, 1989, 神経難病全般

22012: 運動ニューロン疾患患者の長期ケアにおける問題点の検討　1) アンケート調査による検討　2) 長期経管栄養中に生じた貧血と後索変性, 水谷　智彦. 望月　葉子. 亀井　聡. 高須　俊明. 小川　敬, 厚生省特定疾患　難病のケア・システム調査研究班　昭和６３年度研究報告, 116～122, 1989, 筋萎縮性側索硬化症

22013: 通院難病患者の動向と、長期入院症例の検討 (昭和６０年度との比較), 篠崎　有三. 佐藤　恒子. 新館　知江子. 永沢　尚子. 神谷　睦子. 阿部　和枝. 田中　由紀子. 横尾　勝子. 吉田　恵美子. 小川　明子. 小坂　順子. 横田　曄, 厚生省特定疾患　難病のケア・システム調査研究班　昭和６３年度研究報告, 123～128, 1989, 神経難病全般

22014: 地域ケアシステムにおける障害者福祉センターの役割　神経難病患者の地域リハビリテーションを中心に, 向山　昌邦. 松本　栄子, 厚生省特定疾患　難病のケア・システム調査研究班　昭和６３年度研究報告, 129～133, 1989, 神経難病全般

22015: 在宅人工呼吸器患者の医療環境整備に関する研究, 川村　佐和子. 秋村　純江. 角田　和江. 木下　安子. 牛込　三和子, 厚生省特定疾患　難病のケア・システム調査研究班　昭和６３年度研究報告, 134～137, 1989, 筋萎縮性側索硬化症、進行性筋ジストロフィー

22016: 伊豆地域における難病患者在宅治療の実態調査とシステム化に関する研究　介助度の高い患者についての検討, 今村　幸雄. 安里　すずえ. 井上　美江子. 坂井　礼子. 瀬戸　淑子. 野口　京子, 厚生省特定疾患　難病のケア・システム調査研究班　昭和６３年度研究報告, 149～153, 1989, 神経難病全般

22017: 神経難病患者の受療状況と長期継続治療に関する検討　パーキンソン病患者を中心として, 栢沼　勝彦. 早川　千代. 内野　満子. 森下　悦子. 飯田　真弓. 堤　真由美. 高橋　とみゑ. 宇尾野　公義, 厚生省特定疾患　難病のケア・システム調査研究班　昭和６３年度研究報告, 161～166, 1989, 筋萎縮性側索硬化症、脊髄小脳変性症、パーキンソン病

22018: 松本周辺地区における神経難病患者の受療実態と在宅看護の課題, 牛込　三和子. 大柴　弘子. 柳沢　節子. 小宮山　宏子. 中川　陽子. 丸山　ひさみ. 小野　千恵子. 渡辺　照子. 今林　政代. 勝野　洪子. 中村　晶子. 大谷　美津子. 羽山　節子. 本田　英子. 井口　欽之丞. 豊島　春美. 南原　友枝. 伊藤　すみえ. 高田　千恵子. 百瀬　薫, 厚生省特定疾患　難病のケア・システム調査研究班　昭和６３年度研究報告, 167～172, 1989, 神経難病全般

22019: 呼吸不全を呈する神経疾患の在宅人工呼吸療法, 牛込　三和子. 近藤　清彦. 井出　由美子, 厚生省特定疾患　難病のケア・システム調査研究班　昭和６３年度研究報告, 173～179, 1989, 筋萎縮性側索硬化症

22020: 在宅難病患者及び家族に対する保健指導のシステム化について, 倉本　安隆. 中野　信子. 中井　七美子. 松岡　節子. 松島　範子. 宮崎　公美子. 松本　民子. 関口　祐子. 高田　美智子. 吉田　智子. 西川　朱実. 緑　禮子. 村井　貞子, 厚生省特定疾患　難病のケア・システム調査研究班　昭和６３年度研究報告, 180～188, 1989, 神経難病全般

22021: 重症神経難病患者の在宅療養指導とそのキーポイント, 久野　貞子. 竹中　日登美. 山田　小夜子. 池沢　順子. 山本　由嘉利. 井上　朗子. 立野　美樹. 渡辺　和代. 水田　英二, 厚生省特定疾患　難病のケア・システム調査研究班　昭和６３年度研究報告, 189～192, 1989, パーキンソン病、神経難病全般

22022： パーキンソン病の知的精神機能と作業療法, 久野　貞子. 水田　英二. 神先　美紀. 赤松　智子, 厚生省特定疾患　難病のケア・システム調査研究班　昭和６３年度研究報告, 193〜196, 1989, パーキンソン病

22023： 在宅神経難病患者の日常生活状況　短期療養患者と長期療養患者の比較, 青木　敏之. 井上　マサノ. 山本　みちこ. 渡辺　不二. 古橋　相子. 豊島　まゆみ. 上畑　待枝. 吉本　しげの, 厚生省特定疾患　難病のケア・システム調査研究班　昭和６３年度研究報告, 197〜203, 1989, 筋萎縮性側索硬化症、脊髄小脳変性症、パーキンソン病

22024： 保健婦その他医療関係者のための神経筋難病セミナー, 岩下　宏. 長柄　均. 後藤　幾生, 厚生省特定疾患　難病のケア・システム調査研究班　昭和６３年度研究報告, 209〜211, 1989, 神経難病全般

22025： 神経筋難病における経管栄養の問題と対策　食道瘻を形成した脊髄小脳変性症患者の看護, 岩下　宏. 満尾　恵美子. 高島　紘美. 坂口　登津子. 成富　廣子. 福田　純子, 厚生省特定疾患　難病のケア・システム調査研究班　昭和６３年度研究報告, 212〜216, 1989, 脊髄小脳変性症

22026： 脊髄小脳変性症患者の長期療養実態について　在宅ケアーとの関連において, 松本　昭久. 土井　静樹. 丸尾　秦則. 島　功二. 小山田　廸子. 伊藤　建雄. 田代　邦雄, 厚生省特定疾患　難病のケア・システム調査研究班　昭和６３年度研究報告, 217〜220, 1989, 脊髄小脳変性症

22027： 要介護神経難病患者のケアの実態, 伊藤　久雄. 加藤　宏之. 高橋　幸枝. 八島　秀子. 笹井　良子. 小野寺　和幸. 佐藤　千鶴子, 厚生省特定疾患　難病のケア・システム調査研究班　昭和６３年度研究報告, 221〜223, 1989, 神経難病全般

22028： 神経難病患者の継続看護　地域との学習会を通して継続看護を考える, 田河内　ツル子. 矢場　和世. 谷口　治子. 西宮　仁. 野田　美保子, 厚生省特定疾患　難病のケア・システム調査研究班　昭和６３年度研究報告, 224〜229, 1989, 脊髄小脳変性症、パーキンソン病

22029： 在宅における医療機器の使用　難病の在宅ケアにおける法的問題点, 平林　勝政. 宇都木　伸. 川村　佐和子. 西　三郎, 厚生省特定疾患　難病のケア・システム調査研究班　昭和６３年度研究報告, 235〜238, 1989, 神経難病全般

22030： 在宅診療における東村山保健所の役割り, 土井　道子. 高橋　恭子. 後藤　恭子. 栗須　慧太郎. 桜田　武男, 厚生省特定疾患　難病のケア・システム調査研究班　昭和６３年度研究報告, 239〜245, 1989, 神経難病全般

22031： 重症神経難病患者の長期在宅療養の試み　その合併症と予防・対処を巡る問題点について, 宮崎　一興. 岩淵　潔, 厚生省特定疾患　難病のケア・システム調査研究班　昭和６３年度研究報告, 246〜248, 1989, 脊髄小脳変性症

22032： 難病の慢性便秘対策として洗腸セットの開発研究, 宮崎　一興. 石堂　哲郎, 厚生省特定疾患　難病のケア・システム調査研究班　昭和６３年度研究報告, 249〜252, 1989, 脊髄小脳変性症、アテロイドージス

22033： 在宅医療における地域連絡会実施の報告, 丸山　富子. 清水　みよ子. 宮本　澄子. 竹山　洋子. 梅田　睦子, 厚生省特定疾患　難病のケア・システム調査研究班　昭和６３年度研究報告, 253〜256, 1989, 脊髄小脳変性症、パーキンソン病

22034： 長期入院患者と家族との精神的つながりを保持させる試み, 福原　信義. 常山　ゆり子. 駒沢　勇蔵. 曳田　恵子. 伊藤　勉. 米持　洋介. 馬場　広子, 厚生省特定疾患　難病のケア・システム調査研究班　昭和６３年度研究報告, 257〜262, 1989, 神経難病全般

22035: 神経難病患者の長期療養上の経済的諸問題, 堀川 楊. 榎並 和子. 青池 朋子. 佐藤 泰代. 古俣 近建, 厚生省特定疾患 難病のケア・システム調査研究班 昭和63年度研究報告, 263～269, 1989, 筋萎縮性側索硬化症

22036: 難病ソーシャルワークにおけるコーディネイト機能, 今井 茂夫. 谷口 正明. 近藤 修司. 林 月美. 天野 博之. 鈴木 克美. 鹿嶌 洋介. 牧岡 志乃. 浅野 正嗣, 厚生省特定疾患 難病のケア・システム調査研究班 昭和63年度研究報告, 270～290, 1989, 筋萎縮性側索硬化症、脊髄小脳変性症、パーキンソン病

22037: 在宅療養を廻る医療・看護の連携を見なおす, 宝珠山 ウメ. 油谷 恵美子. 星山 明代. 尾崎 充世. 荒木 美和. 池山 美幸. 近藤 裕子. 浅野 妙子, 厚生省特定疾患 難病のケア・システム調査研究班 昭和63年度研究報告, 291～297, 1989, 脊髄小脳変性症、亜急性硬化性全脳炎

22038: 脊髄小脳変性症患者の膀胱内留置カテーテル挿入の時期 ―看護面より把握した日常生活動作よりの分析―, 村上 信之. 成瀬 直美. 松山 智栄. 長谷川 栄子. 松井 貴美子. 神野 都乃. 藤林 千恵美. 小塩 秋子. 奥田 聡, 厚生省特定疾患 難病のケア・システム調査研究班 昭和63年度研究報告, 298～303, 1989, 脊髄小脳変性症

22039: 神経難病患者の在宅ケアをめざした間欠導尿の実践 簡便で機能的な病棟システムの工夫, 加知 輝彦. 上岡 美樹子. 浜島 愛子. 河合 多喜子. 杉原 盛子. 中野 朋子. 鶴田 貴志夫, 厚生省特定疾患 難病のケア・システム調査研究班 昭和63年度研究報告, 304～308, 1989, 脊髄小脳変性症、多発性硬化症

22040: 難病治療（人工呼吸器、経管栄養法など）に関する意識を探る 患者家族、医療スタッフ、医学部学生、宗教家を対象とした意識調査より, 北尾 武. 中崎 繁明. 中川 由美. 竹内 豊子. 辰己 三千代. 三ツ井 美恵子. 前田 嘉代子. 山本 美和子. 平井 美智子. 道中 光江. 髙橋 洋子, 厚生省特定疾患 難病のケア・システム調査研究班 昭和63年度研究報告, 309～318, 1989, 神経難病全般

22041: 難病在宅患者のケア・システムについて, 藤田 大祐. 木谷 輝夫. 日下 義則. 多田 敏明. 西谷 定一. 八田 一郎. 馬場 満男. 藤田 宗. 木村 俊二. 井上 了子. 北岡 綾子. 竹治 早苗. 平 富美子, 厚生省特定疾患 難病のケア・システム調査研究班 昭和63年度研究報告, 319～322, 1989, 後縦靭帯骨化症

22042: 地域難病対策システムに関する研究 （そのⅥ）システムの寝たきり老人への拡大, 細川 計明. 桃井 満寿子. 福田 正恵. 広瀬 美砂. 平塚 洋子. 桝本 妙子. 大倉 和子. 竹原 智美. 山崎 操, 厚生省特定疾患 難病のケア・システム調査研究班 昭和63年度研究報告, 323～330, 1989, 神経難病全般

22043: 運動ニューロン疾患患者が在宅療養を続けられる要因に関しての検討, 上田 進彦. 高石 穰. 嶋田 一郎. 水上 ちえみ, 厚生省特定疾患 難病のケア・システム調査研究班 昭和63年度研究報告, 331～333, 1989, 筋萎縮性側索硬化症

22044: 国療徳島病院における神経難病患者の実態と本症患者の知能障害に関する研究, 足立 克仁. 上田 由利子. 登 頴子. 渡辺 八重子. 高井 明美. 前田 幸子. 佐藤 民江. 山本 時子. 川井 尚臣, 厚生省特定疾患 難病のケア・システム調査研究班 昭和63年度研究報告, 334～340, 1989, 神経難病全般

22045: 神経難病の10年間の動向と在宅患者における問題点, 金沢 一. 吉村 万紀子. 廣川 ヨシエ. 野口 良子. 鴨川 真弓. 峰 陽子. 丸谷 房子. 渋谷 統寿, 厚生省特定疾患 難病のケア・システ

ム調査研究班　昭和６３年度研究報告，353～356，1989，神経難病全般

22046：筋萎縮性側索硬化症患者の受容過程と援助についての考察，乗松　克政．稲元　昭子．石塚　次子．末永　香代子．吉廣　まき子．福永　秀敏，厚生省特定疾患　難病のケア・システム調査研究班　昭和６３年度研究報告，357～362，1989，筋萎縮性側索硬化症

22047：Ⅰ　難病の長期療養を含めた神経筋疾患対策について　１．難病対策の基本的な問題点　長期療養を含めた対策を踏えて，中村　努，厚生省特定疾患　難病のケア・システム調査研究班　昭和６３年度研究報告，363～367，1989，筋萎縮性側索硬化症、パーキンソン病

22048：２．神経難病の管理と問題点，村上　慶郎，厚生省特定疾患　難病のケア・システム調査研究班　昭和６３年度研究報告，368～373，1989，神経難病全般

22049：３．医師＝患者関係の法的側面　難病医療を中心に，平林　勝政，厚生省特定疾患　難病のケア・システム調査研究班　昭和６３年度研究報告，374～375，1989，神経難病全般

22050：４．在宅重症神経疾患患者に対する地域医療システム　今、病院として何が出来るか，堀川　楊，厚生省特定疾患　難病のケア・システム調査研究班　昭和６３年度研究報告，376～386，1989，神経難病全般

22051：５．難病の地域ケアのネットワークづくり，武　和子，厚生省特定疾患　難病のケア・システム調査研究班　昭和６３年度研究報告，387～392，1989，神経難病全般

22052：６．難病の在宅ケアと保健婦活動　衛生行政の立場から，三井　恂子，厚生省特定疾患　難病のケア・システム調査研究班　昭和６３年度研究報告，393～400，1989，筋萎縮性側索硬化症、神経難病全般

22053：３．神経難病入院患者の呼吸管理の問題点，村上　慶郎．岡崎　隆，厚生省特定疾患　難病のケア・システム調査研究班　昭和６３年度研究報告，414～421，1989，脊髄小脳変性症、進行性筋ジストロフィー

22054：４．神経難病（特にＡＬＳ）患者の在宅呼吸管理，福永　秀敏．稲元　昭子．乗松　克政．坂下　泉，厚生省特定疾患　難病のケア・システム調査研究班　昭和６３年度研究報告，422～427，1989，筋萎縮性側索硬化症

22055：５．神経難病にみられるSleep Apnea，廣瀬　和彦．長嶋　淑子．高橋　良輔．小森　哲夫，厚生省特定疾患　難病のケア・システム調査研究班　昭和６３年度研究報告，428～439，1989，神経難病全般

22056：Ⅲ　難病患者の栄養管理　１－１）国立病院・国立療養所における難病患者のＩＶＨ及び経管栄養に関する実態調査（医師の立場から），橋爪　藤光．中野　義澄．西宮　仁，厚生省特定疾患　難病のケア・システム調査研究班　昭和６３年度研究報告，440～453，1989，神経難病全般

22057：１－２）国立病院・国立療養所における難病患者のＩＶＨ及び経管栄養に関する実態調査（栄養士の立場から），大迫　初子，厚生省特定疾患　難病のケア・システム調査研究班　昭和６３年度研究報告，454～466，1989，神経難病全般

22058：３．嚥下障害のある患者への食事摂取の工夫，宝珠山　ウメ．荒木　美和．浅野　妙子．油谷　恵美子．星山　明代．澤田　充代．池山　美幸．近藤　裕子，厚生省特定疾患　難病のケア・システム調査研究班　昭和６３年度研究報告，468～475，1989，脊髄小脳変性症、パーキンソン病

22059：脊髄小脳変性疾患の長期療養における家族の問題点（第２報），宇尾野　公義．望月　久美．海野　恭子．山下　美世子．渡辺　縫子．溝口　功一，厚生省特定疾患　難病のケア・システム調査研究班　平成元年度研究報告，23～27，1990，脊髄小脳変性症

22060: 神経難病病棟レクリェーション活動への看護のかかわり方, 村上　慶郎. 小林　桂子. 森松　貞子. 田中　雪代. 高石　寿美子. 高橋　尚子. 佐藤　明江, 厚生省特定疾患　難病のケア・システム調査研究班　平成元年度研究報告, 36～40, 1990, 神経難病全般

22061: 神経難病に伴う嚥下障害の食事の検討 (その2), 村上　慶郎. 山内　嘉子. 竹村　あかね. 岡崎　隆. 草皆　千恵子. 森松　貞子, 厚生省特定疾患　難病のケア・システム調査研究班　平成元年度研究報告, 41～46, 1990, 脊髄小脳変性症

22062: ＡＬＳ患者の長期療養施設について　－マンパワー, 久保　伴江. 安部　悦子. 渡辺　信子. 須藤　キク. 山蔭　文子. 斉藤　理恵子. 達子　房. 榊　まき子. 野宮　雅子. 衛藤　英子. 山川　はま. 井上　ふさ子. 菊池　志津子, 厚生省特定疾患　難病のケア・システム調査研究班　平成元年度研究報告, 47～52, 1990, 筋萎縮性側索硬化症

22063: 地域保健機関側からみた神経難病患者受療の実態と専門病院の役割に関する研究 (第3報), 廣瀬　和彦. 川村　佐和子. 南谷　幹夫. 赤穂　保. 中村　安秀. 滝島　玲子. 岡本　曄子. 秋村　純江. 角田　和江, 厚生省特定疾患　難病のケア・システム調査研究班　平成元年度研究報告, 53～56, 1990, 神経難病全般

22064: 保健・医療・福祉の連携による在宅ターミナルケア, 奥井　津二. 藤川　祐子. 吉松　博. 関　寛之. 麻生　ナミ恵. 井田　孝子. 神山　陽子. 石川　英子. 佐野　綾子. 今井　陽子. 矢口　美智子. 曽根　せつ. 五十嵐　恵美子. 前村　久子. 山中　明美. 佐藤　とし子. 長谷川　浄江. 柏　玉美. 勝　正孝, 厚生省特定疾患　難病のケア・システム調査研究班　平成元年度研究報告, 57～61, 1990, 神経難病全般

22065: 衛生行政における神経筋疾患対策試案とその課題, 西　三郎. 川村　佐和子. 水谷　智彦. 平林　勝政. 堀川　楊. 牛込　三和子, 厚生省特定疾患　難病のケア・システム調査研究班　平成元年度研究報告, 62～65, 1990, 筋萎縮性側索硬化症、神経難病全般

22066: 在宅神経難病患者を支えるケア・システムの検討　1) 病院－地域との連携, 中野　義澄. 今井　尚志. 松本　光江. 柳井　良子. 長谷川　あけみ. 稲田　實. 斉藤　幸男. 藤崎　多美代, 厚生省特定疾患　難病のケア・システム調査研究班　平成元年度研究報告, 71～74, 1990, 神経難病全般

22067: 在宅神経難病患者を支えるケア・システムの検討　2) 看護側からの働きかけ－多発性硬化症の1例を通して－, 中野　義澄. 久保　洋子. 田中　由美子. 伊藤　美奈子. 尾形　さおり. 白鳥　まゆみ, 厚生省特定疾患　難病のケア・システム調査研究班　平成元年度研究報告, 75～78, 1990, 多発性硬化症

22068: 神経難病患者に対する援助 (第三報) －心身医学的アプローチの試み－, 渡邉　晴雄. 冨田　崇敏. 塚本　忠司. 菊池　長徳. 若林　ミエ. 佐藤　とみ子. 三浦　律子, 厚生省特定疾患　難病のケア・システム調査研究班　平成元年度研究報告, 86～94, 1990, 神経難病全般

22069: 地域保健機関側からみた神経難病患者受療の実態と専門病院の役割に関する研究 (第4報), 川村　佐和子. 廣瀬　和彦. 萩原　康子. 秋村　純江. 角田　和江, 厚生省特定疾患　難病のケア・システム調査研究班　平成元年度研究報告, 108～110, 1990, 神経難病全般

22070: 伊豆半島地域に於ける在宅重度難病患者の実態調査－介護者に対する調査結果－, 今村　幸雄. 安里　すずゑ. 瀬戸　淑子. 田中　佳子. 早川　薫. 脇坂　美代江. 塩地　充子. 雲野　裕子. 西形　知子. 大谷　由美子. 臼井　孝子. 三井　照美, 厚生省特定疾患　難病のケア・システム調査研究班　平成元年度研究報告, 121～125, 1990, 神経難病全般

22071: 人工呼吸器装着ＡＬＳ患者のケアに関する検討－在宅療養を目指して－, 栢沼　勝彦. 満間　いつ乃.

飯田 真弓.芹田 里美.千石 麗子.内野 満子.楠原 ゆり子.高橋 とみゑ.宇尾野 公義,厚生省特定疾患 難病のケア・システム調査研究班 平成元年度研究報告, 131～136, 1990, 筋萎縮性側索硬化症

22072: 人工呼吸器装着患者の退院指導の検討, 牛込 三和子.井出 由美子.井出 光子.井出 玲子.高橋 けさ江.近藤 清彦, 厚生省特定疾患 難病のケア・システム調査研究班 平成元年度研究報告, 137～140, 1990, 神経難病全般

22073: 在宅難病患者家族の介護量調査, 牛込 三和子.大谷 美津子.羽山 節子.井口 欽之丞.勝野 洪子.細野 麗.百瀬 由美子.高田 千恵子.渡辺 照子.伊藤 すみえ.百瀬 薫.豊島 春美.丸山 ひさみ.柳沢 節子.大柴 弘子, 厚生省特定疾患 難病のケア・システム調査研究班 平成元年度研究報告, 141～146, 1990, 脊髄小脳変性症、パーキンソン病、多発性硬化症

22074: 神経難病患者の継続看護 －病棟と外来、保健所との連携について－, 向山 昌邦.中野 朋子.杉原 盛子.栗田 道子.長谷川 ツヤノ.加知 輝彦.田村 友一, 厚生省特定疾患 難病のケア・システム調査研究班 平成元年度研究報告, 147～150, 1990, 脊髄小脳変性症

22075: 在宅難病患者及び家族に対する保健指導のシステム化について（第2報）, 倉本 安隆.中井 七美子.松岡 節子.沼田 佳奈子.宮崎 公美子.松島 範子.吉田 智子.関口 祐子.長谷川 由美子.西川 朱実.中野 信子.武田 幸子.村井 貞子, 厚生省特定疾患 難病のケア・システム調査研究班 平成元年度研究報告, 151～159, 1990, 神経難病全般

22076: パーキンソン病を主とする神経難病患者の長期ケアの実態－専門病棟からの報告－, 久野 貞子.成田 朋美.清崎 純子.甘利 尚子.奥 秀美.立野 美樹.森宅 美佐.渡邊 和代.高戸 サチ枝.水田 英二.山崎 俊三.西谷 裕.森吉 猛, 厚生省特定疾患 難病のケア・システム調査研究班 平成元年度研究報告, 160～163, 1990, 筋萎縮性側索硬化症、脊髄小脳変性症、パーキンソン病

22077: パーキンソン病を主とする神経難病患者の長期ケアの実態－過疎地区における保健所からの報告－, 久野 貞子.麻角 昌子.石原 貞尚.中西 淳子.西村 美保.友近 晴美, 厚生省特定疾患 難病のケア・システム調査研究班 平成元年度研究報告, 164～166, 1990, パーキンソン病

22078: 神経難病患者のＱＯＬ対策 第1報:神経難病病棟と成人筋ジス病棟患者の比較, 岩下 宏.坂口 登津子.高島 紘美.成富 廣子.満尾 恵美子.柳原 尚子.岡野 千代美.秋山 和巳.荒木 皎子, 厚生省特定疾患 難病のケア・システム調査研究班 平成元年度研究報告, 177～183, 1990, 神経難病全般

22079: 札幌地区における神経難病患者の在宅療養実態について－在宅訪問調査より－, 松本 昭久.土井 静樹.島 功二.浅賀 忠義.小山田 迪子, 厚生省特定疾患 難病のケア・システム調査研究班 平成元年度研究報告, 184～187, 1990, 神経難病全般

22080: 神経難病患者の在宅ケアについて－在宅患者訪問を経験して－, 伊藤 久雄.八島 秀子.笹井 良子.高橋 幸枝, 厚生省特定疾患 難病のケア・システム調査研究班 平成元年度研究報告, 188～191, 1990, 神経難病全般

22081: 神経難病患者の継続看護－独居のパーキンソン病患者の在宅ケア－, 田河内 ツル子.阿津 公子.長瀬 嘉子.西宮 仁, 厚生省特定疾患 難病のケア・システム調査研究班 平成元年度研究報告, 192～196, 1990, パーキンソン病

22082: 難病地域ケア・システムにおけるコーディネイト機能のあり方に関する研究－地域システムづくりとボランティア講座の試み－, 阪上 裕子.葛田 衣重.坂本 道子.川上 忠志.内田 宏.二又川

泰伸. 小泉　照子, 厚生省特定疾患　難病のケア・システム調査研究班　平成元年度研究報告, 197〜201, 1990, 神経難病全般

22083: 難病の在宅ケアと訪問看護－その法的一考察－, 平林　勝政. 西　三郎. 川村　佐和子. 宇都木　伸, 厚生省特定疾患　難病のケア・システム調査研究班　平成元年度研究報告, 202〜205, 1990, 神経難病全般

22084: 在宅神経難病患者の看護・介護力の質的ニードに関する検討, 土井　道子. 高橋　恭子. 宮本　秀美. 後藤　恭子, 厚生省特定疾患　難病のケア・システム調査研究班　平成元年度研究報告, 206〜211, 1990, 神経難病全般

22085: 神経難病の気道管理－気管切開術症例について－, 宮崎　一興. 伊藤　裕之, 厚生省特定疾患　難病のケア・システム調査研究班　平成元年度研究報告, 212〜216, 1990, 脊髄小脳変性症

22086: 退院時における看護の連携－継続看護マニュアルを通して－, 丸山　富子. 梅田　睦子. 竹山　洋子. 宮本　澄子. 清水　みよ子. 中村　洋子, 厚生省特定疾患　難病のケア・システム調査研究班　平成元年度研究報告, 217〜225, 1990, 広範脊柱管狭窄症

22087: 過疎僻地地域における在宅難病患者に対するボランティア援助の可能性についての検討, 福原　信義. 丸山　弥一. 武内　広盛, 厚生省特定疾患　難病のケア・システム調査研究班　平成元年度研究報告, 226〜230, 1990, 神経難病全般

22088: 新潟地区の神経難病対策に関する行政へのアプローチ, 堀川　楊. 榎並　和子. 湯浅　龍彦. 大西　洋司. 塩崎　是. 若林　佑子, 厚生省特定疾患　難病のケア・システム調査研究班　平成元年度研究報告, 231〜238, 1990, 筋萎縮性側索硬化症、神経難病全般

22089: 神経筋難病患者病棟における看護の変容についての実態調査, 村上　信之. 松下　直美. 松山　智栄. 神野　都志乃. 服部　千恵美. 黒田　千之, 厚生省特定疾患　難病のケア・システム調査研究班　平成元年度研究報告, 248〜253, 1990, 神経難病全般

22090: 難病ケアシステムへの宗教ボランティア導入, 北尾　武. 小澤　真二. 山本　美和子. 前田　嘉代子. 高橋　洋子, 厚生省特定疾患　難病のケア・システム調査研究班　平成元年度研究報告, 254〜256, 1990, 神経難病全般

22091: 病診連携による難病在宅者の訪問看護, 藤田　大祐. 日下　義則. 多田　敏明. 西谷　定一. 八田　一郎. 馬場　満男. 藤田　宗. 本村　俊二. 木谷　輝夫. 平　富美子. 井上　了子. 竹治　早苗. 片山　昌子. 道場　喜美子, 厚生省特定疾患　難病のケア・システム調査研究班　平成元年度研究報告, 257〜260, 1990, 神経難病全般

22092: 地域難病対策システムに関する研究（そのⅦ）　在宅ケアにおける保健婦の調整機能の検討, 水谷　昭夫. 中谷　公子. 上野　あや子. 福田　正恵. 平塚　洋子. 桝本　妙子. 大倉　和子. 竹原　智美. 山崎　操. 嶋崎　江理, 厚生省特定疾患　難病のケア・システム調査研究班　平成元年度研究報告, 261〜267, 1990, 神経難病全般

22093: 人工呼吸器装着ＳＰＭＡ患者における、簡便な発声用気流の作成, 上田　進彦. 高石　穣. 嶋田　一郎, 厚生省特定疾患　難病のケア・システム調査研究班　平成元年度研究報告, 268〜273, 1990, 脊髄性進行性筋萎縮症

22094: 神経難病患者にみられる知能障害の特徴－脳血管障害、筋ジストロフィー症との比較検討－, 足立　克仁. 上田　由利子. 渡辺　八重子. 岡田　久香. 住友　美智代. 白井　洋子. 市原　睦代. 秋山　タミ子. 登　頴子. 川井　尚臣, 厚生省特定疾患　難病のケア・システム調査研究班　平成元年度研究報告, 274〜282, 1990, 進行性筋ジストロフィー

22095: パーキンソン病患者のコミュニケーション維持への援助, 金沢 一. 峰 陽子. 田添 美代子. 御厨 育子. 吉村 万紀子. 黒木 由美. 丸谷 房子. 渋谷 統寿, 厚生省特定疾患 難病のケア・システム調査研究班 平成元年度研究報告, 301〜304, 1990, パーキンソン病

22096: 筋萎縮性側索硬化症患者の入院・在宅における介護者の問題, 乗松 克政. 稲元 昭子. 吉廣 まき子. 末永 香代子. 石塚 次子. 湊 タミ. 松本 照枝. 福永 秀敏, 厚生省特定疾患 難病のケア・システム調査研究班 平成元年度研究報告, 305〜309, 1990, 筋萎縮性側索硬化症

22097: 神経難病の長期ケアの問題点と対策－筋萎縮性側索硬化症－, 福永 秀敏. 稲元 昭子. 乗松 克政, 厚生省特定疾患 難病のケア・システム調査研究班 平成元年度研究報告, 311〜315, 1990, 筋萎縮性側索硬化症

22098: 神経難病の長期ケアの問題点と対策－パーキンソン病－, 栢沼 勝彦, 厚生省特定疾患 難病のケア・システム調査研究班 平成元年度研究報告, 316〜320, 1990, パーキンソン病

22099: 神経難病の長期ケアの問題点と対策－重症筋無力症－, 金沢 一. 高島 秀敏. 藤下 敏. 渋谷 統寿, 厚生省特定疾患 難病のケア・システム調査研究班 平成元年度研究報告, 321〜326, 1990, 重症筋無力症

22100: 神経難病の長期ケアの問題点と対策－多発性硬化症－, 久野 貞子, 厚生省特定疾患 難病のケア・システム調査研究班 平成元年度研究報告, 327〜334, 1990, 多発性硬化症

22101: 神経難病の長期ケアの問題点と対策－脊髄小脳変性症－, 松本 昭久, 厚生省特定疾患 難病のケア・システム調査研究班 平成元年度研究報告, 335〜340, 1990, 脊髄小脳変性症

22102: 神経難病の長期ケアの問題点と対策－スモン－, 岩下 宏, 厚生省特定疾患 難病のケア・システム調査研究班 平成元年度研究報告, 341〜345, 1990, スモン

22103: 難病患者の長期療養における問題点－在宅療養に対する患者および家族への意識調査－, 宝珠山 ウメ. 星山 明代. 油谷 恵美子. 尾崎 充世. 荒木 美和. 池山 美幸. 近藤 裕子. 犬飼 伊都子. 竹下 直美. 木村 美樹. 林 稚佳子, 厚生省特定疾患 難病のケア・システム調査研究班 平成元年度研究報告, 361〜369, 1990, パーキンソン病、神経難病全般

22104: 在宅ALS患者の看護ニーズ, 牛込 三和子. 川村 佐和子, 厚生省特定疾患 難病のケア・システム調査研究班 平成元年度研究報告, 370〜375, 1990, 筋萎縮性側索硬化症

22105: 新潟県のALS患者の現状と今後の必要援助量について, 堀川 楊, 厚生省特定疾患 難病のケア・システム調査研究班 平成元年度研究報告, 382〜389, 1990, 筋萎縮性側索硬化症

22106: 神経難病の排泄障害への対応, 宮崎 一興, 厚生省特定疾患 難病のケア・システム調査研究班 平成元年度研究報告, 390〜396, 1990, 脊髄小脳変性症、パーキンソン病、神経難病全般

22107: 神経難病の排泄管理, 近藤 紀子. 小原 典子. 長沢 つるよ. 廣瀬 和彦. 川村 佐和子, 厚生省特定疾患 難病のケア・システム調査研究班 平成元年度研究報告, 397〜403, 1990, 脊髄小脳変性症、パーキンソン病

22108: 神経難病の排尿障害の看護 オリーブ・橋・小脳萎縮症、パーキンソン病患者の症例をとうして, 丸山 ひさみ. 牛込 三和子. 平澤 ひろ子, 厚生省特定疾患 難病のケア・システム調査研究班 平成元年度研究報告, 404〜410, 1990, 脊髄小脳変性症、パーキンソン病

22109: 膀胱障害を持つ神経筋難病患者の在宅療養における問題点の検討, 高戸 サチエ. 山田 小夜子. 南 裕子. 井上 朗子. 渡辺 和代. 吉倉 幸枝, 厚生省特定疾患 難病のケア・システム調査研究班 平成元年度研究報告, 411〜415, 1990, 筋萎縮性側索硬化症、脊髄小脳変性症、パーキンソン病、スモン、多発性硬化症

22110: 神経難病における排泄の現状と問題点, 久保 伴江. 須藤 キク. 野宮 雅子. 斉藤 理恵子. 達子 房. 榊 まき子. 衛藤 英子. 渡辺 信子. 山川 はま. 井上 ふさ子. 菊池 志津子. 山蔭 文子. 安部 悦子, 厚生省特定疾患 難病のケア・システム調査研究班 平成元年度研究報告, 416～422, 1990, 神経難病全般

22111: 継続看護分科会報告, 衛藤 ヨシコ, 厚生省特定疾患 難病のケア・システム調査研究班 平成2年度研究報告, 10～12, 1991, 神経難病全般

22112: 地域ケア分科会報告, 川村 佐和子, 厚生省特定疾患 難病のケア・システム調査研究班 平成2年度研究報告, 16～19, 1991, 筋萎縮性側索硬化症、神経難病全般

22113: 筋萎縮性側索硬化症患者の受療経過に関する研究：その1 疾病経過と受診状況, 廣瀬 和彦. 近藤 紀子. 川村 佐和子. 大野 ゆう子, 厚生省特定疾患 難病のケア・システム調査研究班 平成2年度研究報告, 23～27, 1991, 筋萎縮性側索硬化症

22114: 在宅ケアシステムにおける在宅主治医と地区医師会の役割, 村瀬 敏郎. 中村 努. 福田 光寿. 島 千加良. 青木 宣昭. 阪上 裕子, 厚生省特定疾患 難病のケア・システム調査研究班 平成2年度研究報告, 28～30, 1991, 筋萎縮性側索硬化症、神経難病全般

22115: コミュニケーション・エイドの使用困難な患者のコミュニケーション手段の確保に関する研究, 村上 慶郎. 岡崎 隆. 久保 健彦, 厚生省特定疾患 難病のケア・システム調査研究班 平成2年度研究報告, 31～34, 1991, 脊髄小脳変性症、パーキンソン病

22116: 不眠に悩む神経難病患者に薬用入浴剤を使用した足浴の効果, 村上 慶郎. 桑野 淳子. 秋山 徳子. 佐藤 純子. 森田 芙美恵. 森松 貞子. 後藤 美枝子. 本田 圭一, 厚生省特定疾患 難病のケア・システム調査研究班 平成2年度研究報告, 35～40, 1991, 脊髄小脳変性症、パーキンソン病

22117: 難病患者の継続看護に関する問題点－転院先から再入院した事例を通して－, 衛藤 ヨシコ. 長瀬 ヨシコ. 阿津 公子. 鎌田 良子. 塩入 五十鈴. 井出 真佐子. 西宮 仁, 厚生省特定疾患 難病のケア・システム調査研究班 平成2年度研究報告, 41～48, 1991, 筋萎縮性側索硬化症、脊髄小脳変性症、パーキンソン病

22118: 筋萎縮性側索硬化症患者の受療経過に関する研究：その3 死亡例の分析, 川村 佐和子. 廣瀬 和彦. 近藤 紀子. 大野 ゆう子, 厚生省特定疾患 難病のケア・システム調査研究班 平成2年度研究報告, 64～68, 1991, 筋萎縮性側索硬化症

22119: 長期療養施設に入所を要する筋萎縮性側索硬化症患者数の推計, 西 三郎. 川村 佐和子. 水谷 智彦, 厚生省特定疾患 難病のケア・システム調査研究班 平成2年度研究報告, 69～72, 1991, 筋萎縮性側索硬化症

22120: 茨城県における難病のケア・システムの実践－とくに古河市における「福祉の森」整備計画の推進－, 大貫 稔. 土屋 滋. 加藤 克己. 江口 清. 岡村 カルロス竹男. 遠藤 美栄子, 厚生省特定疾患 難病のケア・システム調査研究班 平成2年度研究報告, 73～82, 1991, 神経難病全般

22121: 在宅神経難病患者の再入院の原因と時期－第1報－, 北 耕平. 今井 尚志. 大隅 悦子. 青墳 章代. 朝比奈 正人. 庵原 昭一, 厚生省特定疾患 難病のケア・システム調査研究班 平成2年度研究報告, 83～87, 1991, 神経難病全般

22122: 「神経難病患者の在宅療養に関する研究」－退院指導のマニュアル作成－, 北 耕平. 尾形 さおり. 久保 洋子. 田中 由美子. 山口 香織. 古川 美香. 山崎 幸子, 厚生省特定疾患 難病のケア・システム調査研究班 平成2年度研究報告, 88～91, 1991, 神経難病全般

22123: 在宅援助のあり方の追求と体制づくりに関する研究－死亡した神経難病の事例を通して－, 北 耕平.

今井　尚志．長谷川　あけみ．安藤　由記男．大森　道子．松本　光江．小路　まさ子．加藤　いせ子．中島　良子．加藤　美奈子．荒木　なおみ．渡辺　憲子，厚生省特定疾患　難病のケア・システム調査研究班　平成2年度研究報告，92〜96，1991，筋萎縮性側索硬化症、脊髄小脳変性症

22124：神経難病患者に対する援助（第四報）－最重度症例のレクリエーション・在宅ターミナルケアについて－，渡邉　晴雄．塚本　忠司．山中　崇．大江　ヤイ．佐藤　とみ子．三浦　律子．若生　美佐子．斉藤　良子．新井　久恵，厚生省特定疾患　難病のケア・システム調査研究班　平成2年度研究報告，104〜110，1991，筋萎縮性側索硬化症、脊髄小脳変性症

22125：筋萎縮性側索硬化症（ALS）患者の長期ケアにおける問題点の検討－ALS入院事例についての1日の看護時間調査－，水谷　智彦．斉藤　真理子．川村　佐和子．牛込　三和子．角田　和江．西　三郎，厚生省特定疾患　難病のケア・システム調査研究班　平成2年度研究報告，111〜115，1991，筋萎縮性側索硬化症

22126：ALS患者の長期療養施設に関する研究－建築・設備の在り方－，牧　玲子．井上　ふさ子．山川　はま．須藤　キク．山蔭　文子．斎藤　理恵子．武田　早苗．榊　まき子．野宮　雅子．只熊　千賀子．渡辺　信子．菊池　志津子．安部　悦子．筧　淳夫，厚生省特定疾患　難病のケア・システム調査研究班　平成2年度研究報告，122〜132，1991，筋萎縮性側索硬化症

22127：筋萎縮性側索硬化症患者の受療経過に関する研究：その2　外来患者の受療経過，近藤　紀子．廣瀬　和彦．川村　佐和子．大野　ゆう子，厚生省特定疾患　難病のケア・システム調査研究班　平成2年度研究報告，141〜144，1991，筋萎縮性側索硬化症

22128：南伊豆地域における難病患者のケア・システムに関する研究（第1報）－医療状況に関する調査－，栢沼　勝彦．大橋　まゆみ．荒木　寛司．余村　吉一．塩地　充子，厚生省特定疾患　難病のケア・システム調査研究班　平成2年度研究報告，171〜177，1991，神経難病全般

22129：松本市訪問看護事業における看護内容の分析－神経難病と脳血管疾患を中心に－，牛込　三和子．勝野　洪子．横山　哲子．細野　麗．仲間　京子．丸山　ひさみ．柳沢　節子．中川　陽子．井口　欽之丞．高田　千恵子．渡辺　照子，厚生省特定疾患　難病のケア・システム調査研究班　平成2年度研究報告，178〜184，1991，脊髄小脳変性症、パーキンソン病

22130：神経難病患者の呼吸管理に関する研究，向山　昌邦．小島　朋子．中野　朋子．上岡　実樹子．杉原　盛子．栗田　道子．加知　輝彦．田村　友一，厚生省特定疾患　難病のケア・システム調査研究班　平成2年度研究報告，185〜188，1991，筋萎縮性側索硬化症、脊髄小脳変性症、パーキンソン病

22131：在宅難病患者及び家族に対する保健活動－医療・福祉との連携－，倉本　安隆．西川　朱美．松岡　節子．長谷川　由美子．宮崎　公美子．高田　美智子．島浦　邦子．野原　祐子．長田　一美．谷口　理絵．竹　邦子．松村　美智代，厚生省特定疾患　難病のケア・システム調査研究班　平成2年度研究報告，189〜195，1991，脊髄小脳変性症、進行性筋ジストロフィー、多発性硬化症

22132：国療宇多野病院における神経難病の在院日数の検討，久野　貞子．西谷　裕．人見　英子，厚生省特定疾患　難病のケア・システム調査研究班　平成2年度研究報告，196〜202，1991，筋萎縮性側索硬化症、パーキンソン病、重症筋無力症

22133：在宅ALS患者の生活と療養，青木　敏之．井上　マサノ．山本　みちこ．豊島　まゆみ．吉本　しげる．大垣　知枝．上畑　待枝，厚生省特定疾患　難病のケア・システム調査研究班　平成2年度研究報告，203〜208，1991，筋萎縮性側索硬化症

22134：進行性核上性麻痺患者の看護に関する研究－看護からみた障害度分類の試み－，岩下　宏．田島　恵子．本田　麗子．井上　澄子．坂口　登津子．荒木　皎子．酒井　徹雄，厚生省特定疾患　難病のケ

ア・システム調査研究班 平成2年度研究報告, 212～217, 1991, 進行性核上性麻痺

22135: 神経難病患者のQOLに関する研究 長期入院後在宅療養へ移行した多発性硬化症患者2事例について, 岩下 宏. 岡野 千代美. 柳原 尚子. 成富 廣子. 坂口 登津子. 足達 和美. 荒木 皎子, 厚生省特定疾患 難病のケア・システム調査研究班 平成2年度研究報告, 218～221, 1991, 多発性硬化症

22136: ＡＬＳ患者の食事指導に関する研究～しおり作成の試み～, 乗松 克政. 稲元 昭子. 石塚 次子. 吉廣 まき子. 末永 香代子. 本村 喜美子. 松本 照枝. 福永 秀敏, 厚生省特定疾患 難病のケア・システム調査研究班 平成2年度研究報告, 222～226, 1991, 筋萎縮性側索硬化症

22137: 重症神経難病患者における長期入院例の療養実態とその問題点, 松本 昭久. 中根 一好. 土井 静樹. 島 功二. 国田 須津世. 脇坂 紀子, 厚生省特定疾患 難病のケア・システム調査研究班 平成2年度研究報告, 227～230, 1991, 神経難病全般

22138: 神経難病患者の在宅ケアについての一考察, 伊藤 久雄. 八島 秀子. 笹井 良子, 厚生省特定疾患 難病のケア・システム調査研究班 平成2年度研究報告, 231～238, 1991, 神経難病全般

22139: 在宅医療における病診連携－その法的問題点－, 平林 勝政. 西 三郎. 川村 佐和子. 村田 欣造. 石井 美智子, 厚生省特定疾患 難病のケア・システム調査研究班 平成2年度研究報告, 242～244, 1991, 神経難病全般

22140: 保健婦活動からみた難病患者のQOLの検討, 土井 道子. 宮本 秀実. 野田 美和子. 斉藤 俊美. 渡辺 旦. 他保健婦一同, 厚生省特定疾患 難病のケア・システム調査研究班 平成2年度研究報告, 245～250, 1991, 筋萎縮性側索硬化症、脊髄小脳変性症、パーキンソン病

22141: 神経難病の患者と家族に対する心理的援助に関する研究, 福原 信義. 後藤 清恵. 常山 百合子. 渡辺 祐子. 丸山 あけみ. 植木 富子. 馬場 広子. 新田 永俊. 石黒 英明, 厚生省特定疾患 難病のケア・システム調査研究班 平成2年度研究報告, 264～267, 1991, 筋萎縮性側索硬化症、脊髄小脳変性症、多発性硬化症

22142: 新潟市の難病患者の療養生活に関する実態調査について, 堀川 楊. 中野 俊一. 片山 修. 尾崎 陽子. 榎並 和子. 他新潟市難病対策連絡会, 厚生省特定疾患 難病のケア・システム調査研究班 平成2年度研究報告, 268～276, 1991, 神経難病全般

22143: 在宅療養にむけての退院基準の再検討, 清水 弘子. 林 稚佳子. 荒木 美和. 池山 美幸. 竹村 美恵子. 近藤 裕子. 竹下 直美. 木村 美樹. 杉浦 初美, 厚生省特定疾患 難病のケア・システム調査研究班 平成2年度研究報告, 281～288, 1991, 神経難病全般

22144: 神経難病ターミナルステージにおける経管栄養チューブ細小化の意義－瀑状胃における応用とその効果－, 村上 信之. 奥田 聡. 黒田 千之, 厚生省特定疾患 難病のケア・システム調査研究班 平成2年度研究報告, 289～294, 1991, 脊髄小脳変性症

22145: パーキンソン病患者の血圧値とその変動－24時間の血圧測定の実施－, 村上 信之. 紀藤 清代子. 松下 直美. 嶋田 要子. 野迫 美佐枝. 黒田 千之, 厚生省特定疾患 難病のケア・システム調査研究班 平成2年度研究報告, 295～300, 1991, パーキンソン病

22146: 重症神経難病患者との情動交流－俳句をとおしての交流－, 北尾 武. 小澤 眞二. 今尾 照美. 小出 悦美. 藤田 美枝子, 厚生省特定疾患 難病のケア・システム調査研究班 平成2年度研究報告, 301～304, 1991, 筋萎縮性側索硬化症、脊髄小脳変性症

22147: 開業医支援のための難病在宅患者訪問看護の問題点, 藤田 大祐. 日下 義則. 多田 敏明. 西谷 定一. 八田 一郎. 田辺 親男. 藤田 宗. 本村 俊二. 木谷 輝夫. 平 富美子. 井上 了子. 竹治

早苗.片山 昌子.道場 喜美子, 厚生省特定疾患 難病のケア・システム調査研究班 平成2年度研究報告, 305〜308, 1991, 神経難病全般

22148: 地域難病対策システムに関する研究（そのⅧ）－病院と地域との連携－, 水谷 昭夫.中谷 公子.上野 あや子.福田 正恵.平塚 洋子.山崎 操.山本 恭子.中原 江理, 厚生省特定疾患 難病のケア・システム調査研究班 平成2年度研究報告, 309〜313, 1991, 神経難病全般

22149: 各種神経疾患における知能障害の特徴, 足立 克仁.上田 由利子.木村 千代美.米田 賢治.斎藤 美穂.十枝 紀巳代.細井 恵美子.乾 俊夫.渡辺 八重子.登 頴子.川井 尚臣, 厚生省特定疾患 難病のケア・システム調査研究班 平成2年度研究報告, 320〜327, 1991, 筋萎縮性側索硬化症、脊髄小脳変性症、パーキンソン病、進行性筋ジストロフィー

22150: 2．神経難病の呼吸不全, 三輪 太郎, 厚生省特定疾患 難病のケア・システム調査研究班 平成2年度研究報告, 377〜384, 1991, 筋萎縮性側索硬化症

22151: Ⅱ 難病の長期療養からみた看護管理 1．難病の長期療養からみた看護管理－在宅ＡＬＳ患者の生活時間調査から－, 牛込 三和子, 厚生省特定疾患 難病のケア・システム調査研究班 平成2年度研究報告, 385〜390, 1991, 筋萎縮性側索硬化症

22152: 2．神経筋疾患における呼吸不全とその対策, 稲元 昭子, 厚生省特定疾患 難病のケア・システム調査研究班 平成2年度研究報告, 391〜403, 1991, 筋萎縮性側索硬化症、進行性筋ジストロフィー

22153: 3．脳外科と神経内科の混合病棟における個別性のある看護をめざして, 清水 弘子, 厚生省特定疾患 難病のケア・システム調査研究班 平成2年度研究報告, 404〜412, 1991, 神経難病全般

22154: Ⅲ 地域ケアと難病－高齢化社会をみつめて－ 1．静岡市医師会在宅ケアシステムの実績及び評価, 松浦 徳久, 厚生省特定疾患 難病のケア・システム調査研究班 平成2年度研究報告, 413〜428, 1991, 神経難病全般

22155: 2．東京都における在宅難病患者訪問診療事業, 福島 光壽, 厚生省特定疾患 難病のケア・システム調査研究班 平成2年度研究報告, 429〜433, 1991, 神経難病全般

22156: 継続看護分科会報告, 衛藤 ヨシコ, 厚生省特定疾患 難病のケア・システム調査研究班 平成3年度研究報告, 10〜12, 1992, 神経難病全般

22157: 地域ケア分科会報告, 川村 佐和子, 厚生省特定疾患 難病のケア・システム調査研究班 平成3年度研究報告, 16〜19, 1992, 神経難病全般

22158: 神経筋疾患の終末期医療－人工呼吸器による延命効果－, 廣瀬 和彦.小森 哲夫, 厚生省特定疾患 難病のケア・システム調査研究班 平成3年度研究報告, 23〜26, 1992, 筋萎縮性側索硬化症、脊髄小脳変性症、パーキンソン病、進行性筋ジストロフィー

22159: ＡＬＳ患者に対する人工呼吸器装着後の理学療法, 廣瀬 和彦.米山 和美.笠原 良雄.千葉 美恵子.岡 十代香.岡田 公男, 厚生省特定疾患 難病のケア・システム調査研究班 平成3年度研究報告, 27〜31, 1992, 筋萎縮性側索硬化症

22160: 在宅ＡＬＳ及びＰＭＤ患者に対する作業療養－コミュニケーションエイド等の利用－, 廣瀬 和彦.田中 勇次郎, 厚生省特定疾患 難病のケア・システム調査研究班 平成3年度研究報告, 32〜39, 1992, 筋萎縮性側索硬化症、進行性筋ジストロフィー

22161: 難病在宅ケアシステムにおけるコーディネート機能に関する研究－主治医の機能と医師会の役割－, 村瀬 敏郎.中村 努.福田 光壽.島 千加良.東京都16地区医師会.愛知県医師会.阪上 裕子, 厚生省特定疾患 難病のケア・システム調査研究班 平成3年度研究報告, 40〜48, 1992, 神

経難病全般

22162: 外泊困難な神経難病患者への外泊への試み，村上　慶郎．西田　智江子．田中　雪代．及川　和子．今井　敏恵．森松　貞子．木下　陸奥子．本田　圭一，厚生省特定疾患　難病のケア・システム調査研究班　平成3年度研究報告，49～50，1992，筋萎縮性側索硬化症

22163: コミュニケーション障害者に対するトーキングエイドの適応の研究－パーキンソン病、脊髄小脳変性症を中心に－，村上　慶郎．久保　健彦．大木　啓子．杉山　ゆみ子．石川　清明，厚生省特定疾患　難病のケア・システム調査研究班　平成3年度研究報告，51～52，1992，脊髄小脳変性症、パーキンソン病

22164: 重度神経難病患者のケアニーズ－入院患者への聞き取り調査より－，衛藤　ヨシコ．阿津　公子．塩入　五十鈴．長瀬　嘉子．鎌田　良子．井出　真佐子，厚生省特定疾患　難病のケア・システム調査研究班　平成3年度研究報告，53～63，1992，神経難病全般

22165: 長期療養施設に関する研究－在宅療養中断事例の分析－，川村　佐和子．廣瀬　和彦．近藤　紀子，厚生省特定疾患　難病のケア・システム調査研究班　平成3年度研究報告，83～86，1992，筋萎縮性側索硬化症

22166: 神経筋疾患患者のための長期療養施設とそのあり方，西　三郎．川村　佐和子．水谷　智彦，厚生省特定疾患　難病のケア・システム調査研究班　平成3年度研究報告，87～89，1992，神経難病全般

22167: 神経難病在宅療養者の"集い"の役割に関する研究－ケア・システム化に向けて－，北　耕平．今井　尚志．小路　まさ子．安井　成美．元良　泰子．田村　好詩恵．長谷川　あけみ．加藤　いせ子．鈴木　由紀子．中澤　祐子．渡邊　憲子，厚生省特定疾患　難病のケア・システム調査研究班　平成3年度研究報告，95～98，1992，神経難病全般

22168: 地域ケアシステム化に向けてのボランティアの育成に関する研究，北　耕平．今井　尚志．長谷川　あけみ．安井　成美．元良　泰子．田村　好詩恵．小路　まさ子．加藤　いせ子．鈴木　由紀子．中澤　祐子．渡辺　憲子，厚生省特定疾患　難病のケア・システム調査研究班　平成3年度研究報告，99～102，1992，神経難病全般

22169: 神経難病患者の短期入院の必要性の研究－最入院の原因の分析と家族の意識調査から－，北　耕平．今井　尚志．山崎　幸子．中島　ヨシ子．古川　美香．山口　香織．襲主　さおり，厚生省特定疾患　難病のケア・システム調査研究班　平成3年度研究報告，103～106，1992，神経難病全般

22170: 在宅療養期間の時期分類－長期ケアからみた検討－，北　耕平．今井　尚志．大隅　悦子．鬼島　正典．庵原　昭一．長谷川　あけみ．田村　好詩恵．石川　洋．山本　多喜子．福原　睦子，厚生省特定疾患　難病のケア・システム調査研究班　平成3年度研究報告，107～112，1992，神経難病全般

22171: 地域神経難病在宅ケアの現在における問題点－座談会「在宅ケアの充実を考える」を通して－，渡邉　晴雄．塚本　忠司．西村　芳子，厚生省特定疾患　難病のケア・システム調査研究班　平成3年度研究報告，122～126，1992，神経難病全般

22172: 筋萎縮性側索硬化症の受療経過に関する研究（その4），近藤　紀子．廣瀬　和彦．川村　佐和子．牛込　三和子．大野　ゆう子，厚生省特定疾患　難病のケア・システム調査研究班　平成3年度研究報告，147～150，1992，筋萎縮性側索硬化症

22173: 南伊豆地域における難病患者のケア・システムに関する研究（第2報）－現状と将来－，栢沼　勝彦．余村　吉一．塩地　充子．外岡　真理子，厚生省特定疾患　難病のケア・システム調査研究班　平成3年度研究報告，175～180，1992，神経難病全般

22174: 筋・神経系疾患の看護技術と教育に関する研究－ＡＬＳ患者のコミュニケーション－，牛込　三和子．

廣田　紘一．佐藤　サツ子．宍戸　輝男．時田　美穂子．秋村　純江．角田　和江，厚生省特定疾患　難病のケア・システム調査研究班　平成3年度研究報告，181～196，1992，筋萎縮性側索硬化症

22175: 在宅神経難病患者に対する間歇導尿の継続指導と問題点，向山　昌邦．内田　敦子．井上　豊子．杉原　盛子．苗代沢　文子．佐々木　千鶴子．小島　朋子．三浦　直子．田村　友一．山本　正彦．加知　輝彦．山田　孝子．安藤　一也，厚生省特定疾患　難病のケア・システム調査研究班　平成3年度研究報告，197～201，1992，脊髄小脳変性症、パーキンソン病、多発性硬化症

22176: 難病の地域ケアにおける関係機関の役割分担と連携－神経難病患者への訪問調査結果から－，倉本　安隆．大江　浩．垣内　孝子．高柳　礼子．川口　篤子．武田　幸子．竹本　玲子．竹　邦子．松村　美智代，厚生省特定疾患　難病のケア・システム調査研究班　平成3年度研究報告，202～207，1992，神経難病全般

22177: パーキンソン病患者の薬物性精神症状の看護の現状と問題点－家族、病棟看護婦への意識調査を通して－，久野　貞子．大高　加奈子．山田　小夜子．奥　秀美．甘利　尚子．川野　光代．竹内　康恵．小谷　里香．渡辺　和代．西谷　裕，厚生省特定疾患　難病のケア・システム調査研究班　平成3年度研究報告，208～215，1992，パーキンソン病

22178: 筑後地区における神経難病の入院療養と在宅療養，岩下　宏．荒木　皎子．岡野　千代美．坂口　登津子．柳原　尚子．菰田　浩．林田　ヨシミ．満尾　恵美子．足達　和美，厚生省特定疾患　難病のケア・システム調査研究班　平成3年度研究報告，233～240，1992，神経難病全般

22179: パーキンソン病患者の継続看護に関する研究－パーキンソン体操を生かして－，岩下　宏．満尾　恵美子．馬場　文子．岡野　千代美．井村　良子．坂口　登津子．柳原　尚子．足達　和美．荒木　皎子，厚生省特定疾患　難病のケア・システム調査研究班　平成3年度研究報告，241～246，1992，パーキンソン病

22180: 長期療養患者（難病）の介護状況についての考察－ALS患者のための食事のしおり配布とアンケート調査より－，福永　秀敏．稲元　昭子．本村　喜美子．末永　香代子．伊勢　恵子．松本　照枝．中間　ミチ子．川嶋　望，厚生省特定疾患　難病のケア・システム調査研究班　平成3年度研究報告，247～254，1992，筋萎縮性側索硬化症

22181: 筋萎縮性側索硬化症の看護量と問題点の検討－神経内科病棟の現状から－，島　功二．浦滝　香里．遠藤　睦子．長瀬　由里子．阿江　智恵理．古川　智子．脇坂　紀子，厚生省特定疾患　難病のケア・システム調査研究班　平成3年度研究報告，259～263，1992，筋萎縮性側索硬化症

22182: 神経難病患者の在宅医療－保健所のモデル事業に参画して－，伊藤　久雄．八島　秀子．笹井　良子，厚生省特定疾患　難病のケア・システム調査研究班　平成3年度研究報告，264～265，1992，神経難病全般

22183: 神経筋疾患の長期療養における法的諸問題，平林　勝正．西　三郎，厚生省特定疾患　難病のケア・システム調査研究班　平成3年度研究報告，272～272，1992，神経難病全般

22184: 保健婦活動からみた難病患者のQOLの検討－脊髄小脳変性症の場合－，土井　道子．野田　美和子．宮本　秀美．高倉　幸子．獅子野　琴枝．岡野　初江．高橋　恭子．他保健婦一同，厚生省特定疾患　難病のケア・システム調査研究班　平成3年度研究報告，273～280，1992，脊髄小脳変性症

22185: 気管切開術を施行した神経難病の予後－第2報－呼吸器感染症に関する視点から，宮崎　一興．埴原　秋児．保坂　紘一．伊藤　裕之，厚生省特定疾患　難病のケア・システム調査研究班　平成3年度研究報告，281～285，1992，脊髄小脳変性症、パーキンソン病

22186: 脊髄小脳変性症の臨床経過と看護に関する研究－ジョセフ病とオリーブ橋小脳萎縮症との比較を通

して, 福原　信義. 近藤　寿美子. 田中　文枝. 五十嵐　初美. 古川　友子. 渡辺　久美子. 植木　富子. 鬼山　香代子. 樋口　砂里, 厚生省特定疾患　難病のケア・システム調査研究班　平成3年度研究報告, 292～296, 1992, 脊髄小脳変性症

22187: 当院で登録した神経難病患者の長期予後－特に居住場所と医療福祉体制について－, 堀川　楊. 榎並　和子. 岩崎　恵美子. 小出　道子. 野田　恒彦, 厚生省特定疾患　難病のケア・システム調査研究班　平成3年度研究報告, 302～316, 1992, 筋萎縮性側索硬化症、脊髄小脳変性症、パーキンソン病、多発性硬化症

22188: パーキンソン患者の在宅療養に向けて退院指導基準を作成・実施して, 清水　弘子. 木村　美樹. 近藤　裕子. 竹村　美恵. 杉浦　初美. 鈴木　咲子. 林　稚佳子, 厚生省特定疾患　難病のケア・システム調査研究班　平成3年度研究報告, 323～333, 1992, パーキンソン病

22189: 在宅ケアを支えるための体制つくり－当院における具体的実践例－, 村上　信之. 黒田　千之, 厚生省特定疾患　難病のケア・システム調査研究班　平成3年度研究報告, 334～338, 1992, 神経難病全般

22190: 神経難病患者のＱＯＬ評価表の作成, 村上　信之. 水谷　圭美. 紀藤　清代子. 嶋田　要子. 野迫　美佐枝. 黒田　千之, 厚生省特定疾患　難病のケア・システム調査研究班　平成3年度研究報告, 339～345, 1992, 神経難病全般

22191: 神経難病患者の長時間ビデオ観察－患者は一日をどう過ごすか－, 北尾　武. 伊藤　高明, 厚生省特定疾患　難病のケア・システム調査研究班　平成3年度研究報告, 346～349, 1992, 筋萎縮性側索硬化症、脊髄小脳変性症、パーキンソン病

22192: パーキンソン病患者に対する遊びを取り入れた集団作業療法－抑うつ状態の改善－, 北尾　武. 中崎　繁明, 厚生省特定疾患　難病のケア・システム調査研究班　平成3年度研究報告, 350～354, 1992, パーキンソン病

22193: 在宅難病患者に対する訪問看護と病診連携, 遠藤　治郎. 日下　義則. 多田　敏明. 西谷　定一. 八田　一郎. 藤田　宗. 藤田　大祐. 藤田　政良. 本村　俊二. 井上　了子. 浦上　やゑの. 片山　昌子. 竹治　早苗. 平　富美子. 道場　喜美子, 厚生省特定疾患　難病のケア・システム調査研究班　平成3年度研究報告, 355～359, 1992, 神経難病全般

22194: 地域難病対策システムに関する研究（そのⅨ）～受療状況からみた在宅医療体制の一考察～, 水谷　昭夫. 中谷　公子. 福田　正恵. 平塚　洋子. 竹原　智美. 山崎　操. 小倉　佳子. 山本　恭子. 牛田　和美, 厚生省特定疾患　難病のケア・システム調査研究班　平成3年度研究報告, 360～366, 1992, 神経難病全般

22195: 改良文字盤の使用による、意志伝達の簡便化, 上田　進彦. 嶋田　一郎. 松尾　克平. 武田　きょう子, 厚生省特定疾患　難病のケア・システム調査研究班　平成3年度研究報告, 367～369, 1992, 筋萎縮性側索硬化症

22196: 在宅神経難病患者へのアプローチ, 金沢　一. 黒木　由美. 田添　美代子. 原　泰廣. 増田　孝子. 金谷　律子. 鈴田　敏子. 渋谷　統寿, 厚生省特定疾患　難病のケア・システム調査研究班　平成3年度研究報告, 406～410, 1992, 脊髄小脳変性症、パーキンソン病、多発性硬化症

22197: 難病の地域ケア・システムの類型に関する研究, 川村　佐和子, 厚生省特定疾患　難病のケア・システム調査研究班　平成3年度研究報告, 411～412, 1992, 神経難病全般

22198: Ⅰ　難病患者の長期療養　1．長期療養に伴う看護の現状と問題, 黒田　千之, 厚生省特定疾患　難病のケア・システム調査研究班　平成3年度研究報告, 413～420, 1992, 神経難病全般

22199: 2．神経難病患者のケアの現状－在宅が困難な事情・患者背景調査より－, 坂口　登津子, 厚生省特定疾患　難病のケア・システム調査研究班　平成3年度研究報告, 421～431, 1992, 神経難病全般

22200: 3．神経難病患者の長期療養施設の役割－NNCU (Neurological Nursing Care Unit) の提唱－, 今井　尚志, 厚生省特定疾患　難病のケア・システム調査研究班　平成3年度研究報告, 432～436, 1992, 神経難病全般

22201: 4．難病患者の看護の展望－長期療養施設の看護の役割を考える－, 鎌田　ケイ子, 厚生省特定疾患　難病のケア・システム調査研究班　平成3年度研究報告, 437～439, 1992, 神経難病全般

22202: 2．富山県における難病患者への支援－これまでの取り組みを通して－, 武田　幸子, 厚生省特定疾患　難病のケア・システム調査研究班　平成3年度研究報告, 457～464, 1992, 神経難病全般

22203: 3．在宅難病患者に対する訪問看護と病診連携, 遠藤　治郎, 厚生省特定疾患　難病のケア・システム調査研究班　平成3年度研究報告, 465～471, 1992, 神経難病全般

22204: 4．職種間の機能分担と機能連携について, 中村　努, 厚生省特定疾患　難病のケア・システム調査研究班　平成3年度研究報告, 472～475, 1992, 神経難病全般

22205: 2．難病患者のQOL　ALS以外の神経難病について, 堀川　楊, 厚生省特定疾患　難病のケア・システム調査研究班　平成3年度研究報告, 483～489, 1992, 脊髄小脳変性症、パーキンソン病、多発性硬化症

22206: 筋萎縮性側索硬化症のクォリティー・オブ・ライフ（QOL）－「生活の質」と「生命の質」－, 北　耕平．今井　尚志．庵原　昭一, 厚生省特定疾患　難病のケア・システム調査研究班　平成3年度研究報告, 490～494, 1992, 筋萎縮性側索硬化症

22207: 4．看護からみた難病患者のQOL, 牛込　三和子．川村　佐和子, 厚生省特定疾患　難病のケア・システム調査研究班　平成3年度研究報告, 495～500, 1992, 筋萎縮性側索硬化症

22208: 難病のケア・システム調査研究班　総括研究報告, 廣瀬　和彦, 厚生省特定疾患　難病のケア・システム調査研究班　平成4年度研究報告, 1～6, 1993, 神経難病全般

22209: 在宅脊髄小脳変性症患者の転倒事故に関する研究, 廣瀬　和彦．増本　正太郎．小町　利治．小野　とも子．千葉　美恵子．岡　十代香．肥田　邦江．真壁　寿．金指　美和．道山　典功, 厚生省特定疾患　難病のケア・システム調査研究班　平成4年度研究報告, 25～30, 1993, 脊髄小脳変性症

22210: 脊髄小脳変性症患者のADL実態と上肢機能との関連, 廣瀬　和彦．松田　茂雄．島村　治伊．林　光子．杉浦　初栄．大平　澄江, 厚生省特定疾患　難病のケア・システム調査研究班　平成4年度研究報告, 31～34, 1993, 脊髄小脳変性症

22211: 脊髄小脳変性症の発声からみた呼吸に関する研究, 廣瀬　和彦．三島　佳奈子, 厚生省特定疾患　難病のケア・システム調査研究班　平成4年度研究報告, 35～43, 1993, 脊髄小脳変性症

22212: 難病の地域ケアシステムの類型化に関する研究（第2報）, 川村　佐和子．廣瀬　和彦．近藤　紀子．牛込　三和子, 厚生省特定疾患　難病のケア・システム調査研究班　平成4年度研究報告, 44～47, 1993, 神経難病全般

22213: 難病地域医療の普及, 中村　努．福井　光壽．青木　宣昭．島　千加良, 厚生省特定疾患　難病のケア・システム調査研究班　平成4年度研究報告, 48～53, 1993, 神経難病全般

22214: 神経難病患者のCommunication Aidの改良, 村上　慶郎．久保　健彦, 厚生省特定疾患　難病のケア・システム調査研究班　平成4年度研究報告, 54～57, 1993, 脊髄小脳変性症

22215: 在宅療養を長期にするには　－神経難病患者の訪問看護を通して－, 村上　慶郎．渡辺　一子．高橋　ひとみ．竹内　典子．新井　八千代．草皆　千恵子, 厚生省特定疾患　難病のケア・システム調査研

究班　平成4年度研究報告, 58〜61, 1993, 脊髄小脳変性症、パーキンソン病

22216: 重度神経難病患者のケアを行う看護婦の意識, 衛藤　ヨシコ. 鎌田　良子. 濱　明子. 奈良　洋子. 井出　真佐子. 馬場　泰子. 塩入　五十鈴, 厚生省特定疾患　難病のケア・システム調査研究班　平成4年度研究報告, 62〜69, 1993, 神経難病全般

22217: 長期療養施設における看護機能に関する研究, 川村　佐和子, 厚生省特定疾患　難病のケア・システム調査研究班　平成4年度研究報告, 76〜78, 1993, 筋萎縮性側索硬化症

22218: 神経筋疾患を対象とした長期療養施設・機能とそのあり方と施設・機能の総括に関する研究, 西　三郎. 川村　佐和子. 牛込　三和子. 水谷　智彦, 厚生省特定疾患　難病のケア・システム調査研究班　平成4年度研究報告, 79〜81, 1993, 神経難病全般

22219: Shy-Drager症候群に見られる入浴後低血圧　−病態の検討とケアにおける問題点−, 北　耕平. 今井　尚志. 大隅　悦子, 厚生省特定疾患　難病のケア・システム調査研究班　平成4年度研究報告, 89〜92, 1993, 脊髄小脳変性症

22220: 神経難病患者・家族の自立度の評価に関する研究　−精神的・社会的評価−, 北　耕平. 今井　尚志. 小路　まさ子. 安井　成美. 元良　泰子. 結城　智恵子. 田中　あや子. 加藤　いせ子. 松井　通子. 伊藤　典子. 鈴木　由紀子. 福田　浩子, 厚生省特定疾患　難病のケア・システム調査研究班　平成4年度研究報告, 93〜98, 1993, パーキンソン病

22221: 人工呼吸器療養中の在宅ALS患者の介護　−1日の家族介護量の分析−, 北　耕平. 今井　尚志. 渡辺　みゆき. 山岸　春江, 厚生省特定疾患　難病のケア・システム調査研究班　平成4年度研究報告, 99〜102, 1993, 筋萎縮性側索硬化症

22222: 当院における地域在宅医療へのとりくみ, 渡邉　晴雄. 塚本　忠司. 西村　芳子. 相羽　満佐江. 中島　由美子. 大沢　美津子. 大江　ヤイ. 日暮　久美子. 山崎　八重子. 岡田　尚子, 厚生省特定疾患　難病のケア・システム調査研究班　平成4年度研究報告, 109〜113, 1993, 筋萎縮性側索硬化症、脊髄小脳変性症

22223: 筋萎縮性側索硬化症（ALS）患者の在宅療養に関する実態調査, 牧　玲子. 花幡　正子. 鈴木　多美子. 武田　早苗. 只熊　千賀子. 伊藤　久子. 見儀　清美. 斎藤　京子. 松下　ヒロ子, 厚生省特定疾患　難病のケア・システム調査研究班　平成4年度研究報告, 118〜121, 1993, 筋萎縮性側索硬化症

22224: 在宅看護技術の開発に関する研究（1）　−経管栄養法実施者の在宅看護管理−, 近藤　紀子. 牛込　三和子. 川村　佐和子. 奥山　典子. 長沢　つるよ, 厚生省特定疾患　難病のケア・システム調査研究班　平成4年度研究報告, 129〜134, 1993, 筋萎縮性側索硬化症、脊髄小脳変性症、パーキンソン病

22225: 松本市周辺地域における神経難病患者の継続看護, 栢沼　勝彦. 柳沢　節子. 百瀬　由美子. 丸山　ひさみ. 中村　晶子. 横山　哲子. 細野　麗. 豊島　春美. 上条　育代. 伊藤　すみゑ, 厚生省特定疾患　難病のケア・システム調査研究班　平成4年度研究報告, 167〜170, 1993, 筋萎縮性側索硬化症、脊髄小脳変性症

22226: 在宅看護技術の開発に関する研究（2）　−気管カニューレ装着者の在宅看護管理−, 牛込　三和子. 川村　佐和子. 近藤　紀子. 江澤　和江. 秋村　純江. 大野　ゆう子. 長沢　つるよ. 奥山　典子, 厚生省特定疾患　難病のケア・システム調査研究班　平成4年度研究報告, 171〜176, 1993, 筋萎縮性側索硬化症、脊髄小脳変性症、パーキンソン病、進行性筋ジストロフィー

22227: 在宅看護における携帯用パルスオキシメーター導入に関する研究, 牛込　三和子. 川村　佐和子. 近

藤　紀子. 江澤　和江. 秋村　純江. 大野　ゆう子. 長沢　つるよ. 奥山　典子. 長谷川　美津子. 平田　宏子. 輪湖　史, 厚生省特定疾患　難病のケア・システム調査研究班　平成4年度研究報告, 177～182, 1993, 筋萎縮性側索硬化症、脊髄小脳変性症、進行性筋ジストロフィー、神経ベーチェット病

22228: 神経難病患者に対する在宅での間歇導尿の指導, 向山　昌邦. 佐々木　千鶴子. 井上　豊子. 内田　敦子. 小島　朋子. 片野　雅恵. 笹野　由枝. 田村　友一. 山本　正彦. 加知　輝彦. 山田　孝子. 安藤　一也, 厚生省特定疾患　難病のケア・システム調査研究班　平成4年度研究報告, 183～186, 1993, 脊髄小脳変性症、神経ベーチェット病

22229: 難病の地域ケアにおける各関係機関の役割分担と連携　－開業医師へのアンケート調査から－, 中川　禎二. 大江　浩. 垣内　孝子. 高柳　礼子. 村本　玲子. 川口　篤子. 松村　美智代. 太田　明美. 中居　詔子. 延谷　信子, 厚生省特定疾患　難病のケア・システム調査研究班　平成4年度研究報告, 187～194, 1993, 神経難病全般

22230: 包括医療としての神経難病在宅支援システムの現況と問題点　－看護婦の立場から－, 久野　貞子. 川野　光代. 大同　利佳. 谷口　淳子. 藤原　尚子. 高島　郁子. 池澤　順子. 渡邊　和代. 中村　美重子. 西谷　裕, 厚生省特定疾患　難病のケア・システム調査研究班　平成4年度研究報告, 195～198, 1993, 脊髄小脳変性症、パーキンソン病

22231: 包括医療としての神経難病在宅支援システムの現状と問題点, 久野　貞子. 山田　広和. 水田　英二. 山崎　俊三. 西谷　裕, 厚生省特定疾患　難病のケア・システム調査研究班　平成4年度研究報告, 199～202, 1993, 神経難病全般

22232: 大阪難病相談室の歩み, 青木　敏之. 井上　マサノ. 山本　みちこ. 豊島　まゆみ. 吉本　シゲノ. 渡辺　不二. 畑　節子, 厚生省特定疾患　難病のケア・システム調査研究班　平成4年度研究報告, 203～208, 1993, 神経難病全般

22233: 筑後地区における神経難病のケアシステムに関する研究　－保健婦研修を実施して－, 岩下　宏. 満尾　恵美子. 柳原　尚子. 前田　美智子. 荒川　光子. 岡野　千代美. 足立　和美. 真野　東和子, 厚生省特定疾患　難病のケア・システム調査研究班　平成4年度研究報告, 218～224, 1993, 神経難病全般

22234: 国立療養所札幌南病院における在宅ケアシステム化の実践報告, 島　功二. 中田　正司. 中津川　直美. 坂上　尚穂. 石塚　登美子. 佐藤　裕子. 佐藤　妙子, 厚生省特定疾患　難病のケア・システム調査研究班　平成4年度研究報告, 230～234, 1993, 神経難病全般

22235: 神経難病患者の在宅医療への試み, 伊藤　久雄. 八島　秀子. 笹井　良子. 遠藤　礼子, 厚生省特定疾患　難病のケア・システム調査研究班　平成4年度研究報告, 235～236, 1993, 神経難病全般

22236: 医療機関からの医療機器の貸出に関する法律の問題, 宇都木　伸. 平林　勝政, 厚生省特定疾患　難病のケア・システム調査研究班　平成4年度研究報告, 242～246, 1993, 神経難病全般

22237: 進行性神経疾患の気道管理の検討　－特に細菌学見地より－, 宮崎　一興. 伊藤　裕之. 埴原　秋児. 天野　直二. 保坂　紘一, 厚生省特定疾患　難病のケア・システム調査研究班　平成4年度研究報告, 247～250, 1993, 脊髄小脳変性症

22238: 地域でのＡＬＳ診療に於ける経済的諸問題, 堀川　楊. 榎並　和子. 熊谷　民人. 池田　俊明. 大西　洋司. 原　宏道. 若林　祐子, 厚生省特定疾患　難病のケア・システム調査研究班　平成4年度研究報告, 275～279, 1993, 筋萎縮性側索硬化症

22239: 名古屋市在宅療養支援事業における難病在宅ケアシステムの検討, 大輪　次郎. 高澤　嘉人. 棚橋　博

厚.池田　信彦.浅井　久雄.曽我　恒夫.青木　紀生.谷口　正明,厚生省特定疾患　難病のケア・システム調査研究班　平成4年度研究報告,280〜288,1993,神経難病全般

22240: パーキンソン病患者の在宅療養につながる看護基準を作成して,清水　弘子.大山　宜子.玉村　好美.井上　由子.鈴木　咲子.山田　幸子.長縄　浩美.杉浦　初美,厚生省特定疾患　難病のケア・システム調査研究班　平成4年度研究報告,289〜297,1993,パーキンソン病

22241: 神経難病患者の家族からみたQOL評価,村上　信之.山内　周美.嶋田　要子.小山　尚子.黒田　千之,厚生省特定疾患　難病のケア・システム調査研究班　平成4年度研究報告,299〜303,1993,神経難病全般

22242: 神経難病患者のQOL自己評価　－患者は自分を幸福と考えているか－,北尾　武.中崎　繁明,厚生省特定疾患　難病のケア・システム調査研究班　平成4年度研究報告,304〜308,1993,筋萎縮性側索硬化症、脊髄小脳変性症、パーキンソン病

22243: 訪問看護の成果の解析,遠藤　治郎.垣田　敬治.日下　義則.多田　敏明.西谷　定一.八田　一郎.藤田　宗.藤田　大祐.本村　俊二.井上　了子.浦上　やゑの.片山　昌子.竹治　早苗.平　富美子,厚生省特定疾患　難病のケア・システム調査研究班　平成4年度研究報告,309〜314,1993,神経難病全般

22244: 地域難病対策システムに関する研究（そのX）　－在宅ALS患者への支援を通して保健所の機能を考える－,水谷　昭夫.中西　淳子.福田　正恵.平塚　洋子.山崎　操.小倉　佳子.山本　恭子.丹治　和美.中原　江理,厚生省特定疾患　難病のケア・システム調査研究班　平成4年度研究報告,315〜319,1993,筋萎縮性側索硬化症

22245: 多発性硬化症患者の長期入院から在宅療法への移行,金沢　一.増崎　志津子.高梨　節子.金谷　律子.中村　幸子.鈴田　敏子.渋谷　統寿,厚生省特定疾患　難病のケア・システム調査研究班　平成4年度研究報告,384〜387,1993,多発性硬化症

22246: 難病の在宅ターミナルケア,中村　努,厚生省特定疾患　難病のケア・システム調査研究班　平成4年度研究報告,389〜391,1993,神経難病全般

22247: 神経難病患者の在宅ターミナルケア　〜看護の立場から〜,牛込　三和子.川村　佐和子,厚生省特定疾患　難病のケア・システム調査研究班　平成4年度研究報告,398〜404,1993,神経ベーチェット病

22248: 在宅神経難病患者への支援　－看護側からの働きかけ－,中島　ヨシ子,厚生省特定疾患　難病のケア・システム調査研究班　平成4年度研究報告,405〜412,1993,神経難病全般

22249: 退院指導と在宅看護　－より効果的に看護技術指導をするために－,秋山　智,厚生省特定疾患　難病のケア・システム調査研究班　平成4年度研究報告,413〜421,1993,パーキンソン病

22250: 在宅看護マニュアル（1）,島　千加良,厚生省特定疾患　難病のケア・システム調査研究班　平成4年度研究報告,424〜427,1993,神経難病全般

22251: 在宅看護マニュアル（2）,川村　佐和子,厚生省特定疾患　難病のケア・システム調査研究班　平成4年度研究報告,428〜430,1993,神経難病全般

22252: 在宅看護マニュアル（3）,長谷川　美津子,厚生省特定疾患　難病のケア・システム調査研究班　平成4年度研究報告,431〜436,1993,神経難病全般

22253: 難病の在宅リハビリテーション　理学療法の立場から,増本　正太郎,厚生省特定疾患　難病のケア・システム調査研究班　平成4年度研究報告,437〜443,1993,筋萎縮性側索硬化症、脊髄小脳変性症、パーキンソン病、進行性筋ジストロフィー

22254: 難病の在宅リハビリテーション　作業療法の立場から, 古内　文夫, 厚生省特定疾患　難病のケア・システム調査研究班　平成4年度研究報告, 444～449, 1993, 神経難病全般

22255: 難病の在宅リハビリテーション　地域医療の立場から, 浜村　明徳, 厚生省特定疾患　難病のケア・システム調査研究班　平成4年度研究報告, 450～457, 1993, 神経難病全般

22256: コミュニケーション・エイドの特徴と神経難病患者の活用方法, 廣瀬　和彦. 大平　純江. 松田　茂雄. 林　光子. 杉浦　初栄. 柳橋　鈴緒, 厚生省特定疾患　難病のケア・システム調査研究班　平成5年度研究報告, 19～24, 1994, 筋萎縮性側索硬化症、脊髄小脳変性症、進行性筋ジストロフィー

22257: ＡＬＳ患者のＱＯＬに関する研究　－人工呼吸器装着をめぐって－, 廣瀬　和彦. 田中　千鶴子. 水上　瑠美子. 大沼　扶美江. 菊池　由生子, 厚生省特定疾患　難病のケア・システム調査研究班　平成5年度研究報告, 25～31, 1994, 筋萎縮性側索硬化症

22258: 在宅パーキンソン病患者の転倒事故に関する研究, 廣瀬　和彦. 増本　正太郎. 小町　利治. 斎藤　純子, 厚生省特定疾患　難病のケア・システム調査研究班　平成5年度研究報告, 32～35, 1994, パーキンソン病

22259: 「医師会が行う難病地域医療のガイドライン」に関する研究, 中村　努. 島　千加良. 川村　佐和子, 厚生省特定疾患　難病のケア・システム調査研究班　平成5年度研究報告, 36～40, 1994, 神経難病全般

22260: 「難病ケア・システムの再構築に関する研究」　－在宅難病患者訪問診療事業における病診連携の分析－, 中村　努. 島　千加良. 川村　佐和子. 徳山　祥子. 藤田　朗子, 厚生省特定疾患　難病のケア・システム調査研究班　平成5年度研究報告, 41～48, 1994, 神経難病全般

22261: 難病患者のコミュニケーション機器利用による援助　－ＡＬＳ患者の症例より－, 村上　慶郎. 久保　健彦, 厚生省特定疾患　難病のケア・システム調査研究班　平成5年度研究報告, 49～51, 1994, 筋萎縮性側索硬化症

22262: 難病患者と家族への関わりについて　－入院生活に意欲を持たせるために－, 村上　慶郎. すぎ山　正子. 佐川　理恵子. 宮崎　葉子. 村上　英子. 草皆　千恵子. 但野　悦子. 長前　キミ子, 厚生省特定疾患　難病のケア・システム調査研究班　平成5年度研究報告, 52～56, 1994, 多発性硬化症

22263: 重度神経難病患者のケアを行う看護婦への支援　－看護管理面からの実態調査－, 佐藤　イツ子. 濱　明子. 宮島　ひろ子. 奈良　洋子. 鎌田　良子. 馬場　泰子. 佐々木　喜子, 厚生省特定疾患　難病のケア・システム調査研究班　平成5年度研究報告, 57～61, 1994, 神経難病全般

22264: ＡＬＳ患者への心理的検討　－カウンセリングを通して－, 福永　秀敏. 今村　葉子. 加世田　俊. 岩城　宏之. 秋葉　京子, 厚生省特定疾患　難病のケア・システム調査研究班　平成5年度研究報告, 62～65, 1994, 筋萎縮性側索硬化症

22265: ＡＬＳ患者の在宅への取り組み, 福永　秀敏. 岩爪　恒子. 森　利美子. 松　キヨ子. 伊原　裕美. 池平　和子. 秋葉　京子, 厚生省特定疾患　難病のケア・システム調査研究班　平成5年度研究報告, 66～71, 1994, 筋萎縮性側索硬化症

22266: 在宅看護における感染予防の教材に関する研究, 川村　佐和子. 牛込　三和子. 近藤　紀子. 江澤　和江. 輪湖　史子. 長谷川　美津子. 村井　貞子. 宮川　髙一. 河野　由起子. 冨川　悦子, 厚生省特定疾患　難病のケア・システム調査研究班　平成5年度研究報告, 72～76, 1994, 神経難病全般

22267: 在宅看護における感染予防　－ビデオシナリオ－, 川村　佐和子. 牛込　三和子. 近藤　紀子. 村井　貞子, 厚生省特定疾患　難病のケア・システム調査研究班　平成5年度研究報告, 77～85, 1994, 神経難病全般

22268: 長期療養機能病棟と在宅療養との連携における薬剤師の役割に関する研究, 西 三郎. 川村 佐和子. 牛込 三和子. 水谷 智彦, 厚生省特定疾患 難病のケア・システム調査研究班 平成5年度研究報告, 86～88, 1994, 神経難病全般

22269: 筋萎縮性側索硬化症（ALS）の人生の質（QOL）－段階的告知の試み－, 北 耕平. 今井 尚志. 大隅 悦子. 高木 健治, 厚生省特定疾患 難病のケア・システム調査研究班 平成5年度研究報告, 95～97, 1994, 筋萎縮性側索硬化症

22270: 難病患者の集いにおける体験発表の効果について, 北 耕平. 今井 尚志. 鈴木 由紀子. 内田 佐太臣. 中島 政代. 結城 智恵子. 小路 まさ子. 田中 あや子. 松井 通子. 伊藤 典子. 福田 浩子. 田中 由佳, 厚生省特定疾患 難病のケア・システム調査研究班 平成5年度研究報告, 98～101, 1994, 脊髄小脳変性症、パーキンソン病、多発性硬化症

22271: 当院における在宅医療推進に関する取り組み －在宅医療部設置まで－, 渡邉 晴雄. 塚本 忠司. 西村 芳子. 中村 祥子. 相羽 満佐江. 中島 由美子. 森田 文代. 大江 ヤイ. 日暮 久美子. 山崎 八重子. 岡田 尚子, 厚生省特定疾患 難病のケア・システム調査研究班 平成5年度研究報告, 106～108, 1994, 神経難病全般

22272: 在宅看護における滅菌物品供給システムに関する研究, 近藤 紀子. 川村 佐和子. 牛込 三和子. 大野 ゆう子. 長沢 つるよ. 奥山 典子. 長谷部 綾子, 厚生省特定疾患 難病のケア・システム調査研究班 平成5年度研究報告, 124～128, 1994, 筋萎縮性側索硬化症、脊髄小脳変性症、パーキンソン病、進行性筋ジストロフィー

22273: 脊髄小脳変性症患者の食事摂取障害に関する調査研究, 栢沼 勝彦. 柳沢 節子. 丸山 ひさみ, 厚生省特定疾患 難病のケア・システム調査研究班 平成5年度研究報告, 173～177, 1994, 脊髄小脳変性症

22274: 難病看護の現任教育に関する研究, 牛込 三和子. 川村 佐和子. 輪湖 史子. 大野 ゆう子. 江澤 和江. 長谷川 美津子, 厚生省特定疾患 難病のケア・システム調査研究班 平成5年度研究報告, 178～184, 1994, 神経難病全般

22275: パーキンソン病患者の残尿減少を目指した体位に関する研究, 向山 昌邦. 内田 敦子. 佐々木 千鶴子. 小島 朋子. 片野 雅恵. 磯谷 友美. 井上 豊子, 厚生省特定疾患 難病のケア・システム調査研究班 平成5年度研究報告, 185～188, 1994, パーキンソン病

22276: 難病患者の地域ケアにおける関係機関の役割と連携 －患者連絡票の導入から－, 中川 禎二. 延谷 信子. 中居 詔子. 太田 明美. 松村 美智代. 川口 篤子. 村本 玲子. 垣内 孝子. 高柳 礼子, 厚生省特定疾患 難病のケア・システム調査研究班 平成5年度研究報告, 189～196, 1994, 神経難病全般

22277: 神経難病患者のQOLと定期短期入院 －患者・家族にアンケート調査を実施して－, 久野 貞子. 大村 純子. 山本 登志子. 池田 昌代. 下条 美樹子. 高鳥 郁子. 小鑓 敏子. 西谷 裕, 厚生省特定疾患 難病のケア・システム調査研究班 平成5年度研究報告, 197～202, 1994, パーキンソン病

22278: 大阪府保健所における難病患者への集団援助活動, 黒田 研二. 久保田 宣代. 松本 紀子. 原田 和代, 厚生省特定疾患 難病のケア・システム調査研究班 平成5年度研究報告, 207～211, 1994, 神経難病全般

22279: 筋萎縮性側索硬化症患者の生命予後に関する研究, 黒田 研二. 多田羅 浩三. 澤田 甚一. 中田 俊士. 井上 マサノ. 豊島 まゆみ. 吉本 しげの. 畑 節子, 厚生省特定疾患 難病のケア・システ

22280：運動ニューロン疾患における人工呼吸器の使用状況と今後の課題，黒田　研二．中田　俊士．澤田　甚一．井上　マサノ．豊島　まゆみ．吉本　しげの．畑　節子，厚生省特定疾患　難病のケア・システム調査研究班　平成5年度研究報告，219～226，1994，筋萎縮性側索硬化症

22281：一関地方における在宅医療へのこころみ　―一関保健所との連携―，伊藤　久雄．遠藤　禮子．笹井　良子．八島　秀子．小野寺　和幸．中野　許子，厚生省特定疾患　難病のケア・システム調査研究班　平成5年度研究報告，247～249，1994，神経難病全般

22282：千葉市特定疾患患者の療養実態に関する研究，石川　洋．山本　多喜子．今野　邦雄．今井　尚志．小川　三重子．山岸　春江，厚生省特定疾患　難病のケア・システム調査研究班　平成5年度研究報告，250～256，1994，神経難病全般

22283：在宅患者の医療機器使用に関わる医療者の責任，宇都木　伸．平林　勝政，厚生省特定疾患　難病のケア・システム調査研究班　平成5年度研究報告，257～260，1994，神経難病全般

22284：難病患者の包括医療のための地域ケアシステム，堀川　楊．尾崎　陽子．渡部　裕美子．高見　三代子．榎並　和子．青池　朋子．小出　道子，厚生省特定疾患　難病のケア・システム調査研究班　平成5年度研究報告，278～284，1994，筋萎縮性側索硬化症、脊髄小脳変性症

22285：在宅療養に向けるために行なった援助内容に関する調査，清水　弘子．鈴木　咲子．山田　幸子．長縄　浩美．鈴木　民江．竹内　淳子．大山　宣子，厚生省特定疾患　難病のケア・システム調査研究班　平成5年度研究報告，290～295，1994，パーキンソン病

22286：神経難病患者の生活周期別にみた在宅療養への援助，村上　信之．小山　尚子．山内　周美．繩瀬　博乃．中野　明美．黒田　千之，厚生省特定疾患　難病のケア・システム調査研究班　平成5年度研究報告，296～300，1994，脊髄小脳変性症、パーキンソン病、多発性硬化症

22287：神経難病患者のケアの問題点　―入浴による血圧変動の検討―，小長谷　正明．奥田　艶子．武藤　正子．櫻井　賀奈恵．谷川　節子．小俣　利恵．川口　洋子．藤田　キヨ子，厚生省特定疾患　難病のケア・システム調査研究班　平成5年度研究報告，301～303，1994，脊髄小脳変性症

22288：神経難病在宅療養への問題点，北尾　武．高原　眞佐江．中崎　繁明，厚生省特定疾患　難病のケア・システム調査研究班　平成5年度研究報告，304～306，1994，パーキンソン病、多発性硬化症

22289：訪問看護の成果の解析（Ⅱ），遠藤　治郎．垣田　敬治．日下　義則．多田　敏明．西谷　定一．八田　一郎．藤田　宗．藤田　大祐．本村　俊二．井上　了子．浦上　やゑの．片山　昌子．竹治　早苗．平　富美子，厚生省特定疾患　難病のケア・システム調査研究班　平成5年度研究報告，307～313，1994，神経難病全般

22290：地域難病対策システムに関する研究（そのⅥ）　地域にねざした難病対策（10年目の再調査），水谷　昭夫．中西　淳子．福田　正恵．平塚　洋子．竹原　智美．石田　美穂．山本　恭子．丹治　和美，厚生省特定疾患　難病のケア・システム調査研究班　平成5年度研究報告，314～321，1994，神経難病全般

22291：パーキンソン病患者の歩行障害に関する臨床的検討，上田　進彦．嶋田　一郎．東條　周子，厚生省特定疾患　難病のケア・システム調査研究班　平成5年度研究報告，322～324，1994，パーキンソン病

22292：岡山県における神経難病ケアの現状，難波　玲子．早原　敏之．井原　雄悦．信国　圭吾．佐藤　圭子．小坂　徳．藤枝　薫．藤沢　正弘，厚生省特定疾患　難病のケア・システム調査研究班　平成5年度研究報告，325～330，1994，神経難病全般

22293: ＡＬＳ患者及び家族の実態調査 －特に人工呼吸器装着に関して－, 難波 玲子．早原 敏之．井原 雄悦．信国 圭吾．佐藤 圭子, 厚生省特定疾患 難病のケア・システム調査研究班 平成５年度研究報告, 331〜338, 1994, 筋萎縮性側索硬化症

22294: 神経難病患者の長期在宅ケアへ向けての援助 －地域ケアシステムとの係わり－, 金沢 一．近藤 福美．塚本 カズミ．江口 あけみ．山口 フミ子．島尾 政子．渋谷 統寿, 厚生省特定疾患 難病のケア・システム調査研究班 平成５年度研究報告, 366〜369, 1994, 筋萎縮性側索硬化症、脊髄小脳変性症、パーキンソン病

22295: 難病の在宅リハビリテーションⅡ 嚥下障害, 塩浦 政男, 厚生省特定疾患 難病のケア・システム調査研究班 平成５年度研究報告, 371〜376, 1994, 筋萎縮性側索硬化症

22296: 難病の在宅リハビリテーションⅡ 呼吸障害に対する理学療法, 伊藤 直栄, 厚生省特定疾患 難病のケア・システム調査研究班 平成５年度研究報告, 377〜380, 1994, パーキンソン病、進行性筋ジストロフィー

22297: 難病の在宅リハビリテーションⅡ 排尿障害, 佐々木 光信, 厚生省特定疾患 難病のケア・システム調査研究班 平成５年度研究報告, 381〜387, 1994, 筋萎縮性側索硬化症、脊髄小脳変性症、パーキンソン病、進行性筋ジストロフィー、多発性硬化症

22298: 難病の在宅リハビリテーションⅡ 代替コミュニケーション手段の特徴とその適応, 久保 健彦, 厚生省特定疾患 難病のケア・システム調査研究班 平成５年度研究報告, 388〜395, 1994, 神経難病全般

22299: 難病の在宅リハビリテーションⅡ 廃用性症候群とその予防, 望月 久, 厚生省特定疾患 難病のケア・システム調査研究班 平成５年度研究報告, 396〜401, 1994, 神経難病全般

22300: 難病の在宅リハビリテーションⅡ 長期慢性難病患者のＱＯＬを高めるために, 十川 むつ子, 厚生省特定疾患 難病のケア・システム調査研究班 平成５年度研究報告, 402〜406, 1994, 進行性筋ジストロフィー

22301: 難病者のケアと高齢者のケア 難病者看護と高齢者看護, 榎並 和子, 厚生省特定疾患 難病のケア・システム調査研究班 平成５年度研究報告, 415〜421, 1994, 筋萎縮性側索硬化症、神経難病全般

22302: 難病者のケアと高齢者のケア 地域ケアシステムにおける難病ケアシステム, 中川 禎二, 厚生省特定疾患 難病のケア・システム調査研究班 平成５年度研究報告, 422〜424, 1994, 神経難病全般

22303: 難病患者とインフォームド・コンセント －看護婦の立場から－, 藤明 アケミ, 厚生省特定疾患 難病のケア・システム調査研究班 平成５年度研究報告, 425〜431, 1994, 筋萎縮性側索硬化症

22304: 筋萎縮性側索硬化症患者へのインフォームド・コンセント －私の場合－, 加藤 修一, 厚生省特定疾患 難病のケア・システム調査研究班 平成５年度研究報告, 432〜436, 1994, 筋萎縮性側索硬化症

22305: ＡＬＳ患者・家族への『療養のしおり』の検討, 廣瀬 和彦．田中 千鶴子．大沼 扶美江．菊池 由生子．阿部 雅子．松田 茂雄．大平 純江, 厚生省特定疾患 難病のケア・システム調査研究班 平成６年度研究報告, 17〜19, 1995, 筋萎縮性側索硬化症

22306: 人工呼吸器のアラーム音をナースコールに連結する試み, 廣瀬 和彦．林 光子．松田 茂雄．大平 純江．柳橋 鈴緒．久保田 富夫, 厚生省特定疾患 難病のケア・システム調査研究班 平成６年度研究報告, 20〜22, 1995, 筋萎縮性側索硬化症

22307: ＡＬＳ患者の在宅療養実態調査 －特に家屋改造・福祉機器の導入に関して－, 廣瀬 和彦．千葉 美

恵子. 岡　十代香, 厚生省特定疾患　難病のケア・システム調査研究班　平成6年度研究報告, 23〜26, 1995, 筋萎縮性側索硬化症

22308: 在宅難病患者の在宅診療ニーズとケアニーズに関する研究, 中村　努. 島　千加良. 川村　佐和子. 牛久保　美津子, 厚生省特定疾患　難病のケア・システム調査研究班　平成6年度研究報告, 27〜32, 1995, 神経難病全般

22309: 在宅難病患者の社会資源利用の実態に関する研究, 中村　努. 島　千加良. 川村　佐和子. 徳山　祥子. 砂村　由有子, 厚生省特定疾患　難病のケア・システム調査研究班　平成6年度研究報告, 33〜39, 1995, 神経難病全般

22310: 有棘赤血球舞踏病患者の看護介入に関する研究, 村上　慶郎. 松田　ツネ. 片倉　洋子. 中村　勝江. 西山　由美子. 村山　尚. 市河　正文, 厚生省特定疾患　難病のケア・システム調査研究班　平成6年度研究報告, 40〜41, 1995, 有棘赤血球舞踏病

22311: 国立病院における在宅療養の支援と意義　−神経難病患者の事例を通して−, 佐藤　イツ子. 豊田　恵美子. 土屋　雅恵. 濱　明子. 宮島　ひろ子. 奈良　洋子. 鎌田　良子. 馬場　泰子. 大田　久子, 厚生省特定疾患　難病のケア・システム調査研究班　平成6年度研究報告, 45〜48, 1995, 筋萎縮性側索硬化症、進行性筋ジストロフィー

22312: パーキンソン病患者の家庭での機能訓練に対する取り組み（手引書の作成）, 福永　秀敏. 羽島　厚裕. 岩城　宏之. 吉留　宏明. 山道　キヨノ, 厚生省特定疾患　難病のケア・システム調査研究班　平成6年度研究報告, 52〜54, 1995, パーキンソン病

22313: 在宅人工呼吸療法ガイドラインに関する研究　−在宅療養決定時の「療養者と家族の在宅療養希望と同意」の重要性−, 川村　佐和子. 藤田　朗子. 尾崎　章子. 数間　恵子, 厚生省特定疾患　難病のケア・システム調査研究班　平成6年度研究報告, 55〜58, 1995, 筋萎縮性側索硬化症

22314: 長期療養機能病棟の実際とそのあり方に関する研究, 西　三郎. 川村　佐和子. 牛込　三和子. 水谷　智彦, 厚生省特定疾患　難病のケア・システム調査研究班　平成6年度研究報告, 59〜62, 1995, 脊髄小脳変性症、ハンチントン舞踏病

22315: 在宅人工呼吸器療法筋萎縮性側索硬化症（ＡＬＳ）患者の生活の質に影響を与える因子の検討　−病名告知と社会的側面の説明の重要性−, 今井　尚志. 三村　和美. 中島　ヨシ子. 後迫　明. 片桐　稔. 根本　有子. 大隅　悦子. 青墳　章代, 厚生省特定疾患　難病のケア・システム調査研究班　平成6年度研究報告, 67〜69, 1995, 筋萎縮性側索硬化症

22316: 難病患者の"集い"を地域に根づかせる援助方法に関する研究, 今井　尚志. 松井　通子. 小路　まさ子. 内田　佐太臣. 中島　政代. 結城　智恵子. 田中　あや子. 伊藤　典子. 福田　浩子. 田中　由佳, 厚生省特定疾患　難病のケア・システム調査研究班　平成6年度研究報告, 70〜72, 1995, 神経難病全般

22317: 在宅医療部の一年, 渡邉　晴雄. 菊池　長徳. 香川　順. 塚本　忠司. 相羽　満佐江. 森田　文代. 町屋　鶴子. 山崎　八重子. 岡田　尚子. 今井　恵子, 厚生省特定疾患　難病のケア・システム調査研究班　平成6年度研究報告, 81〜85, 1995, 神経難病全般

22318: 在宅療養に必要な物品の供給に関する実態調査, 佐藤　恒子. 伊藤　久代. 曽山　志保子. 武田　早苗. 田口　春美. 小松崎　知子. 斎藤　セツ子. 角谷　ヨシ子. 益子　照江. 谷川　睦, 厚生省特定疾患　難病のケア・システム調査研究班　平成6年度研究報告, 90〜95, 1995, 神経難病全般

22319: 筋・神経系難病患者における病期別支援のあり方に関する研究, 近藤　紀子. 奥山　典子. 長沢　つるよ. 長谷部　綾子. 牛込　三和子. 大野　ゆう子. 塚原　洋子. 飯島　康代. 伊藤　方子. 野田　美

和子.石黒 久江.井上 洋子.望月 美奈子.渡邉 いづみ.野呂 幸子.小川 一枝.竹本 郁代.飯田 恵久子,厚生省特定疾患 難病のケア・システム調査研究班 平成6年度研究報告, 100〜103, 1995, パーキンソン病

22320: 筋萎縮性側索硬化症におけるインフォームド・コンセントに関する研究 －病棟看護婦の意識調査から－, 栢沼 勝彦.丸山 ひさみ.小高 玲子.百瀬 由美子, 厚生省特定疾患 難病のケア・システム調査研究班 平成6年度研究報告, 139〜142, 1995, 筋萎縮性側索硬化症

22321: 難病患者のソーシャル・サポートに関する研究, 栢沼 勝彦.百瀬 由美子.田口 佐江子.丸山 ひさみ, 厚生省特定疾患 難病のケア・システム調査研究班 平成6年度研究報告, 143〜146, 1995, 神経難病全般

22322: 在宅人工呼吸療法における機器供給システムに関する研究, 牛込 三和子.川村 佐和子.廣瀬 和彦.大野 ゆう子.輪湖 史子.江澤 和江.長谷川 美津子.藤田 朗子.徳山 祥子, 厚生省特定疾患 難病のケア・システム調査研究班 平成6年度研究報告, 147〜150, 1995, 神経難病全般

22323: 神経難病患者に対する在宅療養指導 －アンケートによる追跡調査－, 向山 昌邦.佐宗 雅恵.井上 豊子.佐々木 千鶴子.野辺 由美.磯谷 友美.岩本 裕子.内田 敦子, 厚生省特定疾患 難病のケア・システム調査研究班 平成6年度研究報告, 151〜152, 1995, 神経難病全般

22324: 難病患者の地域ケアにおける関係機関の役割と連携 －ALS患者への支援より－, 中川 禎二.藍口 陽子.中居 詔子.笠野 裕美.川口 篤子.垣内 孝子.前田 由美子.松村 美智代.村本 玲子.新井 裕一.矢野 博明, 厚生省特定疾患 難病のケア・システム調査研究班 平成6年度研究報告, 153〜156, 1995, 筋萎縮性側索硬化症

22325: パーキンソン病の日常生活援助度の検討 －とくに日内症状変動について－, 久野 貞子.大同 利佳.出口 紀子.福田 昌代.下条 美樹子.木ノ瀬 尚美.佐野 美智世.高鳥 郁子.椎葉 尚子.小鑓 敏子.西谷 裕, 厚生省特定疾患 難病のケア・システム調査研究班 平成6年度研究報告, 157〜160, 1995, パーキンソン病

22326: 筋萎縮性側索硬化症に関する専門医師.保健婦の意識調査, 黒田 研二.澤田 甚一.岩本 千鶴.中田 俊士, 厚生省特定疾患 難病のケア・システム調査研究班 平成6年度研究報告, 161〜164, 1995, 筋萎縮性側索硬化症

22327: 保健所の難病患者支援事業の効果に関する研究 －パーキンソン病患者における分析－, 黒田 研二.多田羅 浩三.澤田 甚一.中田 俊士.岩本 千鶴, 厚生省特定疾患 難病のケア・システム調査研究班 平成6年度研究報告, 165〜169, 1995, パーキンソン病

22328: 在宅療養者における住環境の変化及び社会資源の利用状況について, 島 功二.中田 正司.中津川 直美.坂上 尚穂.増川 昭子.秋山 ヒサ子.佐藤 裕子, 厚生省特定疾患 難病のケア・システム調査研究班 平成6年度研究報告, 178〜182, 1995, 神経難病全般

22329: 看護課程の充実を目指し －ADLチェック表の作成と活用－, 島 功二.佐藤 裕子.岸本 みどり.三吉 智美.早坂 砂江子.増川 昭子, 厚生省特定疾患 難病のケア・システム調査研究班 平成6年度研究報告, 183〜186, 1995, 神経難病全般

22330: 神経難病患者等の在宅医療のこころみ, 伊藤 久雄.遠藤 禮子.八島 秀子.笹井 良子, 厚生省特定疾患 難病のケア・システム調査研究班 平成6年度研究報告, 187〜188, 1995, 神経難病全般

22331: ALS患者の安定した在宅療養継続のための条件, 石川 洋.岡松 貴美子.山本 多喜子.今野 邦雄.今井 尚志, 厚生省特定疾患 難病のケア・システム調査研究班 平成6年度研究報告, 189〜192,

1995, 筋萎縮性側索硬化症

22332: 日常生活用具給付・貸与に関する自治体の制度と医療者の責任, 宇都木　伸. 平林　勝政, 厚生省特定疾患　難病のケア・システム調査研究班　平成６年度研究報告, 193～195, 1995, 神経難病全般

22333: ＡＬＳにおけるＱＯＬ向上と呼吸器離脱　－１ＡＬＳ患者における呼吸器離脱と段階的在宅への試み－, 福原　信義. 渡辺　和子. 広川　美知子. 西條　京子. 広瀬　敏子. 山田　正子. 坂田　八重. 中島　孝, 厚生省特定疾患　難病のケア・システム調査研究班　平成６年度研究報告, 199～203, 1995, 筋萎縮性側索硬化症

22334: 神経難病者のためのメディカルケアホーム設立・運営の可能性についての検討, 福原　信義. 酒井　昭平. 岩島　由子, 厚生省特定疾患　難病のケア・システム調査研究班　平成６年度研究報告, 204～209, 1995, 神経難病全般

22335: ＡＬＳの各病期における介護問題, 堀川　楊. 下畑　享良. 若林　佑子. 高見　三代子. 荒川　恵美子. 榎並　和子. 青池　朋子. 小出　道子, 厚生省特定疾患　難病のケア・システム調査研究班　平成６年度研究報告, 212～216, 1995, 筋萎縮性側索硬化症

22336: 難病患者の在宅に向けた家族援助を振り返って, 清水　弘子. 長縄　浩美. 山田　幸子. 向井　絹子, 厚生省特定疾患　難病のケア・システム調査研究班　平成６年度研究報告, 221～223, 1995, 亜急性硬化症脳炎

22337: ＡＬＳ患者における同一体位の苦痛の把握　－その実態調査－, 村上　信之. 中野　明美. 園田　武子. 小山　尚. 小林　慶子. 野口　京子, 厚生省特定疾患　難病のケア・システム調査研究班　平成６年度研究報告, 224～227, 1995, 筋萎縮性側索硬化症

22338: 神経難病患者の体温変動の研究, 小長谷　正明. 水谷　洋子. 杉浦　利之. 佐野　さき子. 櫻井　行子. 林　眞由美. 奥田　艶子, 厚生省特定疾患　難病のケア・システム調査研究班　平成６年度研究報告, 228～231, 1995, 脊髄小脳変性症、パーキンソン病

22339: 三重県鈴鹿地区における難病対策の現状と問題点, 小長谷　正明. 片山　紀美子. 杉本　敏子. 中川　久美子. 関岡　早由美. 佐藤　理恵. 飯田　光男, 厚生省特定疾患　難病のケア・システム調査研究班　平成６年度研究報告, 232～235, 1995, 神経難病全般

22340: 神経難病ケアの定量化　－患者サポート２４時間ビデオ解析－, 北尾　武. 中崎　繁明. 近藤　美知子, 厚生省特定疾患　難病のケア・システム調査研究班　平成６年度研究報告, 236～239, 1995, 筋萎縮性側索硬化症

22341: 在宅難病患者の療養環境の評価についての試み, 遠藤　治郎. 日下　義則. 多田　敏明. 西谷　定一. 橋本　京三. 八田　一郎. 藤田　宗. 藤田　大祐. 本村　俊二. 井上　了子. 浦上　やゑの. 片山　昌子. 竹治　早苗. 平　富美子, 厚生省特定疾患　難病のケア・システム調査研究班　平成６年度研究報告, 240～244, 1995, 神経難病全般

22342: 地域難病対策システムに関する研究（そのⅦ）　保健・医療・福祉の各関係機関からみた保健所機能の検討, 水谷　昭夫. 中西　淳子. 福田　正恵. 平塚　洋子. 竹原　智美. 小倉　佳子. 山本　恭子. 石田　美穂. 中原　江理, 厚生省特定疾患　難病のケア・システム調査研究班　平成６年度研究報告, 245～252, 1995, 神経難病全般

22343: 岡山県における難病患者在宅ケアの取り組みと課題　－阿新保健所の活動を中心に－, 難波　玲子. 安達　弘子. 前原　幹子. 杉原　智始. 星野　瞳. 藤田　純子. 中山　君子. 石橋　道子. 小坂　徳. 佐藤　伸夫. 内藤　羊子, 厚生省特定疾患　難病のケア・システム調査研究班　平成６年度研究報告, 256～260, 1995, 神経難病全般

22344: 神経難病患者の在宅療養移行への問題点, 難波 玲子. 越村 雅彦. 長原 直子. 代々 美香, 厚生省特定疾患 難病のケア・システム調査研究班 平成6年度研究報告, 261〜269, 1995, 神経難病全般

22345: 神経難病患者の在宅へ向けての援助・活動 －継続看護の定着を目指して－, 藤下 敏. 近藤 福美. 郡山 紀美子. 中里 繁子. 中嶋 幸代. 前川 巳津代. 渋谷 統寿, 厚生省特定疾患 難病のケア・システム調査研究班 平成6年度研究報告, 284〜287, 1995, 神経難病全般

22346: 筋萎縮性側索硬化症（ALS）のインフォームド・コンセント, 今井 尚志, 厚生省特定疾患 難病のケア・システム調査研究班 平成6年度研究報告, 289〜293, 1995, 筋萎縮性側索硬化症

22347: 新潟市の難病ケア・システムと経済的諸問題, 堀川 楊, 厚生省特定疾患 難病のケア・システム調査研究班 平成6年度研究報告, 294〜299, 1995, 神経難病全般

22348: 筋萎縮性側索硬化症の在宅人工呼吸管理, 近藤 清彦, 厚生省特定疾患 難病のケア・システム調査研究班 平成6年度研究報告, 300〜304, 1995, 筋萎縮性側索硬化症

22349: 筋萎縮性側索硬化症の施設呼吸管理と医療側の意識問題, 村上 信之, 厚生省特定疾患 難病のケア・システム調査研究班 平成6年度研究報告, 305〜308, 1995, 筋萎縮性側索硬化症

22350: ＡＬＳケアの看護上の問題と看護婦の役割, 佐藤 サツ子, 厚生省特定疾患 難病のケア・システム調査研究班 平成6年度研究報告, 309〜311, 1995, 筋萎縮性側索硬化症

22351: 患者及び法的立場からのコメント, 加藤 良夫, 厚生省特定疾患 難病のケア・システム調査研究班 平成6年度研究報告, 312〜313, 1995, 神経難病全般

22352: 東京都医師会における病診連携モデルの実施とその評価：「在宅難病患者訪問診療事業」を中心に, 高木 克芳, 厚生省特定疾患 難病のケア・システム調査研究班 平成6年度研究報告, 314〜318, 1995, 神経難病全般

22353: 難病保健活動における医師と看護職の連携 －八王子保健所の活動を中心に－, 金子 靖子, 厚生省特定疾患 難病のケア・システム調査研究班 平成6年度研究報告, 319〜324, 1995, 神経難病全般

22354: 神経難病患者の在宅継続条件, 葛田 衣重, 厚生省特定疾患 難病のケア・システム調査研究班 平成6年度研究報告, 325〜330, 1995, 神経難病全般

22355: 難病の地域医療・保健活動の実際と課題, 黒田 研二, 厚生省特定疾患 難病のケア・システム調査研究班 平成6年度研究報告, 340〜344, 1995, 神経難病全般

22356: 難病における看護技術の最近の進歩［Ⅰ］－栄養管理－ 難病と栄養, 熊谷 廣子, 厚生省特定疾患 難病のケア・システム調査研究班 平成6年度研究報告, 345〜349, 1995, 神経難病全般

22357: 難病における看護技術の最近の進歩［Ⅰ］－栄養管理－ 高齢者用食品（咀嚼困難者用食品. 咀嚼・嚥下困難者用食品）の規格基準について, 森光 敬子, 厚生省特定疾患 難病のケア・システム調査研究班 平成6年度研究報告, 350〜350, 1995, 神経難病全般

22358: 難病における看護技術の最近の進歩［Ⅰ］－栄養管理－ 長期経管栄養法と在宅看護, 輪湖 史子, 厚生省特定疾患 難病のケア・システム調査研究班 平成6年度研究報告, 351〜355, 1995, 神経難病全般

22359: 特定疾患患者療養生活実態調査（その1） －調査の概要－, 廣瀬 和彦, 厚生省特定疾患 難病のケア・システム調査研究班 平成7年度研究報告, 15〜26, 1996, 神経難病全般

22360: 在宅ケア継続に関する条件 －地域側主治医がみた状況から－, 中村 努. 島 千加良. 川村 佐和子. 牛久保 美津子, 厚生省特定疾患 難病のケア・システム調査研究班 平成7年度研究報告, 27

～ 30, 1996, 神経難病全般

22361: 東京都医師会が行なう難病医療相談事業の評価, 中村　努. 島　千加良. 川村　佐和子. 宮塚　映理. 数間　恵子. 牛久保　美津子. 牛込　三和子. 江澤　和江. 輪湖　史子, 厚生省特定疾患　難病のケア・システム調査研究班　平成7年度研究報告, 31～ 36, 1996, 神経難病全般

22362: 有棘赤血球舞踏病の看護介入に関する研究　－第2報－, 村上　慶郎. 森　一子. 渡辺　令. 石塚　京子. 祖父江　多美子. 栗原　美枝子. 市川　正文. 但野　悦子. 森田　禮子, 厚生省特定疾患　難病のケア・システム調査研究班　平成7年度研究報告, 37～ 39, 1996, 有棘赤血球舞踏病

22363: 在宅療養の24時間支援体制　－夜間の支援を試みて－, 佐藤　イツ子. 濱　明子. 宮島　ひろ子. 奈良　洋子. 鎌田　良子. 馬場　泰子. 大田　久子, 厚生省特定疾患　難病のケア・システム調査研究班　平成7年度研究報告, 45～ 50, 1996, 筋萎縮性側索硬化症

22364: 難病患者の医療・福祉サービス　－「生活ガイドQ＆A」を通して－, 福永　秀敏, 厚生省特定疾患　難病のケア・システム調査研究班　平成7年度研究報告, 51～ 54, 1996, 神経難病全般

22366: 難病ケアに関する地域ケア体制の評価, 川村　佐和子. 近藤　紀子. 牛込　三和子. 数間　恵子. 牛久保　美津子. 小倉　朗子. 尾崎　章子. 宮塚　映理. 塚田　睦美. 徳山　祥子, 厚生省特定疾患　難病のケア・システム調査研究班　平成7年度研究報告, 59～ 62, 1996, 筋萎縮性側索硬化症、脊髄小脳変性症、パーキンソン病

22367: 特定疾患患者療養生活実態調査（その2）　－疾患系別療養生活実態と支援ニーズ－, 牛込　三和子. 廣瀬　和彦. 江澤　和江. 輪湖　史子. 逸見　功. 川村　佐和子. 近藤　紀子. 小森　哲夫. 徳山　祥子. 小倉　朗子. 宮塚　映里, 厚生省特定疾患　難病のケア・システム調査研究班　平成7年度研究報告, 63～ 68, 1996, 神経難病全般

22368: 保健所の職員は難病事業をどれだけ理解しているか, 向山　昌邦. 近藤　悦子. 加藤　幸子. 増田　志津恵. 土屋　直美, 厚生省特定疾患　難病のケア・システム調査研究班　平成7年度研究報告, 69～ 72, 1996, 神経難病全般

22369: 難病患者への支援についての研究　－満足度の視点から－, 向山　昌邦. 土屋　直美. 久納　八重子. 神谷　三千代. 増田　志津恵. 浅野　正嗣, 厚生省特定疾患　難病のケア・システム調査研究班　平成7年度研究報告, 73～ 74, 1996, 神経難病全般

22370: 人工呼吸器装着患者・家族の在宅療養における心理的変化　－2例のALS患者の事例を通じて－, 向山　昌邦. 磯谷　友美. 井上　豊子. 小川　敦子. 森田　裕琴. 佐宗　雅恵. 岩本　裕子. 三浦　寛子, 厚生省特定疾患　難病のケア・システム調査研究班　平成7年度研究報告, 75～ 76, 1996, 筋萎縮性側索硬化症

22371: 特定疾患患者に対する保健活動実態に関する研究, 近藤　紀子. 牛込　三和子. 江澤　和江. 川村　佐和子. 廣瀬　和彦, 厚生省特定疾患　難病のケア・システム調査研究班　平成7年度研究報告, 77～ 80, 1996, 神経難病全般

22372: 在宅難病患者の医療情報システムの試作, 堀川　楊. 江口　郁代. 榎並　和子. 青池　郁夫. 羽柴　正夫. 鈴木　靖, 厚生省特定疾患　難病のケア・システム調査研究班　平成7年度研究報告, 81～ 84, 1996, 神経難病全般

22373: 運動ニューロン疾患患者の発声に関する研究, 上田　進彦. 嶋田　一郎. 国富　厚宏, 厚生省特定疾患　難病のケア・システム調査研究班　平成7年度研究報告, 85～ 85, 1996, 筋萎縮性側索硬化症

22374: 筋萎縮性側索硬化症のインフォームド・コンセント　－遺族のアンケートから－, 今井　尚志. 根本　有子. 青墳　章代. 鬼島　正典, 厚生省特定疾患　難病のケア・システム調査研究班　平成7年度研

究報告, 95～97, 1996, 筋萎縮性側索硬化症

22375: 神経難病患者の長期療養病棟の必要性とあり方に関する研究, 難波　玲子. 早原　敏之. 井原　雄悦. 信国　圭吾. 佐藤　圭子. 佐野　満里子. 高戸　貴美子. 近藤　典子. 吉田　和代, 厚生省特定疾患　難病のケア・システム調査研究班　平成7年度研究報告, 98～104, 1996, 筋萎縮性側索硬化症、脊髄小脳変性症、パーキンソン病、進行性筋ジストロフィー

22376: 大阪府における難病ケアシステムの現状と問題点（その1）　－訪問看護ステーション．医療ソーシャルワーカー（MSW）へのアンケート調査から－, 黒田　研二. 澤田　甚一. 林　弘美. 吉岡　祥子. 岩本　千鶴. 豊島　まゆみ. 中田　俊士, 厚生省特定疾患　難病のケア・システム調査研究班　平成7年度研究報告, 105～108, 1996, 神経難病全般

22377: 大阪府における難病ケアシステムの現状と問題点（その2）　－開業医師へのアンケート調査から－, 黒田　研二. 澤田　甚一. 林　弘美. 吉岡　祥子. 岩本　千鶴. 豊島　まゆみ. 中田　俊士, 厚生省特定疾患　難病のケア・システム調査研究班　平成7年度研究報告, 109～113, 1996, 神経難病全般

22378: ＡＬＳ患者のケアにおける患者会の活動とその意義, 黒田　研二. 豊浦　保子. 水町　真知子. 谷垣　静子, 厚生省特定疾患　難病のケア・システム調査研究班　平成7年度研究報告, 114～116, 1996, 筋萎縮性側索硬化症

22379: 地域難病対策システムに関する研究（Ⅷ）　家族の視点から家族支援のあり方を検討する, 中川　修一. 中西　淳子. 西川　芳子. 平塚　洋子. 竹原　智美. 小倉　佳子. 石田　美穂. 丹治　和美. 松本　晃子. 関谷　由美子, 厚生省特定疾患　難病のケア・システム調査研究班　平成7年度研究報告, 117～135, 1996, 神経難病全般

22380: 在宅難病患者の訪問看護　－今後の課題と対応－, 遠藤　治郎. 日下　義則. 多田　敏明. 西谷　定一. 橋本　京三. 八田　一郎. 藤田　宗. 藤田　大祐. 本村　俊二. 井上　了子. 浦上　やゑの. 片山　昌子. 竹治　早苗. 那谷　世志子. 平　富美子, 厚生省特定疾患　難病のケア・システム調査研究班　平成7年度研究報告, 142～147, 1996, 神経難病全般

22381: 新潟県上越地区における福祉制度実態調査について, 福原　信義. 岩島　由子. 坂田　八重. 八子　円, 厚生省特定疾患　難病のケア・システム調査研究班　平成7年度研究報告, 148～156, 1996, 神経難病全般

22382: 新潟県上越地区におけるＡＬＳ患者の在宅療養の現状についての研究　－退院についての先入観に着眼したアプローチ－, 福原　信義. 大塚　久仁子. 広川　美知子. 峰村　勇一. 福沢　厚子. 新保　静枝. 山田　正子. 坂田　八重. 中条　多恵子, 厚生省特定疾患　難病のケア・システム調査研究班　平成7年度研究報告, 157～160, 1996, 筋萎縮性側索硬化症

22383: インターネットを利用した神経難病情報サービスの提供に関する研究, 福原　信義. 中島　孝. 岩島　由子. 坂田　八重, 厚生省特定疾患　難病のケア・システム調査研究班　平成7年度研究報告, 161～165, 1996, 神経難病全般

22384: 難病の地域ケアにおける関係機関の役割分担と連携　－神経難病患者への訪問調査から－, 南　幹雄. 加藤　丈士. 最上　福美子. 藍口　陽子. 中居　詔子. 斉藤　千代美. 川口　篤子. 前波　和子. 高村　文子, 厚生省特定疾患　難病のケア・システム調査研究班　平成7年度研究報告, 166～175, 1996, 筋萎縮性側索硬化症、脊髄小脳変性症、パーキンソン病、スモン、多発性硬化症、重症筋無力症

22385: 特定疾患患者療養生活実態調査（その3）　－神経系疾患療養者の療養生活実態と支援ニーズ－, 江

澤 和江. 廣瀬 和彦. 牛込三和子. 輪湖 史子. 逸見 功. 川村 佐和子. 近藤 紀子. 小森 哲夫. 徳山 祥子, 厚生省特定疾患 難病のケア・システム調査研究班 平成7年度研究報告, 176〜181, 1996, 神経難病全般

22386: 外来通院. 神経難病患者の療養実態 −パーキンソン病を中心に−, 小森 哲夫. 田中 千鶴子. 磯部 祥子. 菊池 由生子, 厚生省特定疾患 難病のケア・システム調査研究班 平成7年度研究報告, 182〜184, 1996, パーキンソン病

22387: 難病における看護技術の最近の進歩［Ⅱ］−在宅人工呼吸器− 筋ジストロフィー在宅患者の人工呼吸器療法, 小長谷 正明. 酒井 憲子, 厚生省特定疾患 難病のケア・システム調査研究班 平成7年度研究報告, 199〜202, 1996, 進行性筋ジストロフィー

22388: 難病における看護技術の最近の進歩［Ⅱ］−在宅人工呼吸器− 家族介護者についての看護アセスメントと解決策, 尾崎 章子. 川村 佐和子. 数間 恵子, 厚生省特定疾患 難病のケア・システム調査研究班 平成7年度研究報告, 203〜207, 1996, 筋萎縮性側索硬化症

22389: 難病における看護技術の最近の進歩［Ⅱ］−在宅人工呼吸器− トラブル対応−阪神大震災時の緊急対応, 豊浦 保子. 水町 真知子. 黒田 研二, 厚生省特定疾患 難病のケア・システム調査研究班 平成7年度研究報告, 208〜210, 1996, 筋萎縮性側索硬化症

22390: 難病における看護技術の最近の進歩［Ⅱ］−在宅人工呼吸器− 機器供給会社における1年間の電話相談と緊急対応の実際, 倉田 尚一, 厚生省特定疾患 難病のケア・システム調査研究班 平成7年度研究報告, 211〜215, 1996, 神経難病全般

22391: 難病の地域ケアにおける支援体制−現状と将来− 愛知県における難病の地域ケア5年間の経過と今後の課題, 大輪 次郎, 厚生省特定疾患 難病のケア・システム調査研究班 平成7年度研究報告, 216〜223, 1996, 神経難病全般

22392: 難病の地域ケアにおける支援体制−現状と将来− 京都府医師会における在宅ケアへの取り組みと今後の課題, 遠藤 治郎, 厚生省特定疾患 難病のケア・システム調査研究班 平成7年度研究報告, 224〜230, 1996, 神経難病全般

22393: 難病の地域ケアにおける支援体制−現状と将来− 保健所保健婦の3年間の地域ケア活動とその成果, 栗本 洋子. 丹羽 恵子, 厚生省特定疾患 難病のケア・システム調査研究班 平成7年度研究報告, 231〜237, 1996, 神経難病全般

22394: 難病の地域ケアにおける支援体制−現状と将来− 在宅療養継続に関連する因子の探索, 牛久保 美津子, 厚生省特定疾患 難病のケア・システム調査研究班 平成7年度研究報告, 238〜241, 1996, 筋萎縮性側索硬化症、脊髄小脳変性症、パーキンソン病

22395: 筋萎縮性側索硬化症患者の長期ケアにおける問題点, 水谷 智彦, 厚生省特定疾患 難病のケア・システム調査研究班 昭和63年度研究報告, 353〜360, 1989, 筋萎縮性側索硬化症

22396: 気管切開術を施行した神経難病の予後, 宮崎 一興. 遠藤 桂子. 伊藤 裕之. 天野 直二, 厚生省特定疾患 難病のケア・システム調査研究班 平成2年度研究報告, 251〜255, 1991, 脊髄小脳変性症、パーキンソン病、進行性核上性麻痺

22397: 神経難病患者の意識調査と生活実態, 金沢 一. 田添 美代子. 黒木 由美. 原 泰廣. 金谷 律子. 増田 孝子. 丸谷 房子. 渋谷 統寿, 厚生省特定疾患 難病のケア・システム調査研究班 平成2年度研究報告, 356〜362, 1991, 神経難病全般

22398: 東京都における在宅難病患者訪問診療事業−保健所の立場から−, 土井 道子, 厚生省特定疾患 難病のケア・システム調査研究班 平成2年度研究報告, 434〜440, 1991, 神経難病全般

22399：神経難病の長期経管栄養における問題点－血清銅・セルロプラスミン値の低下について－，福原　信義．多久　肇一．樋口　砂里．中島　孝．新田　永俊，厚生省特定疾患　難病のケア・システム調査研究班　平成3年度研究報告，297～301，1992，神経難病全般

22400：名古屋市在宅療養支援事業から見た難病在宅ケアの展望，大輪　次郎．武井　禧明，厚生省特定疾患　難病のケア・システム調査研究班　平成3年度研究報告，317～322，1992，神経難病全般

22401：長期経管栄養患者の銅欠乏に対する食物を用いた補充，福原　信義．多久　肇一．林　靖子．中島　孝．新田　永俊．松原　宏美．五十嵐　英子．秋葉　正文，厚生省特定疾患　難病のケア・システム調査研究班　平成4年度研究報告，266～274，1993，神経難病全般

22402：静岡県中部地区における筋萎縮性側索硬化症患者の実態調査，溝口　功一．長谷　麻子．松岡　宏明．小尾　智一．西村　嘉郎．宇尾野　公義，厚生省特定疾患　難病のケア・システム調査研究班　平成5年度研究報告，169～172，1994，筋萎縮性側索硬化症

22403：パソコン利用によるQOL支援　－長期療養の神経難病の症例より－，村上　慶郎．久保　健彦，厚生省特定疾患　難病のケア・システム調査研究班　平成6年度研究報告，42～44，1995，ウエルドニッヒホフマン病

22404：静岡県内の神経内科施設に対するALSに関するアンケート調査結果について，溝口　功一．松岡　宏明．西村　嘉郎．宇尾野　公義，厚生省特定疾患　難病のケア・システム調査研究班　平成6年度研究報告，134～138，1995，筋萎縮性側索硬化症

22405：在宅難病患者に対する支援の検討，大輪　次郎．高澤　嘉人．池田　信彦．曽我　恒夫．青木　紀生．高橋　誠二．谷口　正明，厚生省特定疾患　難病のケア・システム調査研究班　平成6年度研究報告，217～220，1995，神経難病全般

22406：愛知県医師会の難病対策，大輪　次郎，厚生省特定疾患　難病のケア・システム調査研究班　平成6年度研究報告，331～339，1995，神経難病全般

22407：愛知県における難病患者訪問診療事業の実践と課題，大輪　次郎．谷口　正明．近藤　修司．林　月美．鈴木　克美．近藤　健弘．板井　由美子，厚生省特定疾患　難病のケア・システム調査研究班　平成7年度研究報告，136～141，1996，神経難病全般

厚生省特定疾患調査研究班 社会医学研究部門 特定疾患に関するQOL研究班研究報告書

登録番号:タイトル, 著者, 出典誌, 巻(号), 掲載頁, 発行年, 主な疾患

24001: 神経難病のQOL向上のためのコンピュータネットワーク利用についての研究, 福原 信義. 中島 孝. 林 恒美. 古井 英介. 大竹 朗, 厚生省特定疾患調査研究班 社会医学研究部門 特定疾患に関するQOL研究班 平成8年度研究報告書, 5～8, 1997, 神経難病全般

24002: 市町村ヘルパー室における難病者への取り組み実態調査報告, 福原 信義. 岩島 由子. 勝海 弘子. 杉田 和美. 佐藤 まゆみ. 今井 智子. 五十嵐 加代子, 厚生省特定疾患調査研究班 社会医学研究部門 特定疾患に関するQOL研究班 平成8年度研究報告書, 9～20, 1997, 神経難病全般

24003: 段階的在宅を繰り返す中での心理的変化からQOL向上に繋がった1症例の研究, 福原 信義. 清水 小百合. 新保 静枝. 峰村 勇一. 秋山 美由紀. 船崎 美子. 高橋 ひで子. 阿津 公子, 厚生省特定疾患調査研究班 社会医学研究部門 特定疾患に関するQOL研究班 平成8年度研究報告書, 21～26, 1997, 筋萎縮性側索硬化症

24004: 社会資源の地域比較と福祉施策利用上の課題, 川村 佐和子. 牛込 三和子. 江澤 和江. 廣瀬 和彦. 近藤 紀子, 厚生省特定疾患調査研究班 社会医学研究部門 特定疾患に関するQOL研究班 平成8年度研究報告書, 38～42, 1997, 神経難病全般

24005: 難病疾患患者の健康関連QOLの測定とその意義, 福原 俊一, 厚生省特定疾患調査研究班 社会医学研究部門 特定疾患に関するQOL研究班 平成8年度研究報告書, 43～48, 1997, 神経難病全般

24006: パーキンソン病患者の重症度別QOL評価 実態調査とQOL向上のために, 福永 秀敏. 笠井 武史. 吉留 宏明, 厚生省特定疾患調査研究班 社会医学研究部門 特定疾患に関するQOL研究班 平成8年度研究報告書, 49～54, 1997, パーキンソン病

24007: 筋萎縮性側索硬化症の緩和ケアの現状 全国国立療養所神経内科のアンケートから, 今井 尚志. 難波 玲子. 高橋 桂一, 厚生省特定疾患調査研究班 社会医学研究部門 特定疾患に関するQOL研究班 平成8年度研究報告書, 68～72, 1997, 筋萎縮性側索硬化症

24008: 在宅高齢パーキンソン病患者のQOLの向上を図る 1方法:音楽運動療法と看護の効果, 川島 みどり. 平松 則子. 野田 燎, 厚生省特定疾患調査研究班 社会医学研究部門 特定疾患に関するQOL研究班 平成8年度研究報告書, 81～86, 1997, パーキンソン病

24009: 神経系難病の公費負担制度に基づく累積新規受給申請率と新規受給申請時ADLの実態、ADLとQOLとの関連についての検討, 喜多 義邦. 早川 岳人. 三上 房枝. 足立 京子. 木津 太土. 大佛 正隆. 岡山 明. 上島 弘嗣. 山川 正信. 門脇 崇. 渡辺 至, 厚生省特定疾患調査研究班 社会医学研究部門 特定疾患に関するQOL研究班 平成8年度研究報告書, 87～94, 1997, 神経難病全般

24010: パーキンソン病患者におけるSF-36の信頼性の検討, 久野 貞子. 和田 さゆり. 水田 英二. 山崎 俊三. 福原 俊一, 厚生省特定疾患調査研究班 社会医学研究部門 特定疾患に関するQOL研究班 平成8年度研究報告書, 95～101, 1997, パーキンソン病

24011: 筋萎縮性側索硬化症の呼吸障害に関する研究 客観的呼吸障害評価法の検討, 小森 哲夫. 三明 裕知. 道山 典功. 千葉 恵美子. 草野 勝. 斉藤 純子. 宮川 哲夫, 厚生省特定疾患調査研究班 社会医学研究部門 特定疾患に関するQOL研究班 平成8年度研究報告書, 102～114, 1997, 筋萎

縮性側索硬化症

24012: 筋萎縮性側索硬化症の呼吸障害に関する研究　至適呼吸理学療法プログラムの研究, 小森　哲夫. 宮川　哲夫. 道山　典功. 千葉　恵美子. 草野　勝. 斉藤　純子. 三明　裕知, 厚生省特定疾患調査研究班　社会医学研究部門　特定疾患に関するＱＯＬ研究班　平成８年度研究報告書, 115～119, 1997, 筋萎縮性側索硬化症

24013: 筋萎縮性側索硬化症（ＡＬＳ）の医療相談：３年間の実績と今後の課題, 佐藤　猛. 吉野　英. 星　研一. 中谷　雪. 浜　明子. 三枝　政行, 厚生省特定疾患調査研究班　社会医学研究部門　特定疾患に関するＱＯＬ研究班　平成８年度研究報告書, 120～125, 1997, 筋萎縮性側索硬化症

24014: 若年発症した在宅神経難病患者のＱＯＬ向上をめざした支援視点の検討, 新村　和哉. 中川　修一. 古塩　幸子. 西川　芳子. 平塚　洋子. 竹原　智美. 石田　美穂. 小倉　佳子. 関谷　由美子, 厚生省特定疾患調査研究班　社会医学研究部門　特定疾患に関するＱＯＬ研究班　平成８年度研究報告書, 126～133, 1997, 脊髄小脳変性症、パーキンソン病、重症筋無力症

24015: 在宅神経難病患者・家族のＱＯＬ向上のための支援　意義と問題点（環境整備を中心に）, 難波　玲子. 櫛田　晃正. 佐野　満里子. 高戸　喜美子, 厚生省特定疾患調査研究班　社会医学研究部門　特定疾患に関するＱＯＬ研究班　平成８年度研究報告書, 144～148, 1997, 筋萎縮性側索硬化症、脊髄小脳変性症、多発性硬化症

24016: 神経難病患者のＱＯＬ向上のための地域ケアシステムの問題点, 堀川　楊. 江口　郁代. 野田　恒彦. 榎並　和子. 若林　佑子, 厚生省特定疾患調査研究班　社会医学研究部門　特定疾患に関するＱＯＬ研究班　平成８年度研究報告書, 156～161, 1997, 神経難病全般

24017: ネットワークを用いたＱＯＬに関する研究, 水島　洋, 厚生省特定疾患調査研究班　社会医学研究部門　特定疾患に関するＱＯＬ研究班　平成８年度研究報告書, 162～168, 1997, 神経難病全般

24018: 人工呼吸器を装着したＡＬＳ患者を地域で支えていくために, 福原　信義. 佐藤　まゆみ. 五十嵐　加代子. 岡本　剛. 池田　文子. 上野　春代. 加藤　カチ. 岩島　由子, 厚生省特定疾患調査研究班　社会医学研究部門　特定疾患に関するＱＯＬ研究班　平成９年度研究報告書, 5～10, 1998, 筋萎縮性側索硬化症

24019: ＡＬＳ訪問看護の基準化に関する検討　ＡＬＳ訪問看護課題, 牛込　三和子. 川村　佐和子. 輪湖　史子. 江澤　和江. 徳山　祥子. 笠井　秀子. 近藤　紀子. 長谷川　美津子, 厚生省特定疾患調査研究班　社会医学研究部門　特定疾患に関するＱＯＬ研究班　平成９年度研究報告書, 11～17, 1998, 筋萎縮性側索硬化症

24020: 難病事業の体系化と保健婦活動基準の作成　保健所保健婦の難病事業への取り組みの現状と課題, 川村　佐和子. 牛込　三和子. 江澤　和江. 輪湖　史子. 徳山　祥子. 近藤　紀子. 小林　理恵. 田中　修子, 厚生省特定疾患調査研究班　社会医学研究部門　特定疾患に関するＱＯＬ研究班　平成９年度研究報告書, 18～23, 1998, 神経難病全般

24021: 新潟市難病ケース検討会の症例分析, 堀川　楊. 江口　郁代. 近藤　文子. 大西　洋司. 榎並　和子, 厚生省特定疾患調査研究班　社会医学研究部門　特定疾患に関するＱＯＬ研究班　平成９年度研究報告書, 24～29, 1998, 神経難病全般

24022: 農山村部における神経疾患を対象とした地域保健活動の試み, 熊本　俊秀. 三宮　邦裕. 上山　秀嗣. 成迫　智子. 永冨　文子. 津田　富康. 備後　由喜江. 西橋　静香, 厚生省特定疾患調査研究班　社会医学研究部門　特定疾患に関するＱＯＬ研究班　平成９年度研究報告書, 30～38, 1998, 神経難病全般

24023：山形県における神経難病ケア・システムの構築，木村　格．関　晴朗．亀谷　剛．高橋　健二．池野　知康．守川　新人．開沼　哲男．草苅　典美．小島　雄一．公平　綾子，厚生省特定疾患調査研究班　社会医学研究部門　特定疾患に関するＱＯＬ研究班　平成９年度研究報告書，39～48，1998，神経難病全般

24024：実務担当者からみた神経難病，福永　秀敏，厚生省特定疾患調査研究班　社会医学研究部門　特定疾患に関するＱＯＬ研究班　平成９年度研究報告書，49～54，1998，神経難病全般

24025：筋萎縮性側索硬化症の呼吸障害に関する研究　呼吸理学療法の効果，小森　哲夫．道山　典功．宮川　哲夫．千葉　美恵子．草野　勝．斉藤　純子．久保田　富夫．三明　裕知，厚生省特定疾患調査研究班　社会医学研究部門　特定疾患に関するＱＯＬ研究班　平成９年度研究報告書，55～59，1998，筋萎縮性側索硬化症

24026：筋萎縮性側索硬化症の呼吸障害に関する研究　生理学的検査の予後予測への寄与，小森　哲夫．三明　裕知．道山　典功．千葉　恵美子．草野　勝．斉藤　純子．宮川　哲夫，厚生省特定疾患調査研究班　社会医学研究部門　特定疾患に関するＱＯＬ研究班　平成９年度研究報告書，60～68，1998，筋萎縮性側索硬化症

24027：在宅パーキンソン病患者のＱＯＬの質的評価　音楽空間における看護介入による患者の反応から，川島　みどり．平松　則子．春日　美香子．大吉　三千代，厚生省特定疾患調査研究班　社会医学研究部門　特定疾患に関するＱＯＬ研究班　平成９年度研究報告書，69～73，1998，パーキンソン病

24028：在宅時の患者の流えん対策　エアポンプ改良型低圧持続吸引器を使用してみて，福原　信義．鈴木　順美．高橋　いま子．峰村　勇一．袖山　千恵子．船崎　美子．高橋　ひで子，厚生省特定疾患調査研究班　社会医学研究部門　特定疾患に関するＱＯＬ研究班　平成９年度研究報告書，74～78，1998，筋萎縮性側索硬化症

24029：筋萎縮性側索硬化症（ＡＬＳ）のインフォームドコンセント　国立療養所のアンケートから，今井　尚志．難波　玲子．福原　信義．高橋　桂一，厚生省特定疾患調査研究班　社会医学研究部門　特定疾患に関するＱＯＬ研究班　平成９年度研究報告書，79～83，1998，筋萎縮性側索硬化症

24030：筋萎縮性側索硬化症（ＡＬＳ）の緩和ケア　国立療養所神経内科協議会のアンケートより，難波　玲子．今井　尚志．福原　信義．高橋　桂一，厚生省特定疾患調査研究班　社会医学研究部門　特定疾患に関するＱＯＬ研究班　平成９年度研究報告書，84～86，1998，筋萎縮性側索硬化症

24031：ＡＬＳ患者におけるインフォームドコンセント　告知を受ける家族の立場からのアンケート調査の分析，熊本　俊秀．木村　照美．牧野　里美．佐藤　幸子．安東　広子．三宮　邦裕．西山　淑子，厚生省特定疾患調査研究班　社会医学研究部門　特定疾患に関するＱＯＬ研究班　平成９年度研究報告書，87～93，1998，筋萎縮性側索硬化症

24032：重度神経難病患者の「生きがい」調査，福永　秀敏．笠井　武史．吉留　宏明，厚生省特定疾患調査研究班　社会医学研究部門　特定疾患に関するＱＯＬ研究班　平成９年度研究報告書，94～98，1998，筋萎縮性側索硬化症、パーキンソン病

24033：ＱＯＬから見たパーキンソン病の排尿障害　―国際前立腺症状スコア（ＩＰＳＳ）を用いた評価―，久野　貞子．荒木　勇雄．水田　英二．山崎　俊三，厚生省特定疾患調査研究班　社会医学研究部門　特定疾患に関するＱＯＬ研究班　平成９年度研究報告書，99～105，1998，パーキンソン病

24034：在宅神経難病患者におけるＱＯＬと疾病克服の検討，新村　和哉．衣笠　昭彦．古塩　幸子．福田　正恵．井爪　多津江．西川　芳子．高石　和子．小倉　佳子．関谷　由美子．谷垣　静子，厚生省特定疾患調査研究班　社会医学研究部門　特定疾患に関するＱＯＬ研究班　平成９年度研究報告書，106

　　　　～ 116, 1998, 脊髄小脳変性症、パーキンソン病、神経難病全般
24035: 患者のＱＯＬ向上に対するネットワークの効果, 水島　洋. 内山　映子, 厚生省特定疾患調査研究班　社会医学研究部門　特定疾患に関するＱＯＬ研究班　平成９年度研究報告書, 117～ 122, 1998, 神経難病全般
24036: ＡＬＳなどの四肢麻痺患者用コミュニケーション機器開発研究, 福原　信義. 中島　孝. 水島　洋. 宮内　哲. 近藤　泰志. 深井　克明. 熊沢　良彦, 厚生省特定疾患調査研究班　社会医学研究部門　特定疾患に関するＱＯＬ研究班　平成９年度研究報告書, 123～ 125, 1998, 筋萎縮性側索硬化症
24037: 神経難病に対するテレビ電話の試み, 旭　俊臣. 吉山　容正. 朝比奈　真由美. 今村　美葉. 末吉　富美江. 渡邊　晶子. 古山　和子. 新井　公人. 服部　孝道, 厚生省特定疾患調査研究班　社会医学研究部門　特定疾患に関するＱＯＬ研究班　平成９年度研究報告書, 126～ 135, 1998, 脊髄小脳変性症、パーキンソン病、重症筋無力症

厚生省特定疾患 ＡＬＳ患者等の療養環境整備に関する研究班研究報告書

登録番号:タイトル, 著者, 出典誌, 巻(号), 掲載頁, 発行年, 主な疾患

26001: ＡＬＳ全国医療情報ネットワークの設立とモデル事業, 佐藤　猛, 厚生省特定疾患　ＡＬＳ患者等の療養環境整備に関する研究班　平成９年度研究報告書, 13～28, 1998, 筋萎縮性側索硬化症

26002: ＡＬＳ患者の療養環境に関するアンケート調査, 佐藤　猛. 吉野　英. 浜　明子. 三枝　政行. 川村　佐和子, 厚生省特定疾患　ＡＬＳ患者等の療養環境整備に関する研究班　平成９年度研究報告書, 31～83, 1998, 筋萎縮性側索硬化症

26003: 山形県神経難病療養環境整備モデル事業に関する研究, 木村　格. 関　晴朗. 亀谷　剛. 高橋　健二. 池野　知康. 守川　新人. 開沼　哲男. 草苅　典美. 小島　雄一. 公平　綾子, 厚生省特定疾患　ＡＬＳ患者等の療養環境整備に関する研究班　平成９年度研究報告書, 87～91, 1998, 神経難病全般

26004: 神経難病ネットワークの活動と難病患者在宅ケアへの取り組み, 糸山　泰人. 望月　廣. 小野寺　宏. 長澤　治夫. 川島　孝一郎, 厚生省特定疾患　ＡＬＳ患者等の療養環境整備に関する研究班　平成９年度研究報告書, 92～94, 1998, 神経難病全般

26005: 静岡県のＡＬＳ患者のネットワーク作りの現状, 溝口　功一. 西村　嘉郎, 厚生省特定疾患　ＡＬＳ患者等の療養環境整備に関する研究班　平成９年度研究報告書, 95～97, 1998, 筋萎縮性側索硬化症

26006: 京都地域における神経難病・ＡＬＳ対策の課題, 齋田　孝彦. 小牟禮　修. 新村　和也. 中村　泰三. 谷口　三夫. 吉田　菊代, 厚生省特定疾患　ＡＬＳ患者等の療養環境整備に関する研究班　平成９年度研究報告書, 98～99, 1998, 筋萎縮性側索硬化症、神経難病全般

26007: 広島県地域保健対策協議会におけるＡＬＳネットワーク, 中村　重信. 郡山　達男. 岡崎　正典. 黒川　勝己. 太田　典也, 厚生省特定疾患　ＡＬＳ患者等の療養環境整備に関する研究班　平成９年度研究報告書, 100～104, 1998, 筋萎縮性側索硬化症

26008: 鹿児島県ＡＬＳ医療福祉ネットワークの構築と今後の課題, 福永　秀敏, 厚生省特定疾患　ＡＬＳ患者等の療養環境整備に関する研究班　平成９年度研究報告書, 105～107, 1998, 筋萎縮性側索硬化症

26009: 神奈川県２施設に於けるＡＬＳ療養の現状, 長谷川　一子. 丸野　知子. 梁　正淵. 糠沢　達志. 古橋　紀久. 福山　嘉綱. 青戸　和子. 岸林　潤. 村上　慶郎, 厚生省特定疾患　ＡＬＳ患者等の療養環境整備に関する研究班　平成９年度研究報告書, 111～115, 1998, 筋萎縮性側索硬化症

26010: 都立神経病院におけるＡＬＳの入院状況　－１９９６年度６１症例の検討から－, 平井　俊策. 八木　晧一, 厚生省特定疾患　ＡＬＳ患者等の療養環境整備に関する研究班　平成９年度研究報告書, 116～119, 1998, 筋萎縮性側索硬化症

26011: ＡＬＳの療養に関する問題　－医療相談室の電話相談を通して－, 平井　俊策. 田中　千鶴子. 磯部　祥子. 人見　素子. 小島　弓子. 菊池　由生子, 厚生省特定疾患　ＡＬＳ患者等の療養環境整備に関する研究班　平成９年度研究報告書, 120～122, 1998, 筋萎縮性側索硬化症

26012: 在宅療養ＡＬＳ者の社会的入院理由の分析, 川村　佐和子. 徳山　祥子. 牛込　三和子. 江澤　和江. 輪湖　史子. 長沢　つるよ. 兼山　綾子. 近藤　紀子. 岩下　正子. 福永　愛子. 恒川　明子, 厚生省特定疾患　ＡＬＳ患者等の療養環境整備に関する研究班　平成９年度研究報告書, 123～126, 1998, 筋萎縮性側索硬化症

26013: 神経難病施設（国立療養所足利病院）におけるALS患者長期療養の問題点, 中野 今治. 藤本 健一. 佐山 節子. 静間 奈美, 厚生省特定疾患 ALS患者等の療養環境整備に関する研究班 平成9年度研究報告書, 127〜129, 1998, 筋萎縮性側索硬化症

26014: 日本ALS協会近畿ブロックの患者・家族の療養実態, 斎田 孝彦. 谷垣 静子. 豊浦 保子. 水町 真知子, 厚生省特定疾患 ALS患者等の療養環境整備に関する研究班 平成9年度研究報告書, 130〜132, 1998, 筋萎縮性側索硬化症

26015: 三重県における筋萎縮性側索硬化症患者の療養状況 呼吸管理と合併症の検討, 葛原 茂樹. 内藤 寛, 厚生省特定疾患 ALS患者等の療養環境整備に関する研究班 平成9年度研究報告書, 133〜137, 1998, 筋萎縮性側索硬化症

26016: ALSの長期入院療養の問題点と課題, 難波 玲子. 井原 雄悦. 信国 圭吾. 佐藤 圭子. 高田 裕. 早原 敏之, 厚生省特定疾患 ALS患者等の療養環境整備に関する研究班 平成9年度研究報告書, 138〜140, 1998, 筋萎縮性側索硬化症

26017: 大分県におけるALS患者の疫学と医療状況に関する調査について, 永松 啓爾, 厚生省特定疾患 ALS患者等の療養環境整備に関する研究班 平成9年度研究報告書, 141〜143, 1998, 筋萎縮性側索硬化症

26018: ALS患者等の長期在宅人工呼吸療養に対する在宅機関支鏡検査による気道系合併症の評価, 上出 正之, 厚生省特定疾患 ALS患者等の療養環境整備に関する研究班 平成9年度研究報告書, 147〜151, 1998, 筋萎縮性側索硬化症

26019: 筋萎縮性側索硬化症（ALS）における経ロブドウ糖負荷の自律神経機能に及ぼす影響, 濱口 勝彦. 山元 敏正. 島津 邦男. 田村 直俊. 前田 晃宏. 小野田 敦浩. 丸木 雄一, 厚生省特定疾患 ALS患者等の療養環境整備に関する研究班 平成9年度研究報告書, 152〜154, 1998, 筋萎縮性側索硬化症

26020: 筋萎縮性側索硬化症への喉頭摘出術の適応について, 郭 伸. 岩田 誠. 金澤 一郎, 厚生省特定疾患 ALS患者等の療養環境整備に関する研究班 平成9年度研究報告書, 155〜158, 1998, 筋萎縮性側索硬化症

26021: 長期療養筋萎縮性側索硬化症患者の消化管合併症, 佐藤 猛. 星 研一. 吉野 英. 森原 康之. 中谷 雪. 杉山 誠. 上出 政之, 厚生省特定疾患 ALS患者等の療養環境整備に関する研究班 平成9年度研究報告書, 159〜160, 1998, 筋萎縮性側索硬化症

26022: 筋萎縮性側索硬化症患者への心理的援助, 葛原 茂樹. 浦川 加代子. 小島 照子. 内藤 寛, 厚生省特定疾患 ALS患者等の療養環境整備に関する研究班 平成9年度研究報告書, 161〜164, 1998, 筋萎縮性側索硬化症

26023: 大分県のALS患者にみられた重大な合併症, 永松 啓爾, 厚生省特定疾患 ALS患者等の療養環境整備に関する研究班 平成9年度研究報告書, 165〜165, 1998, 筋萎縮性側索硬化症

26024: 人工呼吸器はずれ事故警報装置の試作, 永松 啓爾, 厚生省特定疾患 ALS患者等の療養環境整備に関する研究班 平成9年度研究報告書, 166〜166, 1998, その他

東京都衛生局学会誌

登録番号:タイトル, 著者, 出典誌, 巻(号), 掲載頁, 発行年, 主な疾患

30001: 難病保健指導技術の発展と実務研修の果す役割, 木下　安子. 関谷　栄子. 秋村　純江. 川村　佐和子, 東京都衛生局学会誌, （76）, 58～59, 1986, 難病全般

30002: 都立神経病院リハビリテーション科における集団訓練の実施報告, 市田　和美, 東京都衛生局学会誌, （76）, 188～189, 1986, 神経難病全般

30003: パーキンソン病友の会の地区組織結成援助について, 西島　好章. 益子　フサ. 高橋　ミツ子. 臼井　重夫. 海老原　博行. 大谷　元治. 飛松　源治. 戸塚　和江. 脇田　南洋. 神野　朋幸. 岡　新太郎, 東京都衛生局学会誌, （76）, 200～201, 1986, パーキンソン病

30004: 人工呼吸器装着患者の多用途ベンチレーター使用による生活範囲拡大の試み, 雑賀　美智子. 石井　敏子. 上田　協子. 外川　由紀子. 小栗　昌子. 石井　ツズ, 東京都衛生局学会誌, （76）, 284～285, 1986, 筋萎縮性側索硬化症

30005: レスピレーター管理下のDMD患者に対するコンピューターグラフィクの応用, 田中　勇次郎, 東京都衛生局学会誌, （77）, 50～51, 1986, 進行性筋ジストロフィー

30006: 脊髄小脳変性症患者の筋力特性について（サイベックスを用いて）, 望月　久. 笠原　良雄, 東京都衛生局学会誌, （77）, 54～55, 1986, 脊髄小脳変性症

30007: 当院におけるSCD患者の動向（PTを主として）, 福元　賢吾. 笠原　良雄. 肥田　邦江, 東京都衛生局学会誌, （77）, 58～59, 1986, 脊髄小脳変性症

30008: 世田谷区砧保健所によるパーキンソン体操教室の現状報告, 馬場　弘子. 山本　つね. 黒木　タエ. 九島　久美子. 野口　洋子. 宮川　勝子. 山口　加代子. 三田　尚子. 荒木　夏代. 望月　由美子. 柳元　徳江. 吉田　裕子, 東京都衛生局学会誌, （77）, 64～65, 1986, パーキンソン病

30009: 人工呼吸器を装着して、入院中の筋萎縮性側索硬化症患者の外出を試みて, 長尾　真理. 熊谷　通夫, 東京都衛生局学会誌, （77）, 66～67, 1986, 筋萎縮性側索硬化症

30010: 府中療育センターへの緊急入院患者の現状と課題, 高橋　純. 原　靖子. 今泉　三知代. 川口　博. 島　和子. 篠原　猛. 石崎　朝世. 神原　芳子. 田畑　八重子. 中村　孝子. 佐藤　正夫. 坂本　明美. 志賀　節昭. 青山　好作, 東京都衛生局学会誌, （78）, 26～27, 1987, 重症心身障害

30011: 多摩療育園における摂食指導の取り組みについて, 浜田　照代. 川崎　葉子. 宮入　八重子. 星　邦子. 岡田　恵美子. 大東　知子. 竹内　美代子. 野沢　信子. 鈴木　とし子. 大橋　利美子. 酒井　みつ子. 佐藤　真希恵. 田中　節子. 加藤　はる江. 櫛田　タツヨ. 秋村　純江, 東京都衛生局学会誌, （78）, 32～33, 1987, 肢体不自由児、心身障害児

30012: 人工呼吸器の管理を要する神経難病患者の在宅看護とチーム医療, 鈴木　恒安. 斉藤　りつ. 川村　登志江. 八木　弘江. 佐藤　恒. 亀田　協子. 川村　佐和子. 秋村　純江, 東京都衛生局学会誌, （78）, 274～275, 1987, 筋萎縮性側索硬化症

30013: 末期ALS患者の看護に関する一考察　－看護場面の再構成を通し患者の心理を知る－, 常田　美奈子. 大佐賀　和佳. 石井　ツズ, 東京都衛生局学会誌, （78）, 276～277, 1987, 筋萎縮性側索硬化症

30014: ALS末期患者の精神的アプローチ　－コミュニケーション困難な事例を通して－, 足立　幸子. 佐々木　孝子, 東京都衛生局学会誌, （78）, 278～279, 1987, 筋萎縮性側索硬化症

30015: 脳卒中の社会学, 川村　佐和子, 東京都衛生局学会誌, (79), 13〜15, 1987, パーキンソン病、脳血管疾患

30016: パーキンソン病等難病患者を対象としたリハビリテーション教室を地域で実践して, 藤井　真子. 青山　キヨミ. 豊田　幸子. 南　睦恵. 野呂　幸子. 岡部　真千子, 東京都衛生局学会誌, (79), 140〜141, 1987, パーキンソン病

30017: 在宅難病患者の地域ケア体制　K氏への援助活動の分析をとおして、保健所の役割を考える, 斉藤　泰子. 浦崎　貞子. 前島　悦子. 町田　博子. 幸田　遥. 飯島　たつみ. 宇野　由美. 佐久間　幸子. 大久保　暢夫, 東京都衛生局学会誌, (79), 142〜143, 1987, パーキンソン病

30018: 都内筋萎縮性側索硬化症患者の実態調査　－地域在宅ケア援助システムの構築に向けて－, 長谷川　政二. 青山　キヨミ. 大黒　寛. 川村　佐和子. 大島　一良, 東京都衛生局学会誌, (79), 144〜145, 1987, 筋萎縮性側索硬化症

30019: リハビリテーションを行っているパーキンソン病患者の日常生活上の問題点, 安部　洋子. 真壁　寿. 東條　敏子. 政岡　君子. 大久保　美代子. 西村　いづみ. 友松　栄二. 吉岡　毅. 榊原　三恵, 東京都衛生局学会誌, (79), 148〜149, 1987, パーキンソン病

30020: 脊髄小脳変性症の重症度分類試案　－移動能力を中心に－, 望月　久. 肥田　邦江. 岡　十代香, 東京都衛生局学会誌, (79), 204〜205, 1987, 脊髄小脳変性症

30021: 脊髄小脳変性症患者に対するＰＮＦ訓練の試み, 笠原　良雄, 東京都衛生局学会誌, (79), 208〜209, 1987, 脊髄小脳変性症

30022: 障害児障害者医療に必要な加令と合併症に関する知識, 花篭　良一. 伊佐　文子. 木原　可子. 徳富　真理子. 岸沢　有二, 東京都衛生局学会誌, (79), 272〜273, 1987, 障害児・者

30023: パーキンソン病における知的機能について　－ＷＡＩＳによる分析－, 会田　耕三, 東京都衛生局学会誌, (79), 284〜285, 1987, パーキンソン病

30024: 在宅リハビリ訪問対象者の日常生活動作及び移動動作〜継続訪問の要否について〜, 小尾　昇. 大塚　節子. 狩野　順子. 竹之内　広美. 粟津原　昇. 久木原　恭子. 山口　美佳. 木村　博光, 東京都衛生局学会誌, (80), 140〜141, 1988, 慢性関節リウマチ・パーキンソン症候群・後縦靱帯骨化症

30025: 神経ベーチェットケースにおける在宅ケアーチームの展開と保健婦の役割, 名和田　宏. 菅原　とし子. 北村　通子. 鈴木　節子. 石黒　久江. 橘　清子. 大野　明美. 仲田　秀子, 東京都衛生局学会誌, (80), 160〜161, 1988, 神経ベーチェット病

30026: 経口摂取困難児、2症例に対する摂食訓練, 船津　怜弥, 東京都衛生局学会誌, (80), 164〜165, 1988, Apert症候群・脳性マヒ等

30027: 当園における外来食事指導の現状, 黒沼　博子. 佐藤　佳子. 岡　江利子. 麻生　昌子, 東京都衛生局学会誌, (80), 168〜169, 1988, 肢体不自由児

30028: パーキンソン病患者の動作障害－重症度による変化－, 望月　久. 増本　正太郎. 福元　賢吾. 福本　美和. 市田　和美. 岡　十代香. 肥田　邦江. 市原　京子. 笠原　良雄, 東京都衛生局学会誌, (80), 174〜175, 1988, パーキンソン病

30029: 重症心身障害児の食事動作について第一報　－介助状態の分析と動作の到達段階による比較－, 清水　律子. 船津　怜弥. 田代　健治, 東京都衛生局学会誌, (80), 178〜179, 1988, 重症心身障害児

30030: 難病患者の在宅療養とチームアプローチ　－脊髄小脳変性症のAさんの援助を通して－, 成島　公子. 奥山　則子, 東京都衛生局学会誌, (80), 184〜185, 1988, 脊髄小脳変性症

30031: 人工呼吸器使用患者の在宅療養の実現　－筋萎縮性側索硬化症の事例を通して－, 久留　征子. 土田

ユリ. 花山 美鈴. 芝 裕美. 宮沢 尚美. 佐藤 淳子, 東京都衛生局学会誌, （81）, 48〜49, 1988, 筋萎縮性側索硬化症

30032: 難病および特殊医療を要する疾病に対する都の医療費公費負担実績の推移, 渡辺 紀明. 高橋 延寿. 込山 和雄. 高木 廣司. 佐藤 峯雄. 桜山 豊夫. 竹内 敏博, 東京都衛生局学会誌, （82）, 98〜99, 1989, 難病全般

30033: ＡＬＳ患者が在宅療養を継続するための支援過程 −地域での看護・介護力の組織化−, 永由 恒子. 大神田 保子. 東條 敏子. 金丸 典子. 政岡 君子. 友松 栄二. 森 征子, 東京都衛生局学会誌, （82）, 100〜101, 1989, 筋萎縮性側索硬化症

30034: 三鷹市における在宅難病患者訪問診療事業の現状と保健所の取り組み, 和田 ユキ. 小川 奈美. 小池 幸子. 浦島 玲子. 赤穂 保. 南谷 幹夫. 高木 克芳. 佐藤 政之輔. 村田 欣造. 中村 努, 東京都衛生局学会誌, （82）, 102〜103, 1989, 神経難病全般

30035: 在宅難病患者に対する医療用具の供給に関する研究, 川村 佐和子. 秋村 純江. 角田 和江. 近藤 紀子. 長沢 つるよ. 小原 典子, 東京都衛生局学会誌, （82）, 104〜105, 1989, 筋萎縮性側索硬化症、難病全般

30036: 保健所における遺伝相談のあり方 −事例検討から学んだこと−, 原田 光子. 松本 光子. 斉藤 美奈子. 長浜 昭子. 松崎 奈々子. 小林 祐子, 東京都衛生局学会誌, （83）, 114〜115, 1989, 進行性筋ジストロフィー、

30037: 脊髄小脳変性症の知的機能と心理的特徴について, 会田 耕三, 東京都衛生局学会誌, （83）, 142〜143, 1989, 脊髄小脳変性症

30038: 中央保健所における機能訓練教室（パーキンソン病等の体操教室）, 相原 ヒデ子. 加藤 アヤ子. 湯浅 千鶴. 金子 須美子. 渡辺 ひろみ. 木下 宣子. 堀越 和子, 東京都衛生局学会誌, （83）, 226〜227, 1989, パーキンソン病

30039: 自主活動グループを育成したリハビリ体操教室の取り組み, 小堀山 祈子. 宮川 勝子. 大神 恵津子. 矢口 桂子. 広川 明子. 工村 房二. 北島 和子, 東京都衛生局学会誌, （83）, 250〜251, 1989, その他

30040: 寝たきり、又は準寝たきり難病患者の実態（アンケート調査から）, 鷲津 未知子. 高木 弘. 久野 宗和. 武田 友子, 東京都衛生局学会誌, （83）, 254〜255, 1989, 難病全般

30041: 都立多摩療育園における摂食訓練について −その２：指導方針と成果−, 大竹 美枝. 井上 美佐子. 中村 みどり. 石井 房子. 宮入 八重子. 川崎 葉子. 篠崎 昌子. 秋村 純江. 川村 千和子. 内田 武. 向井 美恵, 東京都衛生局学会誌, （83）, 262〜263, 1989, 肢体不自由児、心身障害児

30042: 脊髄小脳変性症患者の下肢・体幹機能と上肢機能の検討, 望月 久. 林 光子, 東京都衛生局学会誌, （83）, 272〜273, 1989, 脊髄小脳変性症

30043: 筋萎縮性側索硬化症患者（ＡＬＳ）に対する理学療法の検討 −寝たきりの１症例を通して−, 笠原 良雄, 東京都衛生局学会誌, （83）, 274〜275, 1989, 筋萎縮性側索硬化症

30044: 神経疾患に伴い痴呆を示す患者に対するグループセラピーの効果について, 林 光子. 島村 治伊. 勝間田 純江. 山崎 美智子. 会田 耕三. 保木井 美和子, 東京都衛生局学会誌, （83）, 276〜277, 1989, パーキンソン病、脳血管障害

30045: 重症心身障害児訪問事業の役割（第１報） −保健所との連携を通して−, 生田 恵子. 柳谷 晶子. 菅谷 愛弓. 渡邊 直大. 倉田 清子. 内藤 とし子, 東京都衛生局学会誌, （84）, 18〜19, 1990,

重症心身障害児

30046: 府中保健所管内の障害児をめぐって －ネットワークづくりとグループ化－, 会田　敏子. 竹田　トミ. 近藤　美枝子. 池永　泉. 村井　やす子. 大橋　ミツイ. 宮野　総子. 高橋　貴志子. 泉　康子. 網倉　階子. 久保　光江. 長野　みさ子, 東京都衛生局学会誌, （84）, 20～21, 1990, 心身障害児

30047: 重症心身障害児訪問事業の役割（第2報）　－平成元年度申請ケースを通して－, 菅谷　愛弓. 柳谷　晶子. 生田　恵子. 渡邊　直大. 倉田　清子. 内藤　とし子, 東京都衛生局学会誌, （84）, 28～29, 1990, 重症心身障害児

30048: 目黒谷区碑文谷保健所によるパーキンソン訓練教室（第2報）, 浦野　元幸. 吉村　伸子. 森　佳子. 奥村　悦子. 姫野　典子. 山本　正子. 山本　晴美. 谷口　真記子. 高梨　公江. 伊藤　美子. 飛田　宏子. 武藤　早百合. 長谷川　美香. 志田　洋美. 有吉　千鶴. 柏木　輝雄. 一宮　瑞夫, 東京都衛生局学会誌, （84）, 122～123, 1990, パーキンソン病

30049: 難病在宅患者訪問診療事業における保健所保健婦の役割, 後藤　恭子. 高橋　恭子. 宮本秀美. 土井　道子, 東京都衛生局学会誌, （84）, 126～127, 1990, 神経難病全般

30050: すずかけの会　報告その1　－難病・脳卒中後遺症等障害者交流会のなりたち－, 湯浅　陽子. 鵜澤　和美. 音喜田　久枝. 木村　弥生. 佐々木　峯子. 宍戸　さち子. 竹内　厚子. 藤木　久江. 六車　輝子. 吉岡　京子. 横澤　裕美. 島　史子, 東京都衛生局学会誌, （84）, 132～133, 1990, パーキンソン病、脳血管疾患等

30051: すずかけの会　報告その2　－難病・脳卒中後遺症等障害者交流会の一年間－, 鵜澤　和美. 湯浅　陽子. 音喜田　久枝. 木村　弥生. 佐々木　峯子. 宍戸　さち子. 竹内　厚子. 藤木　久江. 六車　輝子. 吉岡　京子. 横澤　裕美. 細川　えみ子, 東京都衛生局学会誌, （84）, 134～135, 1990, パーキンソン病、脳血管疾患、事故後遺症

30052: レックリングハウゼン病を持った聾患者の看護　心理面へのアプローチを中心に, 椎橋　依子. 橋本　加奈子. 佐藤　昌子. 畑本　裕子. 大川内　智恵子, 東京都衛生局学会誌, （84）, 256～257, 1990, レックリングハウゼン病

30053: 筋萎縮性側索硬化症患者の看護上の問題に関する一考察　－患者の訴えに焦点をあてて－, 高橋　あづさ. 小菅　幸恵, 東京都衛生局学会誌, （84）, 260～261, 1990, 筋萎縮性側索硬化症

30054: 在宅ケアに向けての家族指導　－重心児者の外泊経験から－, 黒田　夏代. 池田　伸子. 工藤　正. 白木　恒子. 田畑　八重子, 東京都衛生局学会誌, （84）, 264～265, 1990, 重症心身障害児者

30055: 在宅療育に向けての取組み　－他院から転院した重症心身障害児過去5年間の報告－, 川口　千春. 児玉　聖悦. 西嶋　敏子. 神原　芳子. 篠崎　昌子. 石崎　朝世, 東京都衛生局学会誌, （84）, 266～267, 1990, 重症心身障害児

30056: 荒川区パーキンソン病友の会(睦美会)への保健婦の支援　－会結成から3年を経過して－, 中山　理恵. 片桐　孝子. 古林　和子. 時崎　裕美. 吉田　陽子. 池島　美智子. 海老名　美知. 小高　裕子. 折笠　淑子. 菊池　順子. 高遠　郁子. 竹林　章子. 原　綾子. 堀井　雅子. 森川　牧子. 稲葉　裕子. 今泉　厚子. 高野　百里. 高橋　和子. 三井　ちづる. 与儀　恵子, 東京都衛生局学会誌, （85）, 20～21, 1990, パーキンソン病

30057: 在宅重症心身障害児短期体験入所事業の評価, 内藤　とし子. 青山　キヨミ. 菅谷　愛弓. 倉田　清子. 生田　恵子. 梶原　敦子, 東京都衛生局学会誌, （85）, 46～47, 1990, 重症心身障害児

30058: 在宅ケアと保健婦活動①　　多摩地区保健所保健婦が関わった医療依存度の高い在宅療養者に関す

る調査―,阿部 弥栄子. 須藤 利恵子,東京都衛生局学会誌,（85),84～85,1990,難病全般

30059: 在宅ケアにおける介護職の業務と訪問看護婦の係わり,新津 ふみ子. 猪飼 陌江. 加藤 登志子. 古屋 美津子. 山藤 久子. 和田 敬子. 勝田 いづみ. 阿部 孝彌. 山崎 摩耶,東京都衛生局学会誌,（85),90～91,1990,筋萎縮性側索硬化症、パーキンソン病、脳血管疾患

30060: 重度身体障害者用移動介護ベルトの考案,田中 勇次郎. 五十嵐 啓子,東京都衛生局学会誌,（85),158～159,1990,進行性筋ジストロフィー

30061: 神経疾患に伴い痴呆を示す患者に対するグループセラピー（家族へのアプローチ）,林 光子. 島村 治伊. 勝間田 純江. 山崎 美智子. 会田 耕三. 保木井 美和子,東京都衛生局学会誌,（85),166～167,1990,パーキンソン病、脳血管疾患

30062: 重症心身障害児施設におけるプール利用 －5年間の経過から見た「遊泳」の意義についての一考察,久保田 亮,東京都衛生局学会誌,（85),170～171,1990,重症心身障害

30063: 重度神経・筋疾患患者に対する外出訓練への取り組み,福本 美和. 千葉 美恵子. 増本 正太郎,東京都衛生局学会誌,（85),194～195,1990,神経難病全般

30064: 筋萎縮性側索硬化症（ALS）患者に対する理学療法評価基準の設定について,笠原 良雄. 千葉 恵美子. 米山 和美. 岡 十代香. 福元 賢吾. 岡田 公男,東京都衛生局学会誌,（85),196～197,1990,筋萎縮性側索硬化症

30065: 多摩市におけるパーキンソン病患者の実態調査の報告,仲野 美代子. 井上 真弓. 小坂 時子,東京都衛生局学会誌,（86),186～187,1991,パーキンソン病

30066: 新宿保健所におけるパーキンソン体操教室（その2） －継続性についての考察―,松浦 美紀. 羽賀 一恵. 草薙 さち子. 野田 明子. 大山 泰雄,東京都衛生局学会誌,（86),192～193,1991,パーキンソン病

30067: 長期在宅療養生活におけるQuality Of Lifeを求めて,鄭 香均. 金子 靖子,東京都衛生局学会誌,（86),200～201,1991,進行性筋ジストロフィー、

30068: 新宿保健所におけるパーキンソン体操教室（その1） －最近の動向―,羽賀 一恵. 松浦 美紀. 草薙 ちさ子. 野田 明子. 大山 泰雄,東京都衛生局学会誌,（86),204～204,1991,パーキンソン病

30069: 人工呼吸器装着患者の在宅看護に関する研究,近藤 紀子. 奥山 典子. 長沢 つるよ. 牛込 三和子,東京都衛生局学会誌,（87),42～43,1991,筋萎縮性側索硬化症、進行性筋ジストロフィー

30070: 在宅療養者の実態調査（第1報） －介護者の状況を中心に―,谷澤 平八郎. 坂田 清子. 戸塚 和江. 佐川 きよみ. 松澤 美智子. 山口 文子. 後藤 辰子. 遠藤 富子. 高橋 ミツ子. 大原 由美子,東京都衛生局学会誌,（87),94～95,1991,パーキンソン病、脳血管疾患、リウマチ

30071: 筋萎縮性側索硬化症患者の在宅ケアをチームで支援して,柴沼 和加子. 岩田 久美子. 山口 鶴子. 村沢 裕啓,東京都衛生局学会誌,（87),104～105,1991,筋萎縮性側索硬化症

30072: ＡＬＳ患者への音声を介して操作するコミュニケーションエイドの開発,田中 勇次郎. 島村 治伊,東京都衛生局学会誌,（87),112～113,1991,筋萎縮性側索硬化症

30073: パーキンソン病等リハビリ教室の10年のまとめ,畑 高子. 住友 眞佐美. 南 睦恵. 野呂 幸子. 石川 眞里子. 井上 愛子,東京都衛生局学会誌,（87),198～199,1991,パーキンソン病

30074: 多摩療育園における障害児の摂食指導 －摂食機能別の給食対応―,杉村 ふぶき. 春原 みき. 川崎 葉子. 古沢 寿美枝. 小関 ミサ子. 秋村 純江. 向井 美恵,東京都衛生局学会誌,（88),144～145,1992,障害児

30075: 長期経過をたどる脊髄小脳変性症の患者の言語指導について, 山崎 美智子, 東京都衛生局学会誌, (88), 200〜201, 1992, 脊髄小脳変性症

30076: 難病患者の在宅療養生活を支援するための一考察 －脊髄小脳変性症の場合－, 高倉 幸子. 上木 隆人. 獅子野 琴枝. 岡野 初江. 吉原 恭子. 宮本 秀美. 野田 美和子. 高橋 恭子, 東京都衛生局学会誌, (89), 136〜137, 1992, 脊髄小脳変性症

30077: 神経疾患専門病院における脊髄小脳変性症の長期経過観察患者の特徴について －特に移動能力の変化を中心として, 小町 利治. 尾花 正義, 東京都衛生局学会誌, (89), 212〜213, 1992, 脊髄小脳変性症

30078: 筋萎縮性側索硬化症患者に対する特殊ナースコールスイッチの検討, 島村 治伊. 松田 茂雄. 林 光子. 杉浦 初栄. 大平 純江, 東京都衛生局学会誌, (89), 216〜217, 1992, 筋萎縮性側索硬化症

30079: 重度ポリオ後遺症患者に対する呼吸訓練について, 道山 典功. 尾花 正義, 東京都衛生局学会誌, (89), 218〜219, 1992, 重度ポリオ後遺症

30080: 筋萎縮性側索硬化症（ALS）患者に対するリハビリテーションマニュアル作成について, 岡田 公男. 笠原 良雄. 千葉 美恵子. 岡 十代香, 東京都衛生局学会誌, (89), 220〜221, 1992, 筋萎縮性側索硬化症

30081: 世田谷区の訪問看護指導（看護）事業における看護上の医療的処置に関する考察, 立花 鈴子. 足立 紀子. 木村 佳子, 東京都衛生局学会誌, (90), 14〜15, 1993, 難病全般、脳血管疾患等

30082: ALS（筋萎縮性側索硬化症）の知的・認知機能とパーソナリティの特徴について, 会田 耕三. 加藤 修一, 東京都衛生局学会誌, (90), 216〜217, 1993, 筋萎縮性側索硬化症

30083: パソコン入力支援ソフトを利用した高度多機能なコミュニケーションエイドの筋萎縮性側索硬化症患者への導入の試み, 島村 治伊. 松田 茂雄. 笠原 良雄, 東京都衛生局学会誌, (90), 226〜227, 1993, 筋萎縮性側索硬化症

30084: 在宅SCD患者の転倒事故に関する調査報告, 小町 利治. 増本 正太郎. 小野 とも子. 千葉 美恵子. 岡 十代香. 肥田 邦江. 真壁 寿. 金指 美和. 道山 典功. 尾花 正義, 東京都衛生局学会誌, (91), 124〜125, 1993, 脊髄小脳変性症

30085: Dejerine-Sottas病患者における理学療法の試み, 道山 典功. 斎藤 純子. 尾花 正義, 東京都衛生局学会誌, (91), 126〜127, 1993, Dejerine-Sottas病

30086: 人工呼吸器装着児の外出への援助 －室内プールでの遊びを通して－, 石井 春美. 岩渕 裕花. 鈴木 智子, 東京都衛生局学会誌, (91), 184〜185, 1993, 先天性進行性ミオパチー

30087: パーソナルコンピュータを利用した文字入力装置（コミュニケーション・エイド）の利用状況と問題点, 大平 純江, 東京都衛生局学会誌, (91), 246〜247, 1993, 筋萎縮性側索硬化症、進行性筋ジストロフィー

30088: 在宅難病患者医療機器貸与事業とそれに基づく訪問看護機能を保健婦活動に導入して, 佐久間 京子. 佐藤 希恵. 大野 順子. 守田 孝恵. 小宮山 佳子. 滝島 玲子. 山川 英夫. 藤田 明. 上間 和子. 早川 芳江. 松島 郁子. 加藤 順子, 東京都衛生局学会誌, (91), 288〜289, 1993, 筋萎縮性側索硬化症、脊髄小脳変性症、パーキンソン病、ハンチントン舞踏病

30089: ALSで呼吸器を装着したHさんの在宅ケアネットワーク －在宅難病患者医療機器貸与事業を利用して－, 鴻丸 恵美子. 原田 久子. 半沢 節子. 篠崎 育子. 住友 眞佐美. 竹内 敏博. 小川 智子. 小林 ユキ子, 東京都衛生局学会誌, (91), 290〜291, 1993, 筋萎縮性側索硬化症

30090:「在宅難病患者医療機器(吸入器、吸引器)貸与事業」の実施における機器使用者等の実態調査について, 濱邉　美穂. 佐野　昌弘. 天野　清信. 吉村　伸子. 金田　麻里子. 須藤　利恵子, 東京都衛生局学会誌, (91), 300～301, 1993, 難病全般

30091:インフォームド・コンセント　－現況とその問題点－, 松峯　敬夫, 東京都衛生局学会誌, (92), 2～2, 1994, 難病全般

30092:インフォームド・コンセント　－法律家の立場から－, 木下　健治, 東京都衛生局学会誌, (92), 3～3, 1994, 難病全般

30093:インフォームド・コンセント　－患者の立場から－, 江川　晴, 東京都衛生局学会誌, (92), 4～4, 1994, 難病全般

30094:インフォームド・コンセント　－医師の立場から－, 北村　正次, 東京都衛生局学会誌, (92), 5～5, 1994, 胃癌

30095:インフォームド・コンセント　－倫理学の立場から－, 飯田　亘之, 東京都衛生局学会誌, (92), 6～6, 1994, その他

30096:筋萎縮性側索硬化症患者一例に対する理学療法を通じて, 道山　典功. 小野　とも子. 岡　十代香. 杉浦　初栄. 尾花　正義, 東京都衛生局学会誌, (92), 142～143, 1994, 筋萎縮性側索硬化症

30097:気管切開患者の気道保湿の実際　－茶こしの効果－, 多田　香苗. 山本　泉. 長郷　美樹. 吉原　和子. 北村　スミ子, 東京都衛生局学会誌, (92), 300～301, 1994, 神経難病全般

30098:新宿区神経難病検診における最近の傾向, 齊藤　紀子. 森田　玲子. 松浦　美紀. 大久保　仁恵. 多田　力. 大山　泰雄, 東京都衛生局学会誌, (92), 350～351, 1994, 神経難病全般

30099:神経難病患者の在宅療養支援への取り組み　事例をとおして多摩保健所の試み, 松崎　雄子. 岡戸　有子. 中山　恵子. 改木　郁子, 東京都衛生局学会誌, (92), 356～357, 1994, 脊髄小脳変性症

30100:難病の在宅ケアのネットワークづくり, 石川　香代子. 鈴木　弘子. 柳谷　昌子. 山中　美絵. 阿部　弥栄子. 会田　敏子. 高沢　静枝. 宮成　順子. 村上　小香枝. 黒沼　靖. 善平　朝昭. 島田　英則. 金子　靖子. 井元　四夫. 窪山　泉. 石田　雅巳. 長沢　和代. 鄭　香均. 川村　登志江. 早田　紀子. 河野　広子, 東京都衛生局学会誌, (92), 368～369, 1994, 筋萎縮性側索硬化症、脊髄小脳変性症、パーキンソン病、シャイ・ドレーガー症候群

30101:長期在宅ＡＬＳ患者のケアにおける保健婦の役割, 三原　加奈, 東京都衛生局学会誌, (92), 378～379, 1994, 筋萎縮性側索硬化症

30102:ＡＬＳ患者に対してのチーム・アプローチについて　ＭＳＷの役割と他職種との情報交換, 大沼　扶美江. 田中　千鶴子. 菊池　由生子, 東京都衛生局学会誌, (93), 34～35, 1994, 筋萎縮性側索硬化症

30103:在宅患者へのケア(パートⅠ)　市と保健所の具体的な連携, 飯田　恵久子. 鳥島　深雪. 横道　淳子. 福田　恭子. 中川　玲子. 広中　美奈子. 阿部　敏子. 菅野　大二郎. 野呂　幸子. 中村　美奈子. 塚原　洋子. 大井　照, 東京都衛生局学会誌, (93), 36～37, 1994, 筋萎縮性側索硬化症

30104:難病の在宅看護研修に関する研究, 長沢　つるよ. 近藤　紀子. 奥山　典子. 長谷部　綾子. 牛込　三和子. 大野　ゆう子, 東京都衛生局学会誌, (93), 38～39, 1994, 神経難病全般

30105:長期入院患者の在宅移行の条件について, 田中　千鶴子. 大沼　扶美江. 菊池　由生子, 東京都衛生局学会誌, (93), 40～41, 1994, 筋萎縮性側索硬化症、進行性筋ジストロフィー

30106:脊髄小脳変性症Ｍ氏へのチームによる在宅ケア支援の評価　在宅難病患者医療機器貸与事業を導入して, 大野　晴美. 斎藤　婦佐子. 佐藤　恭信. 百濟さち. 長江　弘子. 石黒　千尋, 東京都衛生局

学会誌，(93)，44～45，1994，脊髄小脳変性症

30107: 福生市と保健所が共同で実施している訪問事例から 在宅ケアにおける市と保健所の連携のあり方を考える，中西 瑞枝．成田 勝江．宮本 ふみ．阿部 弥栄子．菱山 千枝．岡崎 幸子．高取 光代．藤本 ひとみ．高橋 紀子．川瀬 孝夫，東京都衛生局学会誌，(93)，46～47，1994，神経難病全般

30108: 地域リハビリテーションのネットワークづくり 難病リハビリ教室事業を核として，佐久間 京子．谷 里江．菅野 美由紀．大野 順子．橘 清子．滝島 玲子．山川 英夫．上間 和子．村田 和夫，東京都衛生局学会誌，(93)，60～61，1994，パーキンソン病、難病全般

30109: 在宅難病患者の口腔内状況と歯科治療の必要性について，白井 淳子．土居 明子．百済 さち．宮本 真理子．町田 清子．小川 田鶴子．原 小百合．橘 清，東京都衛生局学会誌，(93)，186～187，1994，パーキンソン病、難病全般、全身性エリテマトーデス

30110: パーキンソン病患者の重心同様 日内変動の著明な症例について，小町 利治．尾花 正義．斎藤 純子．島田 英則，東京都衛生局学会誌，(93)，290～291，1994，パーキンソン病

30111: 在宅難病患者医療機器貸与事業の対象者への支援，坂下 江利子．熊坂 伴子．金子 靖子．窪山 泉．鄭 香均．早田 紀子，東京都衛生局学会誌，(94)，120～121，1995，神経難病全般

30112: 在宅患者へのケア（パートⅡ） 在宅難病患者医療機器貸与事業を開始して，野呂 幸子．渡辺 いづみ．中村 美奈子．竹本 郁代．小川 一枝．井上 洋子．飯島 康代．伊藤 方子．野田 美和子．石黒 久江．塚原 洋子．大井 照．石井 明子．飯田 恵久子．横道 淳子．広中 美奈子，東京都衛生局学会誌，(94)，122～123，1995，筋萎縮性側索硬化症、進行性核上性麻痺

30113: 保健所における地域リハビリテーションの取り組みについて，鈴木 久子．丹野 ユミ子．半沢 節子．町田 博子．住友 眞佐美．竹内 敏博，東京都衛生局学会誌，(94)，124～125，1995，パーキンソン病

30114: 保健婦からみた保健・医療・福祉の連携，半澤 節子．丹野 ユミ子．鈴木 久子．大村 真人．町田 博子．住友 眞佐美．竹内 敏博，東京都衛生局学会誌，(94)，130～131，1995，神経難病全般

30116: 在宅難病患者のサポートシステムの考察と実践 各種連絡会の効果と保健所の役割について，種市 薫．佐藤 信子．木村 博子．赤穂 保，東京都衛生局学会誌，(94)，316～317，1995，難病全般

30117: パーキンソン病患者に対する補高靴の検討，小町 利治．島田 英則．三宅 直之．斎藤 純子．小野 とも子，東京都衛生局学会誌，(94)，336～337，1995，パーキンソン病

30118: 関係機関との連携を深めながら在宅ケアを推進し，家庭で看取りをした一事例，河野 広子．川村 登志江．仲野 美代子．大脇 千秋．橘川 佳江，東京都衛生局学会誌，(95)，220～221，1995，パーキンソン病

30119: 都立多摩療育園における摂食機能療法の効果，秋村 純江．井上 美佐子．原山 宣子．川崎 葉子．篠崎 昌子．杉村 ふぶき．小関 ミサ子．三部 孝美．森永 京子．金田 正代．今川 さち子．向井 美恵．内田 武，東京都衛生局学会誌，(95)，230～231，1995，脳性麻痺、精神運動発達遅滞等

30120: リハビリ教室で育くむ地域づくり，木崎 洋．岸野 資郎．越沼 スミエ．中西 ヒロ子．浜中 秀俊．芝田 敏，東京都衛生局学会誌，(95)，238～239，1995，難病全般、脳血管疾患等

30121: ＡＬＳ患者の在宅生活におけるソーシャルワーカーの援助 各病期に即して，菊池 由生子．田中

千鶴子.磯部　祥子,東京都衛生局学会誌,（96）,32〜33,1996,筋萎縮性側索硬化症

30122: 呼吸器装着患児における排痰法Clapping法とSqueezing法との比較,梅本　健三.平井　里枝子.稗田　智子,東京都衛生局学会誌,（96）,204〜205,1996,食道閉鎖、横隔膜ヘルニア等

30123: 看護診断を導入した外来におけるパーキンソン病患者の個別指導,渡辺　君子.須釜　なつみ,東京都衛生局学会誌,（97）,60〜61,1996,パーキンソン病

30124: 在宅介護における臨床看護婦の退院指導と訪問看護婦の指導・看護の実態,小関　次子.大島　康子.樋口　千代美,東京都衛生局学会誌,（98）,58〜59,1997,脊髄小脳変性症

30125: 長期在宅難病（筋萎縮性側索硬化症）患者の支援活動を通して,千葉　祥子.荒張　麻美.多田　満美子.三角　浩子.永田　容子.向谷地　智子.亀井　康行,東京都衛生局学会誌,（98）,246〜247,1997,筋萎縮性側索硬化症

30126:「在宅難病患者緊急一時入院事業」についての一考察　当院における現状と課題,田中　千鶴子.磯部　祥子.人見　素子.小島　弓子,東京都衛生局学会誌,（99）,364〜365,1997,神経難病全般

30127: 在宅人工呼吸療法（HMV）療養者の社会的入院の必要性　入退院状況からの分析,長沢　つるよ.長谷部　綾子.岡戸　有子.笠井　秀子.鏡原　康裕.加藤　修一.八木　晧一,東京都衛生局学会誌,（99）,366〜367,1997,筋萎縮性側索硬化症、進行性筋ジストロフィー

30128: 在宅難病患者医療機器貸与事業対象者の実態分析と保健婦のコーディネート機能について,川野　由紀子.石黒　久江.近藤　紀子.藤沢　衣佐子.甲斐　静江.小林　理恵.打林　友子.南　睦恵.田中　修子.梅沢　ぬゑ.野田　美和子.成田　勝江,東京都衛生局学会誌,（100）,290〜291,1998,神経難病全般

30129: 都立神経病院における在宅診療18年間の患者動向からみた訪問看護の役割について,笠井　秀子.小林　明美.兼山　綾子.岡戸　有子.鏡原　康裕.八木　晧一,東京都衛生局学会誌,（100）,296〜297,1998,神経難病全般

30130: 在宅難病患者へのケア（パートⅣ）　機能強化された保健所でのネットワークづくり,結城　鈴代.山中　志保.高津　奈緒美.阿部　京子.戸ケ崎　純子.山科　美絵.竹本　郁代.佐久間　京子.松崎　雄士.大滝　和子.宿谷　葉子.飯島　康代.八木　弘江.栗原　玲子.藤沢　衣佐子.塚原　洋子.前田　秀雄,東京都衛生局学会誌,（100）,298〜299,1998,脊髄小脳変性症

30131: 筋萎縮性側索硬化症患者の経時的ADL能力の研究,道山　典功.千葉　美恵子.久保田　富夫,東京都衛生局学会誌,（100）,400〜401,1998,筋萎縮性側索硬化症

30132: 脊髄小脳変性症患者の理学療法効果　Physiological Cost Index　測定より,真壁　寿.長谷川　武.隠明寺　真理.出倉　庸子.神田　武政,東京都衛生局学会誌,（100）,402〜403,1998,脊髄小脳変性症

30133: 民間・保健・医療・福祉の連携　一神経系難病検診における一,上野　礼子.上平　喜久子.小山　廣子.渡辺　栄子.金高　加代子.小鳥　彰子.坂本　龍子.矢吹　成子.鈴木　道子.斎藤　千賀.野口　春子,東京都衛生局学会誌,（96）,34〜35,1996,神経難病全般

特殊疾病(難病)に関する研究報告書

登録番号:タイトル, 著者, 出典誌, 巻(号), 掲載頁, 発行所, 発行年, 主な疾患

32001: 療育相談. 早期発見. 早期治療の機構に関する研究, 重松　逸造. 芦沢　正見. 石川　左門. 伊藤　国子. 宇尾野　公義. 川村　佐和子. 木下　安子. 斉藤　誠. 阪上　裕子. 関野　栄子. 内藤　雅子. 西　三郎. 根岸　龍雄. 橋本　正己. 松下　寛. 宮坂　忠夫. 山岸　春江. 山手　茂. 若狭　勝太郎, 昭和４８年度特殊疾病（難病）に関する研究報告書　－東京都衛生局委託研究－, 233～300, 東京都難病対策研究協議会, 1974, 神経難病全般、難病全般

32002: 介助具の開発と効率化に関する研究, 小池　文英. 上田　敏. 宇尾野　公義. 荻島　秀男. 木下　安子. 五味　重春. 花籠　良一, 昭和４９年度特殊疾病（難病）に関する研究報告書　－東京都衛生局委託研究－, 197～212, 東京都難病対策研究協議会, 1975, 筋萎縮性側索硬化症、進行性筋ジストロフィー、重症筋無力症、スモン

32003: 療育相談. 早期発見. 早期治療の機構に関する研究　昭和４９年度研究の総括, 重松　逸造, 昭和４９年度特殊疾病（難病）に関する研究報告書　－東京都衛生局委託研究－, 213～214, 東京都難病対策研究協議会, 1975, 難病全般

32004: 在宅難病患者の療養生活実態に関する第二次アンケート調査, 山手　茂. 黒子　武道. 根岸　龍雄. 石川　左門. 平山　朝子. 伊藤　国子, 昭和４９年度特殊疾病（難病）に関する研究報告書　－東京都衛生局委託研究－, 215～233, 東京都難病対策研究協議会, 1975, 難病全般

32005: 在宅難病患者家庭訪問調査　医療看護面から, 木下　安子. 山岸　春江. 関野　栄子, 昭和４９年度特殊疾病（難病）に関する研究報告書　－東京都衛生局委託研究－, 234～239, 東京都難病対策研究協議会, 1975, 筋萎縮性側索硬化症、パーキンソン病、進行性筋ジストロフィー、多発性硬化症、重症筋無力症、スモン

32006: 在宅難病患者家庭訪問調査　社会福祉面から, 阪上　裕子. 川村　佐和子. 中島　初恵. 内藤　美登里. 鵜沢　立枝. 寺田　雅子. 大塚　隆二. 田村　恵一. 小谷　節子. 古田　多賀子. 根本　博司. 松本　栄二. 高山　俊雄, 昭和４９年度特殊疾病（難病）に関する研究報告書　－東京都衛生局委託研究－, 240～248, 東京都難病対策研究協議会, 1975, 難病全般

32007: 難病患者の身体障害者福祉施設利用に関する調査, 川村　佐和子, 昭和４９年度特殊疾病（難病）に関する研究報告書　－東京都衛生局委託研究－, 249～254, 東京都難病対策研究協議会, 1975, 難病全般

32008: 難病患者の診療実態に関する医療機関調査, 西　三郎. 芦沢　正見. 若狭　勝太郎. 伊東　弘祐. 宇尾野　公義. 斉藤　誠. 橋本　正巳. 池田　和雄. 森本　忠良. 木原　智慧子. 片山　秋義. 星野　英一. 服部　大明. 関根　博. 笹井　安佐子, 昭和４９年度特殊疾病（難病）に関する研究報告書　－東京都衛生局委託研究－, 255～267, 東京都難病対策研究協議会, 1975, 難病全般

32009: 神経難病患者に対する介助具の開発と効率化に関する研究, 花籠　良一. 藤野　君江. 古田　晃. 松田　茂雄. 市川　和子, 昭和５０年度特殊疾病（難病）に関する研究報告書　－東京都衛生局委託研究－, 273～275, 東京都難病対策研究協議会, 1976, 筋萎縮性側索硬化症、神経難病全般

32010: 療育相談. 早期発見. 早期治療の機構に関する研究, 重松　逸造. 芦沢　正見. 石川　左門. 伊東　弘祐. 宇尾野　公義. 川村　佐和子. 木下　安子. 黒子　武道. 斎藤　誠. 阪上　裕子. 西　三郎. 根岸　竜雄. 橋本　正己. 平山　朝子. 山手　茂. 若狭　勝太郎. 伊藤　国子. 池田　和雄. 鵜沢　立

枝.大塚　隆二.片山　秋義.他, 昭和５０年度特殊疾病（難病）に関する研究報告書　－東京都衛生局委託研究－, 303～374, 東京都難病対策研究協議会, 1976, 難病全般

32011: 筋萎縮性側索硬化症患者の療養問題, 豊倉　康夫.萬年　徹.矢吹　とし, 昭和５１年度特殊疾病（難病）に関する研究報告書　－東京都衛生局委託研究－, 38～42, 東京都難病対策研究協議会, 1977, 筋萎縮性側索硬化症

32012: 介助具の見地を組入れた障害者用家屋　－スモンによる対麻痺のための１例－, 花篭　良一, 昭和５１年度特殊疾病（難病）に関する研究報告書　－東京都衛生局委託研究－, 255～260, 東京都難病対策研究協議会, 1977, 神経難病全般

32013: 重度肢体不自由に対する介助具の開発について, 上田　敏, 昭和５１年度特殊疾病（難病）に関する研究報告書　－東京都衛生局委託研究－, 261～265, 東京都難病対策研究協議会, 1977, 筋萎縮性側索硬化症

32014: 在宅患者の吸引器使用に関する研究, 木下　安子.酒井　つね.石田　恵子.杉浦　徳子, 昭和５１年度特殊疾病（難病）に関する研究報告書　－東京都衛生局委託研究－, 267～271, 東京都難病対策研究協議会, 1977, 筋萎縮性側索硬化症、脊髄小脳変性症、進行性筋ジストロフィー

32015: 特殊疾病患者に対する保健指導指針案の作成と検討, 木下　安子.阪上　裕子.松野　かほる.川村　佐和子.関野　安子, 昭和５１年度特殊疾病（難病）に関する研究報告書　－東京都衛生局委託研究－, 278～290, 東京都難病対策研究協議会, 1977, 進行性筋ジストロフィー、難病全般

32016: 症例の把握と保健指導の展開　東村山地区チーム研究報告, 木下　安子.石川　左門.大橋　誠.川村　佐和子.西　三郎.服部　大明.斉藤　みどり.斉藤　婦佐子.町田　八重.渡辺　治.酒井　義雄.山口　輝彦.菊地　美津.佐賀　サヨ子.諸田　智枝子.中田　貨布.大久保　カヅ子.東原　文夫.久野　務.金井　孝純.井滝　次夫.他, 昭和５１年度特殊疾病（難病）に関する研究報告書　－東京都衛生局委託研究－, 291～328, 東京都難病対策研究協議会, 1977, 脊髄小脳変性症、パーキンソン病、進行性筋ジストロフィー、難病全般

32017: 下谷地区チーム研究報告, 松野　かほる.芹沢　正見.阪上　裕子.青山　好作.見須　宏.石塚　キミ.飯淵　康雄.島内　節.河西　弘子.菊地　キミ.谷藤　郁子.増井　信子.伊藤　寿子.三井　ちづ子.八嶋　江美子, 昭和５１年度特殊疾病（難病）に関する研究報告書　－東京都衛生局委託研究－, 329～343, 東京都難病対策研究協議会, 1977, 難病全般

32018: 入院患者の在宅療養移行時の保健指導・援助についての検討　脊髄小脳変性症事例の場合をとおして, 木下　安子.川村　佐和子.宇尾野　公義.別府　宏圀.矢野　正子.伊藤　淑子.生沼　不二絵.松山　容子.杉浦　徳子, 昭和５１年度特殊疾病（難病）に関する研究報告書　－東京都衛生局委託研究－, 344～360, 東京都難病対策研究協議会, 1977, 脊髄小脳変性症

32019: 心理・社会的援助　－社会資源の活用・開発に重点をおいて－, 山手　茂.阪上　裕子.川村　佐和子.根本　博司.伊藤　淑子.生沼　不二枝.高山　俊雄.鵜沢　立枝.沢畠　雅子.寺田　雅子.山本　多賀子.磯部　博明.小谷　節子.大塚　隆二.田村　恵一.内藤　とし子, 昭和５１年度特殊疾病（難病）に関する研究報告書　－東京都衛生局委託研究－, 361～384, 東京都難病対策研究協議会, 1977, 筋萎縮性側索硬化症、パーキンソン病、進行性筋ジストロフィー、神経難病全般、難病全般

32020: 在宅患者の経管栄養に関する研究, 木下　安子.川村　佐和子.高坂　雅子.伊藤　淑子.福田　洋子.酒井　つね, 昭和５２年度特殊疾病（難病）に関する研究報告書, 286～292, 東京都衛生局医療福祉部, 1978, 筋萎縮性側索硬化症、脊髄小脳変性症

32021: 特殊疾病患者に対する保健指導の手引き　－特殊疾病患者に共通する保健指導－, 西　三郎. 松野 かほる. 島内　節. 木下　安子. 川村　佐和子, 昭和５２年度特殊疾病（難病）に関する研究報告書, 294～329, 東京都衛生局医療福祉部, 1978, 難病全般

32022: 神経系疾患患者の保健指導の手びき, 木下　安子. 川村　佐和子. 山岸　春江. 関野　栄子. 伊藤　淑子. 高坂　雅子, 昭和５２年度特殊疾病（難病）に関する研究報告書, 350～360, 東京都衛生局医療福祉部, 1978, 筋萎縮性側索硬化症、パーキンソン病、進行性筋ジストロフィー、神経難病全般

32023: 地域における保健指導展開の手びき, 木下　安子. 石川　左門. 大橋　誠. 川村　佐和子. 斎藤　みどり. 山口　輝彦. 斎藤　婦佐子. 町田　八重. 渡辺　治. 酒井　義雄. 金井　竹子. 片倉　なつ子. 芹沢　道子. 梅沢　ヌエ. 黒沢　てい. 大久保　カヅ子. 東原　淑子. 長島　文夫. 仁平　重光. 金井　孝純. 林　喬. 他, 昭和５２年度特殊疾病（難病）に関する研究報告書, 361～377, 東京都衛生局医療福祉部, 1978, 難病全般

32024: 研究. 教育訓練, 木下　安子. 川村　佐和子. 西　三郎, 昭和５２年度特殊疾病（難病）に関する研究報告書, 378～380, 東京都衛生局医療福祉部, 1978, 難病全般

32025: スモン後遺症. その他類似の不全対麻痺障害者のための簡易携帯便器の工夫, 花篭　良一. 大木　彬彦, 昭和５３年度特殊疾病（難病）に関する研究報告書, 267～271, 東京都衛生局医療福祉部, 1979, スモン

32026: 患者移送車に関する研究, 木下　安子. 山岸　春江. 関野　栄子. 川村　佐和子. 高坂　雅子. 伊藤　淑子. 杉浦　真弓. 石川　左門. 古山　敏雄, 昭和５３年度特殊疾病（難病）に関する研究報告書, 280～283, 東京都衛生局医療福祉部, 1979, 神経難病全般

32027: 東久留米保健所における実施成績, 岡　愛子. 円城寺　政子. 及川　あつ. 平賀　春美. 松本　光子. 井城　勇一. 佐野　則子. 宮山　裕子. 千種　操子. 谷口　啓子. 佐藤　節子. 渡辺　秀幸. 下村　佳子. 植松　澄子, 昭和５３年度特殊疾病（難病）に関する研究報告書, 286～316, 東京都衛生局医療福祉部, 1979, 難病全般

32028: 東村山保健所における実施成績, 木下　安子. 石川　左門. 大橋　誠. 川村　佐和子. 斉藤　みどり. 山口　輝彦. 斉藤　婦佐子. 町田　八重. 大倉　透. 門馬　不二子. 池田　愛子. 磯部　秀隆. 籾山　保. 片倉　なつ子. 芦沢　道子. 加藤　順子. 菊津　美津. 佐賀　サヨ子. 滝島　玲子. 梅沢　ヌエ. 黒沢　てい. 他, 昭和５３年度特殊疾病（難病）に関する研究報告書, 329～343, 東京都衛生局医療福祉部, 1979, 難病全般

32029: 特殊疾病患者に対する"保健指導の手びき"　－特殊疾病患者に共通する保健指導－に関する検討, 松野　かほる. 島内　節. 西　三郎. 木下　安子. 川村　佐和子, 昭和５３年度特殊疾病（難病）に関する研究報告書, 359～372, 東京都衛生局医療福祉部, 1979, 難病全般

32030: 介助具の開発と効率化に関する研究, 小池　文英. 松下　登. 花篭　良一. 児玉　和夫, 昭和５４年度特殊疾病（難病）に関する研究報告書, 297～303, 東京都衛生局医療福祉部, 1980, 進行性筋ジストロフィー

32031: スモン後遺症. その他類似の不全対麻痺障害者のが可能な限り自立生活を営むことを助ける家屋構造上の工夫　－第２報－, 花籠　良一. 大木　彬彦, 昭和５４年度特殊疾病（難病）に関する研究報告書, 304～313, 東京都衛生局医療福祉部, 1980, スモン等

32032: 東久留米保健所管内における実施成績, 岡　愛子. 円城寺　政子. 及川　あつ. 平賀　春美. 佐野　則子. 谷口　啓子. 下村　佳子. 佐藤　節子. 松本　光子. 宮山　裕子. 植松　澄子. 井城　勇一. 千種　操子. 渡辺　秀幸, 昭和５４年度特殊疾病（難病）に関する研究報告書, 322～380, 東京都衛

生局医療福祉部，1980，脊髄小脳変性症、パーキンソン病、進行性筋ジストロフィー、多発性硬化症、運動ニューロン疾患の疑い、難病全般

32033：東村山保健所管内における実施成績，木下　安子．石川　左門．大橋　誠．川村　佐和子．斉藤　みどり．山口　輝彦．斉藤　婦佐子．町田　八重．西　三郎．大倉　透．門馬　不二子．池田　愛子．磯部　秀隆．籾山　保．滝島　玲子．菊池　美津．加藤　順子．佐賀　サヨ子．梅沢　ぬる．黒沢　てい．鶴岡　操．佐藤　待子．他，昭和５４年度特殊疾病（難病）に関する研究報告書，381～396，東京都衛生局医療福祉部，1980，脊髄小脳変性症、パーキンソン病、進行性筋ジストロフィー、ミオパチー、肝硬変、ベーチェット病、スモン、難病全般

32034：新宿区における実施成績，森本　忠良．寺尾　享一．恵原　能理子．久保田　恵子．高井　きい．横山　ユリ子．寺西　秀美．田子　まさ．木原　智恵子．井出　そと江．渡辺　英子．柴田　久子．奥野　節子．高尾　良子．白石　あゆみ．野村　陽子．木村　久子．新村　和子．畔原　トシ．森田　美佐子．他，昭和５４年度特殊疾病（難病）に関する研究報告書，397～409，東京都衛生局医療福祉部，1980，パーキンソン病、難病全般

32035：神経系疾患患者の保健指導の手びきの改善について，西　三郎．木下　安子．川村　佐和子，昭和５４年度特殊疾病（難病）に関する研究報告書，418～421，東京都衛生局医療福祉部，1980，パーキンソン病

32036：地域における特殊疾病患者の管理の基本，西　三郎，昭和５５年度特殊疾病（難病）に関する研究報告書，268～270，東京都衛生局医療福祉部，1981，難病全般

32037：情報管理，箕輪　真澄，昭和５５年度特殊疾病（難病）に関する研究報告書，271～278，東京都衛生局医療福祉部，1981，難病全般

32038：特殊疾病患者に対する保健指導の手びき，松野　かほる．島内　節．西　三郎．木下　安子．川村　佐和子，昭和５５年度特殊疾病（難病）に関する研究報告書，279～308，東京都衛生局医療福祉部，1981，神経難病全般

32039：地域における保健指導展開の手びき，昭和５５年度特殊疾病（難病）に関する研究報告書，330～337，東京都衛生局医療福祉部，1981，難病全般

32040：地域における特殊疾病患者の管理方法に関する研究　新宿区における実施成績，森本　忠良．寺尾　享一．畔原　トシ．恵原　能理子．白石　あゆみ．高井　きい．田子　まさ．高橋　キチ．森田　美佐子．寺西　秀美．木原　智恵子．井出　そと江．柴田　久子．高尾　良子．奥村　節子．片田　リン．野村　陽子．木村　久子．米原　忠男．猪飼　陌江．加藤　登志子．他，昭和５５年度特殊疾病（難病）に関する研究報告書，338～348，東京都衛生局医療福祉部，1981，難病全般

32041：東村山保健所管内における実施結果，木下　安子．石川　左門．川村　佐和子．西　三郎．大橋　誠．斉藤　みどり．山口　輝彦．斉藤　婦佐子．町田　八重．栗須　慧太郎．磯部　秀隆．長野　和夫．滝島　玲子．加藤　順子．梅沢　ぬる．菊池　美津．佐賀　サヨ子．佐藤　待子．鈴木　弘子．白岩　郁子．守田　孝恵．他，昭和５５年度特殊疾病（難病）に関する研究報告書，349～360，東京都衛生局医療福祉部，1981，筋萎縮性側索硬化症、難病全般

32042：東久留米保健所管内における実施成績，岡　愛子．円城寺　政子．及川　あつ．平賀　春美．佐野　則子．谷口　啓子．下村　佳子．佐藤　節子．宮山　裕子．植松　澄子．石川　孝一．千種　操子．渡辺　秀幸，昭和５５年度特殊疾病（難病）に関する研究報告書，361～374，東京都衛生局医療福祉部，1981，脊髄小脳変性症、パーキンソン病、難病全般、多発性硬化症、ウィリス輪閉塞症

32043：東京都保健婦に対する難病保健指導に関する実態調査，木下　安子．西　三郎．川村　佐和子．山岸

春江. 関谷　栄子. 小林　史明, 昭和５５年度特殊疾病（難病）に関する研究報告書, 375～392, 東京都衛生局医療福祉部, 1981, 難病全般

32044: 特殊疾病患者訪問相談指導事業, 西　三郎. 芦沢　正見. 松野　かほる. 伊藤　國子. 木下　安子. 森本　忠良, 昭和５６年度特殊疾病（難病）に関する研究報告書, 320～322, 東京都衛生局医療福祉部, 1982, 難病全般

32045: 特殊疾病患者の管理に関する継続調査, 森本　忠良, 昭和５６年度特殊疾病（難病）に関する研究報告書, 323～331, 東京都衛生局医療福祉部, 1982, 難病全般

32046: 島しょにおける特殊疾病対策の地域活動, 松野　かほる. 石館　敬三. 八代　悠紀子. 坪井　愛子. 小杉　真紗人. 峯元　みさを, 昭和５６年度特殊疾病（難病）に関する研究報告書, 333～343, 東京都衛生局医療福祉部, 1982, 難病全般

32047: 在宅難病患者緊急一時入院の体系化に関する研究, 大島　一良. 若狭　勝太郎. 桑名　忠夫. 輿石　義晴. 斎藤　みどり. 菅根　美夫, 昭和５７年度特殊疾病（難病）に関する研究報告書, 338～347, 東京都衛生局医療福祉部, 1983, 脊髄小脳変性症、パーキンソン病、重症筋無力症

32048: 保健所における難病患者の栄養指導のあり方について, 岡　愛子. 小山　茂. 大里　敏夫. 服部　富子, 昭和５７年度特殊疾病（難病）に関する研究報告書, 368～375, 東京都衛生局医療福祉部, 1983, 筋萎縮性側索硬化症、脊髄小脳変性症、パーキンソン病、慢性肝炎、先天性腎性尿崩症等

32049: 島しょにおける特殊疾病対策の地域活動に関する研究, 松野　かほる. 島内　節. 八代　悠紀子. 石館　敬三. 小杉　真紗人. 峯元　みさを, 昭和５７年度特殊疾病（難病）に関する研究報告書, 376～386, 東京都衛生局医療福祉部, 1983, 難病全般、高齢者

32050: 在宅難病患者緊急一時入院の体系化に関する研究, 大島　一良. 桑名　忠夫. 輿石　義晴. 斉藤　みどり. 菅根　美夫. 長谷川　浩道. 駒井　恵美子. 須藤　利恵子. 滝沢　玲子. 佐野　則子, 昭和５８年度特殊疾病（難病）に関する研究報告書, 274～285, 東京都衛生局医療福祉部, 1984, 筋萎縮性側索硬化症、パーキンソン病、難病全般

32051: 難病患者に対する栄養指導の方法に関する研究, 服部　大明. 岡　愛子. 山下　光雄. 大関　政康. 馬場　昂. 小山　茂. 長谷川　政二. 大工原　節生. 服部　富子. 早川　芳江. 駒井　恵美子. 小宮　三紀子, 昭和５８年度特殊疾病（難病）に関する研究報告書, 286～307, 東京都衛生局医療福祉部, 1984, パーキンソン病、悪性高血圧、腎不全

32052: 保健所における難病患者の栄養指導のあり方について, 岡　愛子. 小山　茂. 長谷川　政二. 服部　富子. 早川　芳江. 駒井　恵美子. 小宮　三紀子, 昭和５８年度特殊疾病（難病）に関する研究報告書, 308～331, 東京都衛生局医療福祉部, 1984, パーキンソン病、慢性肝炎、膠原系疾患

32053: 島しょにおける特殊疾病対策の地域活動に関する研究, 松野　かほる. 島内　節. 八代　悠紀子. 石館　敬三. 小杉　真紗人. 峯元　みさを. 佐々木　八重子, 昭和５８年度特殊疾病（難病）に関する研究報告書, 344～362, 東京都衛生局医療福祉部, 1984, 難病全般

32054: 難病の地域ケア実践に関する研究, 村瀬　敏郎, 昭和５８年度特殊疾病（難病）に関する研究報告書, 363～383, 東京都衛生局医療福祉部, 1984, 難病全般

32055: 神経難病の晩期ケアに関する研究, 椿　忠雄. 林　秀明, 昭和５９年度特殊疾病（難病）に関する研究報告書, 58～64, 東京都衛生局医療福祉部特殊疾病対策課, 1985, 筋萎縮性側索硬化症

32056: 在宅難病患者の災害時対策について, 大島　一良. 林　秀明. 川村　佐和子. 大黒　寛. 長谷川　政二. 青山　キヨミ, 昭和５９年度特殊疾病（難病）に関する研究報告書, 268～319, 東京都衛生局医療福祉部特殊疾病対策課, 1985, 筋萎縮性側索硬化症、難病全般

32057: 島しょにおける特殊疾病対策の地域活動に関する研究, 松野　かほる. 石館　敬三. 千葉　京子. 網野　寛子. 高橋　陽子, 昭和５９年度特殊疾病（難病）に関する研究報告書, 354～362, 東京都衛生局医療福祉部特殊疾病対策課, 1985, 難病全般

32058: 難病の地域ケア実践に関する研究, 村瀬　敏郎. 近藤　市雄. 阪上　裕子. 山手　茂, 昭和５９年度特殊疾病（難病）に関する研究報告書, 363～379, 東京都衛生局医療福祉部特殊疾病対策課, 1985, 難病全般

32059: 在宅難病患者の災害時対策について, 大島　一良. 林　秀明. 川村　佐和子. 大黒　寛. 長谷川　政二. 青山　キヨミ, 昭和６０年度特殊疾病（難病）に関する研究報告書, 246～267, 東京都衛生局医療福祉部特殊疾病対策課, 1986, 筋萎縮性側索硬化症、難病全般

32060: 在宅難病患者（特に神経難病患者）のケア・援助について, 平田　伊勢雄. 山口　裕敬. 永田　進. 板倉　利達. 中山　創生. 向山　昌邦. 福谷　喜代子, 昭和６０年度特殊疾病（難病）に関する研究報告書, 268～304, 東京都衛生局医療福祉部特殊疾病対策課, 1986, 神経難病全般

32061: 島しょにおける特殊疾病対策の地域活動に関する研究, 松野　かほる. 友松　栄二. 千葉　京子. 田島　千栄子. 落合　久仁子, 昭和６０年度特殊疾病（難病）に関する研究報告書, 305～314, 東京都衛生局医療福祉部特殊疾病対策課, 1986, 難病全般

32062: 難病の地域ケア実践についての研究, 村瀬　敏郎. 木田　敦. 山崎　衛. 武田　和一郎. 富井　信明. 今野　健次郎. 牧　政明. 川上　忠志. 小林　之誠. 玉木　正季. 遠藤　剛平. 中村　努. 小松　真. 村瀬　省二. 今井　靖夫. 木下　安子. 阪上　裕子. 石川　左門, 昭和６０年度特殊疾病（難病）に関する研究報告書, 315～319, 東京都衛生局医療福祉部特殊疾病対策課, 1986, 難病全般

32063: 慢性進行性神経疾患患者の在宅生活維持の条件, 里吉　栄二郎. 篠塚　直子. 亀井　敦行, 昭和６１年度特殊疾病（難病）に関する研究報告書, 14～19, 東京都衛生局医療福祉部特殊疾病対策課, 1987, 脊髄小脳変性症、パーキンソン病

32064: 東京都地区医師会による難病対策, 村瀬　敏郎, 昭和６１年度特殊疾病（難病）に関する研究報告書, 241～242, 東京都衛生局医療福祉部特殊疾病対策課, 1987, 神経難病全般

32065: 在宅難病患者（特に神経難病患者）のケア・援助について, 平田　伊勢雄. 山口　裕敬. 永田　進. 板倉　利達. 中山　創生. 向山　昌邦. 福谷　喜代子, 昭和６１年度特殊疾病（難病）に関する研究報告書, 243～267, 東京都衛生局医療福祉部特殊疾病対策課, 1987, 脊髄小脳変性症、パーキンソン病、神経難病全般

32066: 難病地域ケアと在宅支援型中間施設の運用について, 小松　真. 木下　安子. 渡辺　猛. 花輪　音三. 川村　佐和子. 島内　節. 石川　左門, 昭和６１年度特殊疾病（難病）に関する研究報告書, 268～278, 東京都衛生局医療福祉部特殊疾病対策課, 1987, 神経難病全般

32067: 在宅神経難病患者に対する訪問看護事業の実施について, 川上　忠志. 上木　福一郎. 境野　良一. 中村　正一郎. 楢林　博太郎, 昭和６１年度特殊疾病（難病）に関する研究報告書, 279～281, 東京都衛生局医療福祉部特殊疾病対策課, 1987, 筋萎縮性側索硬化症、脊髄小脳変性症、神経難病全般

32068: 難病患者に対する在宅ケアのシステム化に関する研究　－（第１報）医療確保を中心とした保健医療福祉チームの実践化への方法－, 武田　和一郎. 小林　陽太郎. 近藤　市雄. 佐藤　司. 島　千加良. 渡辺　晴雄. 富田　崇敏. 木原　幹洋. 島内　節. 竹内　達夫. 金田　麻里子. 桜山　豊夫. 長坂　典子. 吉田　陽子, 昭和６１年度特殊疾病（難病）に関する研究報告書, 282～299, 東京都衛生局医療福祉部特殊疾病対策課, 1987, 神経難病全般

32069: 難病の地域ケア実践に関する研究, 村瀬　敏郎, 昭和６２年度特殊疾病（難病）に関する研究報告書,

321〜322, 東京都衛生局医療福祉部特殊疾病対策課, 1988, 難病全般

32070: 在宅難病患者（特に神経難病）へのケア・援助について, 平田 伊勢雄. 山口 裕敬. 永田 進. 板倉 利達. 中山 創生. 向山 昌邦. 福谷 喜代子. 伊藤 裕, 昭和62年度特殊疾病（難病）に関する研究報告書, 323〜326, 東京都衛生局医療福祉部特殊疾病対策課, 1988, 神経難病全般

32071: 難病地域ケアと在宅支援型中間施設の運用について, 小松 真. 木下 安子. 伏木 讚二. 花輪 音三. 川村 佐和子. 島内 節. 石川 左門, 昭和62年度特殊疾病（難病）に関する研究報告書, 368〜374, 東京都衛生局医療福祉部特殊疾病対策課, 1988, その他

32072: 渋谷区医師会の実施する神経難病に対する訪問相談事業についての報告, 川上 忠志, 昭和62年度特殊疾病（難病）に関する研究報告書, 375〜380, 東京都衛生局医療福祉部特殊疾病対策課, 1988, 神経難病全般

32073: 難病患者に対する在宅ケアのシステム化に関する研究, 小林 陽太郎. 山本 真澄. 近藤 市雄. 武田 和一郎. 西松 稔. 飯馬 治之. 斉藤 正道. 佐藤 司. 島 千加良, 昭和62年度特殊疾病（難病）に関する研究報告書, 381〜387, 東京都衛生局医療福祉部特殊疾病対策課, 1988, 筋萎縮性側索硬化症、脊髄小脳変性症、パーキンソン病、進行性筋ジストロフィー

32074: 特殊疾病対策の地域活動とその効率的推進に関する研究, 三宅 史郎, 平成元年度特殊疾病（難病）に関する研究報告書, 253〜254, 東京都衛生局医療福祉部特殊疾病対策課, 1991, 難病全般

32075: 難病の地域ケア実践についての研究, 村瀬 敏郎, 平成元年度特殊疾病（難病）に関する研究報告書, 255〜264, 東京都衛生局医療福祉部特殊疾病対策課, 1991, 難病全般

32076: 難病地域ケアと在宅支援型中間施設の運用について－4－, 小松 真. 木下 安子. 石川 左門. 渡辺 猛. 伏木 讚二. 花輪 音三, 平成元年度特殊疾病（難病）に関する研究報告書, 265〜269, 東京都衛生局医療福祉部特殊疾病対策課, 1991, 筋萎縮性側索硬化症、筋強直性筋ジストロフィー症

32077: 難病患者に対する訪問診療実施のための雰囲気づくり及びシステム化について, 飯田 正義. 村田 文也. 荒木 千枝子. 武末 勝. 大河原 正勝. 梅里 継時. 佐藤 誠一. 日下 邦明. 唐澤 祥人. 横山 芳正. 小泉 智弘, 平成元年度特殊疾病（難病）に関する研究報告書, 270〜273, 東京都衛生局医療福祉部特殊疾病対策課, 1991, パーキンソン病、脳血管性パーキンソン病

32078: 平成元年度特殊疾病（難病）訪問診療事業に関する研究, 木下 眞男. 伊藤 嘉明. 奈良橋 喜成. 八辻 行信. 大鹿 直方. 高橋 敬子. 山本 正子. 近藤 道子. 鈴木 輝美, 平成元年度特殊疾病（難病）に関する研究報告書, 274〜275, 東京都衛生局医療福祉部特殊疾病対策課, 1991, パーキンソン病、進行性筋ジストロフィー

32079: 難病患者に対する訪問診療の普遍化に関する研究, 小池 和夫. 八木 皓一. 中村 信彦. 桧垣 有徳. 冨永 典紀. 山口 裕敬. 近藤 紀子. 長沢 つるよ. 鹿島 千代子. 樋口 靜江. 福谷 喜代子. 早川 芳江. 中島 末美. 渡辺 郁雄. 上間 和子. 斉藤 婦佐子. 片倉 なつ子. 植松 澄子. 榎本 智子. 太田 薫. 玉木 誠 他, 平成元年度特殊疾病（難病）に関する研究報告書, 276〜278, 東京都衛生局医療福祉部特殊疾病対策課, 1991, 筋萎縮性側索硬化症、脊髄小脳変性症

32080: 特殊疾病対策の地域活動とその効率的推進に関する研究, 三宅 史郎, 平成2年度特殊疾病（難病）に関する研究報告書, 265〜265, 東京都衛生局医療福祉部特殊疾病対策課, 1992, 難病全般

32081: 難病の地域ケア実践についての研究, 村瀬 敏郎, 平成2年度特殊疾病（難病）に関する研究報告書, 266〜270, 東京都衛生局医療福祉部特殊疾病対策課, 1992, 難病全般

32082: 難病地域ケアと在宅支援型中間施設の運用について－5－, 小松 真. 木下 安子. 石川 左門. 渡辺 猛. 伏木 讚二. 花輪 音三, 平成2年度特殊疾病（難病）に関する研究報告書, 271〜278,

東京都衛生局医療福祉部特殊疾病対策課, 1992, 脊髄小脳変性症、進行性筋ジストロフィー、

32083: 難病患者に対する地域的研究, 村上　嘉幸. 桜井　喬. 木村　篤人. 菅家　克彦. 小武海　成一, 平成2年度特殊疾病（難病）に関する研究報告書, 279〜284, 東京都衛生局医療福祉部特殊疾病対策課, 1992, パーキンソン病、難病全般

32084: 在宅難病患者訪問診療事業の実践化に関する研究, 長谷　光一, 平成2年度特殊疾病（難病）に関する研究報告書, 297〜310, 東京都衛生局医療福祉部特殊疾病対策課, 1992, 脊髄小脳変性症、慢性肝炎、心不全

32085: 難病患者に対する訪問診療の実践化に関する研究, 藤田　礼造. 指田　和明. 山県　元. 鈴木　三史. 小宮山　佳子. 橘　清子, 平成2年度特殊疾病（難病）に関する研究報告書, 311〜314, 東京都衛生局医療福祉部特殊疾病対策課, 1992, 悪性関節リウマチ

32086: 「特殊疾病対策の地域活動とその効率的推進に関する研究」, 大道　久, 平成3年度特殊疾病（難病）に関する研究報告書, 272〜272, 東京都衛生局医療福祉部特殊疾病対策課, 1993, 難病全般

32087: 難病の地域ケア実践について, 村瀬　敏郎, 平成3年度特殊疾病（難病）に関する研究報告書, 273〜287, 東京都衛生局医療福祉部特殊疾病対策課, 1993, 難病全般

32088: 難病の地域ケア実践について, 小松　真, 平成3年度特殊疾病（難病）に関する研究報告書, 288〜298, 東京都衛生局医療福祉部特殊疾病対策課, 1993, 神経難病全般

32089: 難病患者に対する相談事業の実践化に関する研究, 福井　光壽. 島　千加良. 川上　忠志. 野木村　琢之. 小林　昭夫. 斉藤　道正. 石川　一郎. 高木　克芳. 川村　佐和子. 阪上　裕子. 牛込　三和子. 福士　貴子. 秋村　純江. 角田　和江, 平成3年度特殊疾病（難病）に関する研究報告書, 299〜314, 東京都衛生局医療福祉部特殊疾病対策課, 1993, 難病全般

32090: 特殊疾病対策のあり方に関する研究, 西　三郎. 里吉　栄二郎. 川村　佐知子. 星野　信也. 副田　あけみ. 大野　ゆう子. 衛藤　幹子. 島　千加良. 須加　美明, 平成4年度特殊疾病（難病）に関する研究報告書, 298〜303, 東京都衛生局医療福祉部特殊疾病対策課, 1994, 難病全般

32091: 難病患者の長期療養施設の整備に関する研究, 西　三郎. 川村　佐知子. 里吉　栄二郎. 加藤　修一. 今井　尚志. 牛込　三和子. 江澤　和江. 大野　ゆう子. 衛藤　幹子, 平成4年度特殊疾病（難病）に関する研究報告書, 304〜315, 東京都衛生局医療福祉部特殊疾病対策課, 1994, 神経難病全般

32092: 特殊疾病対策の基本的なあり方に関する研究, 西　三郎. 里吉　栄二郎. 川村　佐和子. 星野　信也. 佐野　迪雄. 牛込　三和子. 中村　好一. 後藤　幹子, 平成5年度特殊疾病（難病）に関する研究報告書, 241〜248, 東京都衛生局医療福祉部特殊疾病対策課, 1995, 筋萎縮性側索硬化症

32093: 患者側からみた東京都難病施策の利用状況と今後の展望, 牛込　三和子. 川村　佐和子. 大野　ゆう子. 江澤　和江. 輪湖　史子. 衛藤　幹子, 平成5年度特殊疾病（難病）に関する研究報告書, 249〜270, 東京都衛生局医療福祉部特殊疾病対策課, 1995, 筋萎縮性側索硬化症、脊髄小脳変性症、パーキンソン病、膠原系疾患

32094: 国の対応を踏まえた特殊疾病対策のあり方に関する研究, 西　三郎. 衛藤　幹子. 星野　信也. 里吉　栄二郎. 川村　佐和子. 牛込　三和子. 佐野　迪雄, 平成6年度特殊疾病（難病）に関する研究報告書, 187〜191, 東京都衛生局医療福祉部特殊疾病対策課, 1996, 筋萎縮性側索硬化症

32095: 難病患者の療養実態の数量把握に関する研究　−平成6年度特殊疾病（難病）患者療養実態調査−, 牛込　三和子. 斉藤　紀子. 佐藤　眞喜子. 木村　久子. 松本　恵津子. 多田　力. 安島　周平. 長坂　玲子. 藤沼　美奈子. 篠原　猛. 沼野　みえ子. 田中　今朝寿. 村田　欣造. 川村　佐和子. 西　三郎. 大野　ゆう子. 江澤　和江. 輪湖　史子. 逸見　功, 平成6年度特殊疾病（難病）に関する研

究報告書, 192～ 221, 東京都衛生局医療福祉部特殊疾病対策課, 1996, 神経難病全般

32096: 将来を展望した東京都における特殊疾病対策のあり方に関する研究, 西　三郎. 川村　佐知子. 中村　好一. 衛藤　幹子. 西原　香保里. 安川　文明. 里吉　栄二郎. 佐野　迪雄, 平成7年度特殊疾病（難病）に関する研究報告書, 179～ 182, 東京都衛生局医療福祉部特殊疾病対策課, 1996, 難病全般

32097: 難病患者療養実態の数量的把握に関する研究　－平成7年度及び平成6年度実態調査の解析－, 牛込　三和子. 江澤　和江. 輪湖　史子. 逸見　功. 戸島　眞美. 佐藤　恭信. 武田　春代. 奥山　典子. 西　三郎. 川村　佐和子. 大野　ゆう子, 平成7年度特殊疾病（難病）に関する研究報告書, 183～ 204, 東京都衛生局医療福祉部特殊疾病対策課, 1996, 難病全般

32098: 特殊疾病対策の基本的なあり方に関する研究　－難病患者等居宅生活支援事業の対策疾患についてのアンケート調査結果－, 西　三郎. 山縣　然太朗. 中村　好一. 里吉　栄二郎, 平成8年度特殊疾病（難病）に関する研究報告書, 173～ 188, 東京都衛生局医療福祉部特殊疾病対策課, 1997, 難病全般

32099: 難病療養者に対する福祉施設に関する研究（その1）　－難病療養者のＱＯＬ向上対策に関する研究－, 牛込　三和子. 江澤　和江. 輪湖　史子. 徳山　祥子. 逸見　功. 西　三郎. 川村　佐和子, 平成8年度特殊疾病（難病）に関する研究報告書, 189～ 199, 東京都衛生局医療福祉部特殊疾病対策課, 1997, 神経難病全般

32100: 難病療養者に対する福祉施設に関する研究（その2）　－難病患者の地域ネットワークの試み（病院からの診療所への逆紹介の試み）－, 牛込　三和子. 渡辺　亨. 近藤　甲斐夫. 松清　平. 定　利勝. 加藤　幸雄. 佐藤　弘. 百済　幸. 柳　秦知. 山口　鶴子. 野村　政勝. 金丸　典子. 前川　あゆみ. 奥野　富久子. 横沢　正世, 平成8年度特殊疾病（難病）に関する研究報告書, 200～ 206, 東京都衛生局医療福祉部特殊疾病対策課, 1997, 脊髄小脳変性症、パーキンソン病、後縦靱帯骨化症

32101: 難病患者への災害時対応に関する研究, 川村　佐和子. 岡部　聡子. 牛込　三和子. 笠井　秀子. 近藤　紀子. 森松　義雄. 江澤　和江. 徳山　祥子. 輪湖　史子. 酒井　美絵子. 下平　唯子. 岩崎　弥生, 平成8年度特殊疾病（難病）に関する研究報告書, 207～ 214, 東京都衛生局医療福祉部特殊疾病対策課, 1997, 難病全般

32102: 特殊疾病対策の基本的な在り方に関する研究, 西　三郎. 川村　佐和子. 牛込　三和子. 中村　好一. 山縣　然太朗. 里吉　栄二郎, 平成9年度特殊疾病（難病）に関する研究報告書, 133～ 135, 東京都衛生局医療福祉部特殊疾病対策課, 1998, 難病全般

32103: 難病ケアシステムにおける保健所保健婦の機能, 牛込　三和子. 江澤　和江. 徳山　祥子. 輪湖　史子. 甲斐　静江. 小林　理恵. 近藤　紀子. 打林　友子. 南　睦恵. 藤沢　衣佐子. 石黒　久江. 田中　修子. 野田　美知子. 川野　由紀子. 成田　勝江. 梅沢　ぬゑ. 西　三郎. 川村　佐和子, 平成9年度特殊疾病（難病）に関する研究報告書, 136～ 149, 東京都衛生局医療福祉部特殊疾病対策課, 1998, 難病全般

32104: 在宅難病患者（特に神経難病）へのケア援助について　－同行訪問（ＰＴ・栄養士・歯科衛生士）－, 斎藤　婦佐子. 片倉　なつ子. 宮脇　貞栄. 高島　好江. 植松　澄子. 岡野　初江. 大坪　美津枝. 土居　明子. 中田　貲布. 菊池　美津. 梅沢　ぬゑ. 桑原　和美. 原　糸美. 吉澤　満里子. 松本　栄子, 昭和62年度特殊疾病（難病）に関する研究報告書, 328～ 367, 東京都衛生局医療福祉部特殊疾病対策課, 1988, 筋萎縮性側索硬化症、脊髄小脳変性症、神経難病全般

32105: 一般診療機関における難病患者診療の実態に関する研究, 羽田　春兎, 昭和49年度特殊疾病（難病）に関する研究報告書, 268～ 272, 東京都衛生局医療福祉部特殊疾病対策課, 1975, 難病全般

32106：進行性筋ジストロフィー症を中心とした筋萎縮性疾患患者に対する介助具の研究 −特に入浴と寝返りについて−，上田　敏，昭和５０年度特殊疾病（難病）に関する研究報告書，276〜276，東京都衛生局医療福祉部特殊疾病対策課，1976，進行性筋ジストロフィー

32107：介助具の開発と効率化に関する研究　ウオーターマトレスの難病患者への適用，木下　安子．関野　栄子，昭和５０年度特殊疾病（難病）に関する研究報告書，277〜283，東京都衛生局医療福祉部特殊疾病対策課，1976，筋萎縮性側索硬化症、進行性筋ジストロフィー

32108：介助具の開発に関する研究　車椅子用座位保持バンドの試作，菊池　恵美子，昭和５０年度特殊疾病（難病）に関する研究報告書，284〜285，東京都衛生局医療福祉部特殊疾病対策課，1976，進行性筋ジストロフィー、脳性麻痺

32109：自助具に関する情報機関，荻島　秀男．矢崎　潔．佐藤　由利子，昭和５０年度特殊疾病（難病）に関する研究報告書，286〜299，東京都衛生局医療福祉部特殊疾病対策課，1976，その他

32110：介助具の開発と効率化に関する研究　車椅子の改良試作について，五味　重春，昭和５０年度特殊疾病（難病）に関する研究報告書，300〜301，東京都衛生局医療福祉部特殊疾病対策課，1976，脳性麻痺

その他の調査研究報告書

登録番号:タイトル，著者，出典誌，巻(号)，掲載頁，発行所，発行年，主な疾患

34001: 神経系疾患患者に対する保健サービス基準の意義とその条件，椿　忠雄，神経研プロジェクト研究　神経系疾患患者に対する保健サービス基準に関する研究（第1年次），7～8，東京都神経科学総合研究所，1983，神経難病全般

34002: 神経系疾患患者に対する保健サービス基準の背景と理念，宇尾野　公義，神経研プロジェクト研究　神経系疾患患者に対する保健サービス基準に関する研究（第1年次），8～9，東京都神経科学総合研究所，1983，神経難病全般

34003: 在宅神経疾患患者の療養環境と保険・医療・福祉チームの進展，中村　努，神経研プロジェクト研究　神経系疾患患者に対する保健サービス基準に関する研究（第1年次），9～10，東京都神経科学総合研究所，1983，筋萎縮性側索硬化症

34004: 神経系疾患患者の呼吸不全に対する看護基準―人工呼吸器装着患者の看護援助課題を中心に―，木下　安子．牛込　三和子．関谷　栄子．野村　陽子，神経研プロジェクト研究　神経系疾患患者に対する保健サービス基準に関する研究（第1年次），11～22，東京都神経科学総合研究所，1983，脊髄小脳変性症，進行性筋ジストロフィー、神経難病全般

34005: 在宅神経系疾患患者の保健サービスの実践，川村　佐和子．大里敏夫．三鷹市医師会難病対策委員会．他1団体，神経研プロジェクト研究　神経系疾患患者に対する保健サービス基準に関する研究（第1年次），22～41，東京都神経科学総合研究所，1983，筋萎縮性側索硬化症

34006: 地域医療ケアの組織と住民参加，萩原　康子，神経研プロジェクト研究　神経系疾患患者に対する保健サービス基準に関する研究（第1年次），41～52，東京都神経科学総合研究所，1983，難病全般

34007: 在宅診療活動における保健サービス基準　神経難病における保健活動の必要性，椿　忠雄，神経研プロジェクト研究　神経系疾患に対する保健サービス基準に関する研究（第2年次），6～7，東京都神経科学総合研究所，1984，神経難病全般

34008: 神経病院在宅診療について，林　秀明，神経研プロジェクト研究　神経系疾患患者に対する保健サービス基準に関する研究（第2年次），7～11，東京都神経科学総合研究所，1984，神経難病全般、脳血管疾患

34009: 在宅診療における保健婦活動の分析　―とくに訪問頻度について―，川村　佐和子，神経研プロジェクト研究　神経系疾患患者に対する保健サービス基準に関する研究（第2年次），11～20，東京都神経科学総合研究所，1984，神経難病全般、脳血管疾患

34010: 地域ケアシステムと保健サービス基準　日野市の地域ケアシステム，萩原　康子，神経研プロジェクト研究　神経系疾患患者に対する保健サービス基準に関する研究（第2年次），20～29，東京都神経科学総合研究所，1984，難病全般　スモン

34010: 平成7年度特殊疾病（難病）患者療養生活実態調査報告書　その1解析編，牛込　三和子．川村　佐和子．西　三郎．江澤　和江．輪湖　史子．逸見　功．三浦　博子．徳山　祥子，1～229，東京都「特殊疾病（難病）に関する研究」特殊疾病対策の基本的なあり方に関する研究班　班員　牛込三和子，1996，難病全般

34011: 三鷹市の地域ケアシステム，村田　欣造，神経研プロジェクト研究　神経系疾患患者に対する保健サービス基準に関する研究（第2年次），30～35，東京都神経科学総合研究所，1984，神経難病全般、

難病全般

34012: 平成2年 特殊疾病（難病）患者療養生活実態調査報告書 , 川村 佐和子. 豊川裕之. 牛込 三和子. 秋村 純江. 角田 和江. 三浦 博子. 佐藤 多嘉子. 西川 浩明. 大野 ゆう子他, 1～ 271, 東京都営政局医療福祉部, 1990, 難病全般

34012: 神経系疾患患者の看護基準の技術的検討 在宅ケアにおける緊急事態の分析と対応―事態発生予と早期解決のために―, 島内 節. 西 三郎. 川村 佐和子. 高坂 雅子, 神経研プロジェクト研究 神経系疾患患者に対する保健サービス基準に関する研究（第2年次）, 35～ 43, 東京都神経科学総合研究所, 1984, 神経難病全般

34013: 在宅呼吸不全患者へのケアの分析, 木下 安子. 牛込 三和子. 関谷 栄子. 野村 陽子, 神経研プロジェクト研究 神経系疾患患者に対する保健サービス基準に関する研究（第2年次）, 44～ 63, 東京都神経科学総合研究所, 1984, 進行性筋ジストロフィー

34014: 専門医からみた人工呼吸器装着在宅患者の問題点, 佐藤 猛, 神経研プロジェクト研究 神経系疾患患者に対する保健サービス基準に関する研究（第2年次）, 63～ 71, 東京都神経科学総合研究所, 1984, 筋萎縮性側索硬化症、進行性筋ジストロフィー

34015: 在宅ケアの意義, 白木 博次, 神経研プロジェクト研究 神経系疾患患者に対する保健サービス基準に関する研究（第2年次）, 72～ 79, 東京都神経科学総合研究所, 1984, 神経難病全般、難病全般

34016: 神経系疾患患者に対する保健サービス基準に関する研究（最終報告） 総括報告（1）在宅呼吸管理患者に対する保健サービス基準, 川村 佐和子. 椿 忠雄. 木下 安子. 牛込 三和子. 萩原 康子. 熊本 享. 中村 努. 村田 欣造. 五関 美智子, 神経研プロジェクト研究, 7～ 42, 東京都神経科学総合研究所, 1985, 筋萎縮性側索硬化症

34017: 神経系疾患患者に対する保健サービス基準に関する研究（最終報告） 総括報告（2）病院・地域医療システムと保健サービス基準, 川村 佐和子. 椿 忠雄. 木下 安子. 牛込 三和子. 萩原 康子. 熊本 享. 中村 努. 村田 欣造. 五関 美智子, 神経研プロジェクト研究, 43～ 71, 東京都神経科学総合研究所, 1985, 筋萎縮性側索硬化症、パーキンソン病、重症筋無力症

34018: 三鷹市の地域ケア活動 ―後縦靱帯骨化症患者の在宅ケアを通じて―, 萩原 康子, 神経研プロジェクト研究 地域ケアシステムに関する比較研究（第1年次）, 8～ 25, 東京都神経科学総合研究所, 1987, パーキンソン病、後縦靱帯骨化症

34019: 神経系難病患者の地域ケアシステム 三鷹市、日野市、東村山市, 萩原 康子, 神経研プロジェクト研究 地域ケアシステムに関する比較研究（第1年次）, 26～ 42, 東京都神経科学総合研究所, 1987, 神経難病全般

34020: 地域ケアシステムの評価と課題： 相談・連絡等コミュニケーションを中心として （1）専門病院の立場から, 田邊 等, 神経研プロジェクト研究 地域ケアシステムに関する比較研究（第1年次）, 43～ 57, 東京都神経科学総合研究所, 1987, 難病全般

34021: 地域ケアシステムの評価と課題：相談・連絡等コミュニケーションを中心として（2）地域ケアにおける医師会の立場, 中村 努, 神経研プロジェクト研究 地域ケアシステムに関する比較研究（第1年次）, 58～ 62, 東京都神経科学総合研究所, 1987, その他

34022: 三鷹市における難病ケアシステム とくに保健所の役割およびこのシステムが保健所におよぼした影響について, 熊本 亮, 神経研プロジェクト研究 地域ケアシステムに関する比較研究（第1年次）, 63～ 71, 東京都神経科学総合研究所, 1987, その他

34023: 地域ケアシステムの評価, 園田 恭一, 神経研プロジェクト研究 地域ケアシステムに関する比較研

34024: Ⅰ難病地域ケアにおけるサポートシステム　1．難病患者の在宅ケアの公衆衛生学的意義, 西　三郎, 神経研プロジェクト研究　地域ケアシステムに関する比較研究　難病地域ケアにおけるサポートシステム（第2年次）, 8〜22, 東京都神経科学総合研究所, 1988, 難病全般

34025: 2．専門医両機関の地域ケアサポート, 田邊　等, 神経研プロジェクト研究　地域ケアシステムに関する比較研究　難病地域ケアにおけるサポートシステム（第2年次）, 23〜36, 東京都神経科学総合研究所, 1988, 神経難病全般

34026: 3．地域の在宅看護システム, 川村　佐和子, 神経研プロジェクト研究　地域ケアシステムに関する比較研究　難病ケアにおけるサポート（第2年次）, 37〜43, 東京都神経科学総合研究所, 1988, パーキンソン病

34027: 4．保健と福祉の協働をもとめて, 高橋　鉱士, 神経研プロジェクト研究　地域ケアシステムに関する比較研究　難病地域におけるサポートシステム（第2年次）, 44〜50, 東京都神経科学総合研究所, 1988, その他

34029: 2．保健所保健婦のサポート役割, 高橋　恭子, 神経研プロジェクト研究　地域ケアシステムに関する比較研究　難病地域ケアにおけるサポートシステム（第2年次）, 58〜63, 東京都神経科学総合研究所, 1988, 難病全般

34030: 3．三鷹市の地域ケア連絡会, 村田　欣造, 神経研プロジェクト研究　地域ケアシステムに関する比較研究　難病地域におけるサポートシステム（第2年次）, 64〜66, 東京都神経科学総合研究所, 1988, 難病全般

34031: 4．地域ケアにおける日野市医師会の活動経験から, 塩谷　昌己, 神経研プロジェクト研究　地域ケアシステムに関する比較研究　難病地域ケアにおけるサポートシステム（第2年次）, 67〜71, 東京都神経科学総合研究所, 1988, 難病全般

34032: Ⅲ在宅患者ケアの地域システム化の動向　1．難病患者に関する看護需要とそのマンパワーについて, 木下　安子, 神経研プロジェクト研究　地域ケアシステムに関する比較研究（第2年次）, 72〜79, 東京都神経科学総合研究所, 1988, 難病全般

34033: 神経系難病患者の地域ケアシステムの社会学的研究, 萩原　康子, 神経研プロジェクト研究　地域ケアシステムに関する比較研究（第3年次）, 8〜14, 東京都神経科学総合研究所, 1989, 難病全般

34034: 神経系難病の社会学・医療行政における疾患各論の重要性, 田邊　等, 神経研プロジェクト研究　地域ケアシステムに関する比較研究（第3年次）, 15〜32, 東京都神経科学総合研究所, 1989, 難病全般

34035: 日野市地域ケア研究所の難病ケア活動, 小松　眞, 神経研プロジェクト研究　地域ケアシステムに関する比較研究（第3年次）, 33〜37, 東京都神経科学総合研究所, 1989, 難病全般

34036: 荒川区における難病の取り組みについて, 吉田　陽子. 熊本　亮, 神経研プロジェクト研究　地域ケアシステムに関する比較研究（第3年次）, 38〜43, 東京都神経科学総合研究所, 1989, 神経難病全般

34037: 地域ケアシステムにおける看護機能とマンパワー, 木下　安子, 神経研プロジェクト研究　地域ケアシステムに関する比較研究（第3年次）, 44〜50, 東京都神経科学総合研究所, 1989, 難病全般

34038: 在宅人工呼吸器看護に関する研究―筋・神経系疾患患者15事例の体験から, 川村　佐和子, 第3回神経研国内研究会　筋・神経疾患の在宅呼吸障害看護をめぐる諸問題, 5〜44, 東京都神経科学総合研究所社会学研究室（看護学）, 1989, 筋萎縮性側索硬化症、進行性筋ジストロフィー

34039:秋田県神経病センターの実践から,佐藤　セツ子,第3回神経研国内研究会　筋・神経疾患の在宅呼吸障害看護をめぐる諸問題,45～49,東京都神経科学総合研究所社会学研究室(看護学),1989,神経難病全般

34040:在宅ALS患者とコミュニケーション問題,太田　貞司,第3回神経研国内研究会　筋・神経疾患の在宅呼吸障害看護をめぐる諸問題,50～52,東京都神経科学総合研究所社会学研究室(看護学),1987,筋萎縮性側索硬化症

34041:筋・神経系疾患における在宅人工呼吸器治療,田邊　等,第3回神経研国内研究会　筋・神経疾患の在宅呼吸障害看護をめぐる諸問題,53～57,東京都神経科学総合研究所社会学研究室(看護学),1989,神経難病全般

34042:「在宅人工呼吸器」における医師と保健・看護職の連携,宍戸　輝男,第3回神経研国内研究会　筋・神経疾患の在宅呼吸障害看護をめぐる諸問題,58～61,東京都神経科学総合研究所社会学研究室(看護学),1989,筋萎縮性側索硬化症

34043:「在宅人工呼吸器」看護に関する社会的課題,西　三郎,第3回神経研国内研究会　筋・神経疾患の在宅呼吸障害看護をめぐる諸問題,62～67,東京都神経科学総合研究所社会学研究室(看護学),1989,神経難病全般

34044:外国における「在宅人工呼吸器患者ケア」,芳賀　敏彦,第3回神経研国内研究会　筋・神経疾患の在宅呼吸障害看護をめぐる諸問題,68～84,東京都神経科学総合研究所社会学研究室(看護学),1989,難病全般

34045:研究会に参加して―患者団体の感想―,石川　左門,第3回神経研国内研究会　筋・神経疾患の在宅呼吸障害看護をめぐる諸問題,85～86,東京都神経科学総合研究所社会学研究室(看護学),1989,筋萎縮性側索硬化症

34046:看護基礎教育における訪問看護教育―保健婦助産婦看護婦養成校教育課程の改正と実行上の課題―,牛込　三和子,神経研プロジェクト研究　看護教育における「在宅看護」教育の方法論に関する研究(最終報告),7～15,東京都神経科学総合研究所,1993,その他

34047:看護婦養成学校3年課程教科目としての訪問看護教育,伊藤　政子,神経研プロジェクト研究　看護教育における「在宅看護」教育の方法論に関する研究(最終報告),16～29,東京都神経科学総合研究所,1993,その他

34048:看護大学(4年制)における訪問看護教育,橘　雅子,神経研プロジェクト研究　看護教育における「在宅看護」教育の方法論に関する研究(最終報告),30～32,東京都神経科学総合研究所,1993,その他

34049:訪問看護教育の実習環境整備,近藤　紀子,神経研プロジェクト研究　看護教育における「在宅看護」教育の方法論に関する研究(最終報告),33～36,東京都神経科学総合研究所,1993,その他

34050:東京都における難病保健婦研修プログラム,川村　佐和子.関谷　栄子.木下　安子,神経研プロジェクト研究　看護教育における「在宅看護」教育の方法論に関する研究(最終報告),37～40,東京都神経科学総合研究所,1993,その他

34051:訪問看護実務者の教育システムに関する研究,川村　佐和子.牛込　三和子.長谷川　美津子.本田　彰子.輪湖　史子,神経研プロジェクト研究　看護教育における「在宅看護」教育の方法論に関する研究(最終報告),41～68,東京都神経科学総合研究所,1993,その他

34052:プロジェクト研究1年次、2年次報告,長沼　美津子.牛込　三和子,神経研プロジェクト研究　看護教育における「在宅看護」教育の方法論に関する研究(最終報告),69～75,東京都神経科学総合

研究所, 1993, その他

34053: 看護基礎教育における難病ボランティア学習の成果と教育計画, 小川 京子. 川村 佐和子, 神経研プロジェクト研究 看護教育における「在宅看護」教育の方法論に関する研究（最終報告）, 76～80, 東京都神経科学総合研究所, 1993, 難病全般

34054: 米国ランメッド社における訪問看護婦の教育, アン・ハーデイ, 神経研プロジェクト研究 看護教育における「在宅「看護」教育の方法論に関する研究（最終報告）, 81～97, 東京都神経科学総合研究所, 1993, その他

34055: 資料1 東京都保健婦の難病保健指導に関する実態調査, 木下 安子. 川村 佐和子. 西 三郎. 山岸 春江. 関谷 栄子. 小林 史明, 神経研プロジェクト研究 看護教育における「在宅看護」教育の方法論に関する研究, 106～116, 東京都神経科学総合研究所, 1993, 難病全般

34056: 府中病院呼吸器科診療における在宅患者ニーズに関する研究, 鈴木 光. 戸島 洋一. 木下 智雄. 渡辺 明. 池田 克子. 高城 富美子. 佐々木 慎一. 磯部 祥子. 高倉 信一他, 神経研プロジェクト研究 府中キャンパスにおける在宅看護システムのあり方に関する研究（第1年次報告）, 7～24, 東京都神経科学総合研究所, 1994, 呼吸器疾患

34057: 衛生局母子保健課「在宅重症心身障害児訪問看護事業」訪問看護対象児に対するアンケートによる在宅重症児の実態調査, 倉田 清子. 松井 瑠璃. 笛木 昇. 山田 和孝. 松崎 美保子. 神保 真理子. 井上 優子. 永田 仁郎, 神経研プロジェクト研究 府中キャンパスにおける在宅看護システムのあり方に関する研究（第1年次報告）, 25～29, 東京都神経科学総合研究所, 1994, 重症心身障害児

34058: パルスオキシメーターを用いた在宅重症児呼吸管理, 篠崎 昌子. 秋村 純江, 神経研プロジェクト研究 府中キャンパスにおける在宅看護システムのあり方に関する研究（第1年次報告）, 30～34, 東京都神経科学総合研究所, 1994, 重症心身障害児

34059: 神経病院在宅診療における在宅呼吸ケア, 近藤 紀子, 神経研プロジェクト研究 府中キャンパスにおける在宅看護システムのあり方に関する研究（第1年次報告）, 35～38, 東京都神経科学総合研究所, 1994, 筋萎縮性側索硬化症、脊髄小脳変性症、パーキンソン病、進行性筋ジストロフィー、脳血管疾患

34060: 在宅人工呼吸療法患者の看護―神経研でのとりくみ―, 牛込 三和子. 江澤 和江. 輪湖 史子. 大野 ゆう子. 川村 佐和子, 神経研プロジェクト研究 府中キャンパスにおける在宅看護システムのあり方に関する研究（第1年次報告）, 39～44, 東京都神経科学総合研究所, 1994, 神経難病全般

34061: O2サプライヤーの立場からみた在宅酸素療法――電話問い合わせ調査から――, 酒井 志野, 神経研プロジェクト研究 府中キャンパスにおける在宅看護システムのあり方に関する研究（第1年次報告）, 45～49, 東京都神経科学総合研究所, 1994, その他

34062: 府中病院における在宅酸素療法の疾患別利用状況とその予後, 木下 智雄. 鈴木 光. 渡辺 明. 高城 富美子. 岩瀬 フジ. 小沢 洋子. 磯部 祥子. 柳瀬 一正, 神経研プロジェクト研究 府中キャンパスにおける在宅看護システムのあり方に関する研究（第2年次報告）, 8～12, 東京都神経科学総合研究所, 1995, 呼吸器疾患

34063: 在宅重症心身障害児訪問事業について, 笠井 秀子, 神経研プロジェクト研究 府中キャンパスにおける在宅看護システムにあり方に関する研究（第2年次報告）, 13～18, 東京都神経科学総合研究所, 1995, 進行性筋ジストロフィー、脳性麻痺等

34064: 重症心身障害児の在宅呼吸療法の現状, 倉田 清子 . 松井 瑠璃. 笛木 昇. 神保 真理子. 井

上 優子．永田 仁郎．中村 陸郎．甘楽 重信，神経研プロジェクト研究 府中キャンパスにおける在宅看護システムのあり方に関する研究（第2年次報告），19〜23，東京都神経科学総合研究所，1995，進行性筋ジストロフィー、重症心身障害等

34065：府中療育センターにおける在宅重症心身障害児（者）の支援，秋元 貞男，神経研プロジェクト研究 府中キャンパスにおける在宅看護システムのあり方に関する研究（第2年次報告），24〜30，東京都神経科学総合研究所，1995，重症心身障害、脳性麻痺

34066：パルスオキシメータを用いた在宅重症児呼吸管理 第2報，篠崎 昌子．秋村 純江，神経研プロジェクト研究 府中キャンパスにおける在宅看護システムのあり方に関する研究（第2年次報告），31〜36，東京都神経科学総合研究所，1995，重症心身障害児、脳性麻痺等

34067：神経病院在宅診療における在宅人工呼吸療法者に対する看護支援，長沢 つるよ．近藤 紀子．奥山 典子．長谷部 綾子，神経研プロジェクト研究 府中キャンパスにおける在宅看護システムのあり方に関する研究（第2年次報告），37〜42，東京都神経科学総合研究所，1995，筋萎縮性側索硬化症、進行性筋ジストロフィー

34068：府中病院通院の進行性筋ジストロフィー症患者会会員に対する看護支援，牛込 三和子．輪湖 史子．江澤 和江．大野 ゆう子．秋村 純江．関谷 栄子．川村 佐和子，神経研プロジェクト研究 府中キャンパスにおける在宅看護システムのあり方に関する研究（第2年次報告），43〜47，東京都神経科学総合研究所，1995，進行性筋ジストロフィー

34069：府中病院看護相談室利用者の相談内容と対応，岩瀬 フジ．高城 富美子．岳本 波枝，神経研プロジェクト研究 府中キャンパスにおける在宅看護システムのあり方に関する研究（最終報告），9〜17，東京都神経科学総合研究所，1996，呼吸器疾患、悪性新生物

34070：神経病院における在宅人工呼吸療法（HMV）療養者の入院の実態，近藤 紀子．長谷部 綾子．長沢 つるよ．岡戸 有子，神経研プロジェクト研究 府中キャンパスにおける在宅看護システムのあり方に関する研究（最終報告），18〜26，東京都神経科学総合研究所，1996，筋萎縮性側索硬化症、進行性筋ジストロフィー、硬直性脊椎症候群、ポリオ後遺症

34071：重症心身障害児者の人工呼吸管理の現状と問題，倉田 清子．笛木 昇．松井 瑠璃．内山 晃．荒木 聡．舟塚 真．小峯 聡．冨田 直，神経研プロジェクト研究 府中キャンパスにおける在宅看護システムのあり方に関する研究（最終報告），27〜31，東京都神経科学総合研究所，1996，重症心身障害児等

34072：多摩療育園における訪問看護，秋村 純江．篠崎 昌子，神経研プロジェクト研究 府中キャンパスにおける在宅看護システムのあり方に関する研究（最終報告），32〜36，東京都神経科学総合研究所，1996，脳性マヒ等

34073：米国コロラド州における在宅人工呼吸療法の実際，尾崎 章子．小倉 朗子．輪湖 史子．長谷部 綾子，神経研プロジェクト研究 府中キャンパスにおける在宅看護システムのあり方に関する研究（最終報告），37〜42，東京都神経科学総合研究所，1996，その他

34074：人工呼吸器を装着した筋萎縮性側索硬化症患者の看護問題，岡戸 有子．笠井 秀子，神経研プロジェクト研究 神経疾患等の在宅療養者に対する看護の体系化に関する研究（第1年次報告書），7〜11，東京都神経科学総合研究所社会学研究部門，1997，筋萎縮性側索硬化症

34075：看護相談室来訪者の相談内容からみた看護問題，橋本 紀子．岩橋 フジ．阿波野 久仁子．鍋島 あつ子．高原 澄江，神経研プロジェクト研究 神経疾患等の在宅療養者に対する看護の体系化に関する研究（第1年次報告書），13〜17，東京都神経科学総合研究所社会学研究部門，1997，悪性新生物

34076: 呼吸管理の必要な重症心身障害児（者）の在宅療養に対する支援に関する研究, 内藤　美津子. 鷲山　ミキ. 倉田　清子. 浜田　清吉. 笠井　秀子, 神経研プロジェクト研究　神経疾患等の在宅療養者に対する看護の体系化に関する研究（第１年次報告書）, 19～21, 東京都神経科学総合研究所社会学研究部門, 1997, 脳性マヒ

34077: 障害児療育施設における家族支援―訪問看護と地域連携を通して―, 秋村　純江. 篠崎　昌子. 川崎　葉子. 秋元　貞男, 神経研プロジェクト研究　神経疾患などの在宅療養者に対する看護の体系化に関する研究（第１年時報告書）, 23～29, 東京都神経科学総合研究所社会学研究部門, 1997, 障害児

34078: 神経・筋疾患を持つ療養者を対象とした在宅看護実習とその課題―第２１回生実習終了後のアンケート結果から, 坪屋　悦子, 神経研プロジェクト研究　神経疾患などの在宅療養者に対する看護の体系化に関する研究（第１年次報告書）, 31～37, 東京都神経科学総合研究所社会学研究部門, 1997, 神経難病全般

34079: ―神経筋疾患を持つ在宅療養者における看護問題へのアプローチ―進行性筋ジストロフィー症による呼吸障害の進行状況の把握と看護展開, 輪湖　史子. 牛込　三和子. 江澤　和江. 徳山　祥子. 長谷川　美津子, 神経研プロジェクト研究　神経疾患などの在宅療養者に対する看護の体系化に関する研究（第１年時報告書）, 39～43, 東京都神経科学総合研究所社会学研究部門, 1997, 進行性筋ジストロフィー

34080: 在宅看護におけるプロトコール作成の必要性, 川村　佐和子, 神経研プロジェクト研究　神経疾患などの在宅療養患者に対する看護の体系化に関する研究（第１年時報告書）, 45～46, 東京都神経科学総合研究所社会学研究部門, 1997,

36001:「在宅難病患者における医療・看護・福祉の器具・器材に関する調査研究」, 川村　佐和子. 秋村　純江. 角田　和江. 関谷　栄子. 近藤　紀子. 長沢　つるよ. 小原　典子, 昭和６２年度東京都衛生局委託研究　在宅難病患者における医療・看護・福祉の器具・器材に関する調査研究, 1～52, 東京都神経科学総合研究所社会学研究室, 1987, 難病全般　オリーブ橋小脳変性症

36002: 事例における医療用具・器材のニーズと供給方法とその効果に関する調査研究, 川村　佐和子. 近藤　紀子. 長沢　つるよ. 小原　典子. 田口　千代子. 橘　清子. 渡辺　昭夫. 佐藤　静香. 力久　和子他, １９８８年度東京都衛生局委託研究　在宅難病患者における医療・看護・福祉の器具・器材に関する研究, 6～47, 東京都神経科学総合研究所社会医学部門, 1988, 脊髄小脳変性症、神経ベーチェット病、オリーブ橋小脳変性症

36003: 地域における器具・器材のニーズと供給方法に関する調査研究, 猪飼　みち江. 加藤　登志子. 新津　ふみ子. 山崎　摩耶. 山藤　久子. 古屋　美津子, １９８８年度東京都衛生局委託研究　在宅難病患者における医療・看護・福祉の器具・器材に関する研究, 48～65, 東京都神経科学総合研究所社会医学部門, 1988, 難病全般、脳血管疾患、呼吸器疾患

36004: 在宅医療における医療用具供給に関する医事法学的研究, 川村　佐和子. 平林　勝政. 宇都木　伸. 西　三郎. 村田　欣造, １９８８年度東京都衛生局委託研究　在宅難病患者における医療・看護・福祉の器具・器材に関する研究, 66～74, 東京都神経科学総合研究所社会医学部門, 1988, 難病全般

36005: 関係機関からみた器具、器材の供給の実際とシステムのあり方に関する研究―小金井保健所における調査検討から―, 川村　佐和子. 秋村純江、角田和江. 岩城　弘子. 窪山　泉. 菅原　とし. 田口　千代子. 熊瀬川　光子. 和田　ユキ他, １９８９年度東京都衛生局委託研究　在宅難病患者における医療・看護・福祉の器具・器材に関する研究, 1～15, 東京都神経科学総合研究所社会医学部門, 1989, 神経ベーチェット病、呼吸器疾患

36006: 地域における器具・器材の使用調査と供給に関するニーズ, 村田 欣造. 三鷹医師会、三鷹保健所、三鷹市役所、三鷹市訪問看護婦、都立神経病院、東京都神経科学総合研究所, １９８９年度東京都衛生局委託研究　在宅難病患者における医療・看護・福祉の器具・器材に関する研究, 16～27, 東京都神経科学総合研究所社会医学部門, 脊髄小脳変性症、パーキンソン病、進行性筋ジストロフィー、後縦靱帯骨化症、脳血管疾患

36007: 患者宅での医療機器使用をめぐる法律問題, 宇都木 伸, １９８９年度東京都衛生局委託研究　在宅難病患者における医療・看護・福祉の器具・器材に関する研究, 28～33, 東京都神経科学総合研究所社会医学部門, 1989, その他

36008: 在宅における医療機器の使用と供給をめぐる法的諸問題, 平林 勝政, １９８９年度東京都衛生局委託研究　在宅難病患者における医療・看護・福祉の器具・器材に関する研究, 34～42, 東京都神経科学総合研究所社会医学部門, 1989, 筋萎縮性側索硬化症

36009: 貸し出しシステムのあり方に関する研究―米国における貸し出しシステムと感染予防―, 川村 佐和子, １９８９年度東京都衛生局委託研究　在宅難病患者における医療・看護・福祉の器具・器材に関する研究, 43～58, 東京都神経科学総合研究所社会医学部門, 1989, その他

36011: 平成７年度特殊疾病（難病）患者療養生活実態調査報告書　その２資料編, 牛込 三和子. 川村 佐和子. 西 三郎. 江澤 和江. 輪湖 史子. 逸見 功. 三浦 博子. 徳山 祥子, 1～246, 東京都「特殊疾病（難病）に関する研究」特殊疾病対策の基本的なあり方に関する研究班　班員　牛込三和子, 1996, 難病全般

36013: 吸引器の在宅使用実態とマニュアルに関する研究, 牛込 三和子. 徳山 祥子. 江澤 和江. 輪湖 史子. 川村 佐和子. 長谷川 美津子. 笠井 秀子. 近藤 紀子, 研究助成・事業助成報告書第７回（平成８年度）, 73～105, フランスベッド・メディカルホームケア研究助成財団, 1996, 神経難病全般

日本呼吸管理学会誌

登録番号:タイトル, 著者, 出典誌, 巻(号), 掲載頁, 発行年, 主な疾患

40001: 長期「在宅」人工呼吸のあり方, 牛込 三和子, 日本呼吸管理学会誌, 1(1), 14～15, 1991, 神経難病全般

40002: 人工呼吸器を装着した筋萎縮性側索硬化症患者の早期在宅療養実現における看護職の役割 －某米国人派遣ナースの活動の分析－, 上岡 澄子.福原 隆子, 日本呼吸管理学会誌, 1(1), 44～44, 1991, 筋萎縮性側索硬化症

40003: 人工呼吸器装着中患者の在宅における清潔ケアの工夫 －筋萎縮性側索硬化症患者の在宅でのシャワー浴の試み－, 福原 隆子.上岡 澄子, 日本呼吸管理学会誌, 1(1), 45～45, 1991, 筋萎縮性側索硬化症

40004: 在宅人工呼吸器装着ALS患者における理学療法の実際, 小林 義文, 日本呼吸管理学会誌, 1(1), 45～45, 1991, 筋萎縮性側索硬化症

40005: 人工呼吸器の在宅管理に伴う条件の検討 －人工呼吸器装着ALS患者の在宅生活の事例分析から－, 小林 明子, 日本呼吸管理学会誌, 1(1), 46～46, 1991, 筋萎縮性側索硬化症

40006: パソコン通信を用いた在宅人工呼吸器装着患者の管理, 武村 啓住, 日本呼吸管理学会誌, 1(2), 48～52, 1992, 筋萎縮性側索硬化症

40007: 筋ジストロフィーの在宅呼吸管理, 石原 傳幸, 日本呼吸管理学会誌, 1(2), 8～10, 1992, 進行性筋ジストロフィー

40008: 長期(在宅)人工呼吸看護のありかた, 牛込 三和子.川村 佐和子, 日本呼吸管理学会誌, 1(2), 11～15, 1992, 神経難病全般

40009: 小児の在宅人工換気療法の実際とその問題点, 船戸 正久.島田 誠一.玉井 普, 日本呼吸管理学会誌, 1(2), 23～27, 1992, その他

40010: シンポジウム 在宅呼吸ケアにおける看護と介護, 近藤 紀子.大久保 里香.西村 洋子.衛藤 ひとみ.Nett.L.M., 日本呼吸管理学会誌, 2(1), 12～12, 1992, 筋萎縮性側索硬化症

40011: 在宅看護におけるパルスオキシメーター導入の基礎的研究, 角田 和江.牛込 三和子.秋村 純江.大野 ゆう子.川村 佐和子.近藤 紀子.長谷川 美津子, 日本呼吸管理学会誌, 2(1), 22～22, 1992, 神経難病全般

40012: 在宅人工呼吸器療法における訪問看護の現状と課題, 近藤 紀子.川村 佐和子.牛込 三和子, 日本呼吸管理学会誌, 2(2), 50～52, 1993, 神経難病全般

40013: 在宅人工呼吸器療法におけるソーシャルワーカー(SW)の役割, 大久保 里香, 日本呼吸管理学会誌, 2(2), 53～57, 1993, 難病全般

40014: 在宅看護における携帯用パルスオキシメーター導入の基礎的研究, 江澤 和江.秋村 純江.大野 ゆう子.牛込 三和子.近藤 紀子.長沢 つるよ.奥山 典子.長谷川 美津子.平田 宏子.輪湖 史子.川村 佐和子, 日本呼吸管理学会誌, 2(2), 156～160, 1993, 筋萎縮性側索硬化症、進行性筋ジストロフィー、シャイド・レーガー症候群他

40015: 長期気管カニューレ装着者の在宅看護に関する研究 (1)在宅気管カニューレ装着患者の実態, 江澤 和江.大野 ゆう子.牛込 三和子.近藤 紀子.長沢 つるよ.奥山 典子.川村 佐和子, 日本呼吸管理学会誌, 3(1), 23～23, 1993, 脊髄小脳変性症、パーキンソン病、進行性筋ジストロ

フィー、脳血管疾患

40016: 長期気管カニューレ装着者の在宅看護に関する研究 （2）在宅看護環境の整備, 長沢 つるよ. 奥山 典子. 近藤 紀子. 江澤 和江. 大野 ゆう子. 牛込 三和子. 川村 佐和子, 日本呼吸管理学会誌, 3(1), 23～23, 1993, 筋萎縮性側索硬化症、脊髄小脳変性症、パーキンソン病、進行性筋ジストロフィー、脳血管疾患

40017: 長期気管カニューレ装着者の在宅看護に関する研究 （3）緊急事態への看護, 奥山 典子. 長沢 つるよ. 近藤 紀子. 江澤 和江. 大野 ゆう子. 牛込 三和子. 川村 佐和子, 日本呼吸管理学会誌, 3(1), 24～24, 1993, 神経難病全般

40018: 在宅呼吸管理看護のネットワーク化に関する基礎的研究, 牛久保 美津子. 川村 佐和子. 本田 彰子. 長谷川 美津子. 牛込 三和子, 日本呼吸管理学会誌, 3(1), 26～26, 1993, 難病全般

40019: 在宅人工呼吸器療法における訪問看護の役割, 押川 真喜子. 神 加奈重. 青柳 悦子. 山元 ひろみ. 佐々木 佳子. 蝶名林 直彦. 大山 優. 田中 純太. 多田 寛. 長野 博. 田中 政彦, 日本呼吸管理学会誌, 3(1), 27～27, 1993, 筋萎縮性側索硬化症、進行性筋ジストロフィー、肺結核後遺症等

40020: 医療情報交換システムの構築, 牛込 三和子. 川村 佐和子. 渡辺 恵. 牛久保 美津子, 日本呼吸管理学会誌, 3(3), 129～132, 1994, 難病全般

40021: 吸引回数に関する環境条件の分析, 徳山 祥子. 牛込 三和子. 大野 ゆう子. 川村 佐和子, 日本呼吸管理学会誌, 4(1), 68～68, 1994, 筋萎縮性側索硬化症

40022: 在宅人工呼吸療法患者児の看護ニーズ, 藤田 朗子. 近藤 紀子. 川村 佐和子. 徳山 祥子. 宮脇 郁子. 小西 直美. 長沢 つるよ, 日本呼吸管理学会誌, 4(1), 70～70, 1994, ミトコンドリア筋症

40023: 在宅人工呼吸療法（HMV）児における医療システムに関する研究, 長谷川 美津子. 牛込 三和子. 大野 ゆう子. 川村 佐和子. 近藤 紀子, 日本呼吸管理学会誌, 5(1), 32～32, 1995, 神経難病全般

40024: 在宅人工呼吸器療法導入初期の訪問看護の役割, 松本 陽子. 押川 真喜子. 佐々木 佳子. 西田 志穂. 間島 かおり. 今仲 浩子. 伊吹 多香子. 山崎 淑子. 蝶名林 直彦. 多田 寛. 田中 政彦, 日本呼吸管理学会誌, 5(1), 33～33, 1995, 筋萎縮性側索硬化症

40025: 人工呼吸器装着患者の在宅療養を地域で支える, 野田 美保子, 日本呼吸管理学会誌, 4(3), 137～138, 1995, 筋萎縮性側索硬化症、進行性筋ジストロフィー

40026: 神経筋疾患の呼吸不全・呼吸管理の現状と将来, 石原 傳幸, 日本呼吸管理学会誌, 5(3), 128～130, 1996, 神経難病全般

40027: デュシェンヌ型筋ジストロフィー（DMD）の呼吸管理特性（入院・在宅）, 姜 進. 野崎 園子. 松村 剛. 高橋 正紀. 宮井 一郎, 日本呼吸管理学会誌, 5(3), 131～136, 1996, 進行性筋ジストロフィー

40028: ＡＬＳの呼吸管理の特性, 廣瀬 和彦. 小森 哲夫. 平島 富美子, 日本呼吸管理学会誌, 5(3), 137～141, 1996, 筋萎縮性側索硬化症

40029: DMDの呼吸管理の実際と問題点, 高橋 真, 日本呼吸管理学会誌, 5(3), 142～145, 1996, 進行性筋ジストロフィー

40030: ＡＬＳの呼吸管理の実際と問題点, 岡 十代香, 日本呼吸管理学会誌, 5(3), 152～156, 1996, 筋萎縮性側索硬化症

40031：療養者と家族の在宅人工呼吸療法受容の関連要因に関する研究 －特に退院時のHMV療養選択との関連－, 小倉 朗子．川村 佐和子．数間 恵子．尾崎 章子, 日本呼吸管理学会誌, 5(3), 166～173, 1996, 筋萎縮性側索硬化症

40032：１３年間・人工呼吸器を装着したALSの夫を支えて, 長岡 明美, 日本呼吸管理学会誌, 6(1), 32～32, 1996, 筋萎縮性側索硬化症

40033：筋ジストロフィー呼吸不全在宅人工呼吸器治療の現状, 石原 傳幸．川村 潤．田村 拓久．高杉 知明．豊田 丈夫．大角 光彦．川城 丈夫, 日本呼吸管理学会誌, 6(1), 53～53, 1996, 進行性筋ジストロフィー

40034：在宅人工呼吸療法を可能にする条件の検討, 佐々木 佳子．押川 真喜子．西田 志穂．今仲 浩子．伊吹 多香子．小川 尚子．津川 若菜子．清水 映子．青島 正大．多田 寛．蝶名林 直彦, 日本呼吸管理学会誌, 6(1), 53～53, 1996, 筋萎縮性側索硬化症、パーキンソン病、進行性筋ジストロフィー、呼吸器疾患

40035：在宅人工呼吸療法療養者の入院理由と在宅ケアシステムに関する研究, 小倉 朗子．川村 佐和子．数間 恵子．尾崎 章子, 日本呼吸管理学会誌, 6(1), 54～54, 1996, 筋萎縮性側索硬化症

40036：長期人工呼吸療法患者への心理検査についての検討, 瓜生 伸一．小林 馨．内田 有美．白井 敦史．福山 嘉綱．渡辺 敏, 日本呼吸管理学会誌, 6(1), 54～54, 1996, 神経難病全般

40037：呼吸リハビリテーションを施行した球脊髄性筋萎縮症の一例, 大久保 圭子．宮川 哲夫．水間 正澄．森 義明, 日本呼吸管理学会誌, 6(1), 58～58, 1996, 球脊髄性筋萎縮症

40038：在宅人工呼吸療養児における安全性に関する研究, 長谷川 美津子．輪湖 史子．牛込 三和子．川村 佐和子, 日本呼吸管理学会誌, 6(2), 78～85, 1996, 神経難病全般、神経・脊髄疾患、中枢性肺胞低換気

40039：呼吸障害を持つ療養者を支える新しい医療保健福祉システム, 輪湖 史子, 日本呼吸管理学会誌, 6(3), 196～202, 1997, 筋萎縮性側索硬化症、進行性筋ジストロフィー

40040：１３年間・人工呼吸器を装着したASLの夫を支えて, 長岡 明美, 日本呼吸管理学会誌, 6(3), 206～207, 1997, 筋萎縮性側索硬化症

40041：在宅人工呼吸療法の安全における関係機関の連携, 小倉 朗子．川村 佐和子．数間 恵子, 日本呼吸管理学会誌, 7(1), 26～26, 1997, 神経難病全般

40042：在宅療養における吸引器の安全使用に関する研究, 徳山 祥子．牛込 三和子．江澤 和江．輪湖 史子．川村 佐和子．長谷川 美津子．笠井 秀子．近藤 紀子, 日本呼吸管理学会誌, 7(1), 61～61, 1997, 神経難病全般

40043：在宅人工呼吸療法の安全システムと関係機関の連携, 小倉 朗子．川村 佐和子．数間 恵子, 日本呼吸管理学会誌, 7(3), 166～169, 1998, 神経難病全般

40044：デュシェンヌ型筋ジステロフィーにおける人工呼吸 －マスクによる方法を中心に－, 安間 文彦．松岡 幸彦．酒井 素子, 日本呼吸管理学会誌, 7(3), 201～206, 1998, 進行性筋ジストロフィー

40045：長期在宅経気管人工換気療法者における気道浄化看護に関する検討, 徳山 祥子．川村 佐和子．数間 恵子．牛込 三和子．輪湖 史子．大野 ゆう子, 日本呼吸管理学会誌, 7(3), 213～218, 1998, 筋萎縮性側索硬化症

40046：愛知県における在宅人工呼吸療法患者および介護者の生活実態, 安藤 守秀．亀井 三博．松本 修一．武澤 純．大曽根 寛．榊原 博樹．末次 勸, 日本呼吸管理学会誌, 8(1), 65～65, 1998, 神経難病全般

40047：デュシャンヌ型筋ジストロフィー症（DMD）在宅療養者における呼吸障害の看護アセスメント方法の検討, 輪湖 史子. 小林 明美. 笠井 秀子. 岡戸 有子. 牛込 三和子. 江澤 和江. 徳山 祥子. 川村 佐和子, 日本呼吸管理学会誌, 8(1), 69～69, 1998, 進行性筋ジストロフィー

40048：在宅吸引器使用に関する問題発生と訪問看護マニュアルに関する研究, 徳山 祥子. 牛込 三和子. 江澤 和江. 輪湖 史子. 長谷川 美津子. 笠井 秀子. 近藤 紀子. 川村 佐和子, 日本呼吸管理学会誌, 8(1), 69～69, 1998, 神経難病全般

40049：愛知県における在宅人工呼吸療法患者および介護者の生活実態 －愛知在宅人工呼吸療法研究会の調査－, 安藤 守秀. 亀井 三博. 松本 修一. 武澤 純. 大曽根 寛. 榊原 博樹. 末次 勸, 日本呼吸管理学会誌, 8(2), 166～171, 1998, 神経難病全般、呼吸器疾患

日本公衆衛生雑誌

登録番号:タイトル,著者,出典誌,巻(号),掲載頁,発行年,主な疾患

42001: 難病の罹患率推定,山本 玲子.西郡 光昭.清水 弘之.久道 茂.深尾 彰.小松 正子,日本公衆衛生雑誌,33(2),87～90,1986,その他

42002: 保健所保健婦による難病患者訪問援助の現状と課題 －大阪府保健所および大阪市保健所の比較－,黒田 研二.芝池 伸彰.朝倉 新太郎.新庄 文明.多田羅 浩三.岩崎 熙毅.石田 吉子.残華 千鶴子.堀井 富士子.保々 萬里.丸山 創.坂井 芳夫.横井 信子,日本公衆衛生雑誌,33(3),123～129,1986,難病全般

42003: 国保被保険者中の特定疾患有病率共同調査,中村 健一.青木 国雄.近藤 喜代太郎.滝沢 行雄.箕輪 真澄.西 正美.大井田 隆.宮田 昭吾.小久保 幸雄.橋本 勉.柴崎 浩,日本公衆衛生雑誌,33(10),252～252,1986,難病全般

42004: 脊柱靱帯骨化症の全国疫学調査 －臨床疫学像の変化－,佐々木 隆一郎.浅野 明彦.水野 正一.勝田 信行.山田 琢之.青木 国雄,日本公衆衛生雑誌,33(10),254～254,1986,後縦靱帯骨化症

42005: 全国調査成績を用いての有病数の一推計方法,水野 正一.青木 国雄.佐々木 隆一郎.浅野 明彦.山田 琢之.勝田 信行,日本公衆衛生雑誌,33(10),255～255,1986,難病全般

42006: スモン患者の治療費に及ぼす各種要因の検討 －治療費と各種社会保障制度について－,吉田 純子.蓑原 美奈恵.大谷 元彦.前島 光男,日本公衆衛生雑誌,33(10),257～257,1986,スモン

42007: 大阪市におけるパーキンソン病患者の実態と援助の具体的考察,野村 紀美子.岩崎 ひろ毅.黒田 研二,日本公衆衛生雑誌,33(10),259～259,1986,パーキンソン病

42008: 和歌山県における難病の受療圏,笠松 隆洋.長田 亮.橋本 勉.三木 和彦,日本公衆衛生雑誌,33(10),260～260,1986,難病全般

42009: 鳥取県における難病実態調査,能勢 隆之.大城 等.黒沢 洋一.飯塚 舜介.小田 清一,日本公衆衛生雑誌,33(10),261～261,1986,難病全般

42010: 離島－東京都神津島－における難病患者援助ニーズに関する検討,千葉 京子.友松 栄二.落合 久仁子.田辺 清子.松野 かほる,日本公衆衛生雑誌,33(10),262～262,1986,難病全般

42011: 宮崎県における難病患者の受療状況,西都 光昭.山本 玲子.清水 弘之.久道 茂,日本公衆衛生雑誌,33(10),263～263,1986,難病全般

42012: 日立市における難病地域ケア・システムの育成,大貫 稔.土屋 滋.福屋 靖子,日本公衆衛生雑誌,33(10),264～264,1986,難病全般

42013: 難病患者の有病期間に関する検討 －宮城県での調査から－,山本 玲子.西都 光昭.清水 弘之.久道 茂,日本公衆衛生雑誌,33(10),265～265,1986,難病全般

42014: 在宅看護技術に関する研究 －在宅ぼうこう洗浄を中心に,長沢 つるよ.川村 佐和子,日本公衆衛生雑誌,33(10),266～266,1986,脊髄小脳変性症

42015: 在宅難病患者の地域ケアシステムの形成過程の検討 －保健・医療・福祉関係のネットワーク化を中心として－,深江 久代.金田 麻里子.吉田 陽子.長坂 典子.高橋 恭子.島 千加良.島内 節,日本公衆衛生雑誌,33(10),273～273,1986,難病全般

42016: 難病死亡者の婚姻状態,箕輪 眞澄.久保 奈佳子.竹内 和子.簡野 芳樹,日本公衆衛生雑誌,

33(10), 276～276, 1986, 難病全般

42017: 難病の死亡に関する研究, 中山　茂春. 池田　正人. 倉垣　匡徳, 日本公衆衛生雑誌, 33(10), 277～277, 1986, 難病全般

42018: 世田谷区訪問リハビリの評価に関する一考察, 八木　治之. 木次　清次. 小野　晋. 白石　茂利夫. 足立　紀子, 日本公衆衛生雑誌, 33(10), 278～278, 1986, 難病全般

42019: 事例における地域ケアシステムの有効性, 高坂　雅子. 川村　佐和子, 日本公衆衛生雑誌, 33(10), 279～279, 1986, パーキンソン病

42020: 難病看護研究における事例研究の意義と方法, 木下　安子, 日本公衆衛生雑誌, 33(10), 280～280, 1986, その他

42021: 在宅難病患者の看護に関する必要度の分析, 山崎　操. 大倉　和子. 竹原　智美. 平塚　洋子. 桃井　満寿子. 細川　計明, 日本公衆衛生雑誌, 33(10), 281～281, 1986, 難病全般

42022: 専門病院外来におけるALS患者の援助について, 生活　不二絵. 岡田　公男. 久岡　真理. 関谷　栄子, 日本公衆衛生雑誌, 33(10), 283～283, 1986, 筋萎縮性側索硬化症

42023: 大阪府下保健所保健婦の難病患者に対する援助活動の現状と意識に関する調査, 土生川　洋. 堀井　富士子. 朝倉　新太郎. 黒田　研二, 日本公衆衛生雑誌, 33(10), 284～284, 1986, 難病全般

42024: 荒川区の神経難病患者の在宅ケア　－保健所の援助の必要性について－, 武田　春代. 岩本　百里. 皆川　直. 三井　ちづる. 金田　麻里子, 日本公衆衛生雑誌, 33(10), 288～288, 1986, 神経難病全般

42025: 難病患者医療費受給者の現状, 中村　好一. 長谷川　央子. 柳川　洋. 細田　裕. 佐々木　隆一郎. 青木　國雄, 日本公衆衛生雑誌, 33(10), 289～289, 1986, 難病全般

42026: 都道府県のスモン及びスモンを含む難病対策について, 朝倉　新太郎. 黒田　研二. 松野　かほる. 西　正美. 大谷　元彦. 片平　洌彦, 日本公衆衛生雑誌, 33(10), 292～292, 1986, スモン、難病全般

42027: 特定疾患患者の受療実態と地域医療計画, 黒田　研二. 藤林　千春. 新庄　文明. 多田羅　浩三. 朝倉　新太郎. 高杉　豊, 日本公衆衛生雑誌, 33(10), 293～293, 1986, 難病全般

42028: 千里支所における難病への取りくみ（第一報）, 坂井　芳夫. 高野　正子. 久保田　宣代, 日本公衆衛生雑誌, 33(10), 294～294, 1986, 難病全般

42029: 大東市における「パーキンソン病患者と家族の集い」, 逢坂　隆子. 柳　尚夫. 絹川　隆子. 林　義緒. 黒田　研二. 山本　和儀. 伊藤　晴人. 向畠　典子. 藤原　千恵美, 日本公衆衛生雑誌, 33(10), 295～295, 1986, パーキンソン病

42030: 難病相談室の役割　来所患者追跡調査－1報, 平田　宏子, 日本公衆衛生雑誌, 33(10), 297～297, 1986, 難病全般

42031: 難病医療費公費負担制度（特定疾患治療研究事業）による医療費受給者の実態, 中村　好一. 長谷川　央子. 永井　正規. 柳川　洋. 佐々木　隆一郎. 青木　國雄. 細田　裕. 藤田　委由. 桜井　賢樹, 日本公衆衛生雑誌, 34(10), 328～337, 1987, 難病全般

42032: 難病患者及び家族に対する保健指導　－難病患者への効果的取り組みを考える－, 黒崎　はつゆ. 西川　朱実. 平田　久美子. 倉本　安隆. 高村　文子. 松本　民子. 森崎　恵子. 石丸　敏子. 村井　貞子. 宮崎　公美子. 北本　佳永子. 水木　七美子. 村本　玲子. 笠野　裕美, 日本公衆衛生雑誌, 34(10), 221～221, 1987, 難病全般

42033: 大阪府門真保健所における難病へのとりくみ（地域ケアシステムの構築をめざして）, 矢野　周子.

永野 公子. 久保田 宣代. 山本 裕美子, 日本公衆衛生雑誌, 34(10), 222～222, 1987, 難病全般

42034: 難病患者の地域におけるグループワークのあり方の検討（大阪府保健所の事例を中心に）, 柳 尚夫. 御前 哲雄, 日本公衆衛生雑誌, 34(10), 223～223, 1987, 脊髄小脳変性症、パーキンソン病、重症筋無力症

42035: 京都府難病対策と保健婦の意識, 工藤 充子. 西山 正徳. 赤坂 裕三. 荒木 邦治. 木下 羊子. 渡辺 能行. 広野 正子, 日本公衆衛生雑誌, 34(10), 225～225, 1987, その他

42036: 神経難病患者実態調査をふまえた医療福祉相談会へのとりくみ, 平井 悦子. 大原 久美. 坂崎 孝子. 堀毛 輝江. 坂井 芳夫, 日本公衆衛生雑誌, 34(10), 226～226, 1987, 神経難病全般、

42037: 地域難病対策システムに関する研究 －在宅ケア患者の訪問指導における考察－, 山崎 操. 大倉 和子. 平塚 洋子. 福田 正恵. 桃井 満寿子. 細川 計明, 日本公衆衛生雑誌, 34(10), 227～227, 1987, 難病全般

42038: 在宅難病患者の公衆衛生看護に関する研究（その1） 八王子保健所難病訪問相談事業の現状, 東條 敏子. 大久保 美代子. 政岡 君子. 西村 いづみ. 友松 栄二. 吉岡 毅. 須藤 利恵子. 鈴木 重任, 日本公衆衛生雑誌, 34(10), 228～228, 1987, 難病全般

42039: 在宅難病患者の公衆衛生看護に関する研究（その2） 筋萎縮性側索硬化症事例のケアを通して地域の保健婦の役割を考える, 幡野 はつ. 東條 敏子. 芦崎 恵子. 須藤 利恵子. 金子 靖子, 日本公衆衛生雑誌, 34(10), 229～229, 1987, 筋萎縮性側索硬化症

42040: 都内筋萎縮性側索硬化症患者の実態調査 －地域在宅ケア援助システムの構築に向けて－, 青山 キヨミ. 大黒 寛. 長谷川 政二. 川村 佐和子. 大島 一良, 日本公衆衛生雑誌, 34(10), 230～230, 1987, 筋萎縮性側索硬化症

42041: 終末期にある在宅難病患者の公衆衛生看護に関する研究 －終末期の在宅看護体制の整備－, 小原 典子. 近藤 紀子. 長沢 つるよ. 川村 佐和子. 関谷 栄子. 抜水 厚子. 幡野 はつ. 須藤 利恵子, 日本公衆衛生雑誌, 34(10), 231～231, 1987, 筋萎縮性側索硬化症

42042: 在宅難病患者の公衆衛生看護に関する研究 予後不良患者・家族への療養指導のあり方, 関谷 栄子. 川村 佐和子. 秋村 純江. 木下 安子. 生沼 不二絵. 岡田 公男. 金子 靖子. 幡野 ハツ, 日本公衆衛生雑誌, 34(10), 232～232, 1987, 筋萎縮性側索硬化症

42043: 在宅難病患者の家族介護負担に関する研究, 長沢 つるよ. 近藤 紀子. 小原 典子. 川村 佐和子, 日本公衆衛生雑誌, 34(10), 233～233, 1987, 脊髄小脳変性症

42044: パーキンソン病等難病患者を対象としたリハビリテーション教室を地域で実践して, 藤井 真子. 青山 キヨミ. 豊田 幸子. 南 睦恵. 岡部 真千子. 野呂 幸子, 日本公衆衛生雑誌, 34(10), 234～234, 1987, パーキンソン病

42055: 患者会会員における公衆衛生看護の活用に関する調査報告 －全国パーキンソン病友の会東京都支部の調査から－, 高坂 雅子. 川村 佐和子. 伊藤 淑子, 日本公衆衛生雑誌, 34(10), 235～235, 1987, パーキンソン病

42056: 高齢のパーキンソン病患者の追跡調査, 山岡 みどり. 橋口 久美子. 田中 育子. 野村 紀美子. 岩崎 熙毅. 黒田 研二, 日本公衆衛生雑誌, 34(10), 236～236, 1987, パーキンソン病

42057: 主婦パーキンソン病患者の訪問看護内容の評価 （第1報）看護問題の発生状況の分析, 水野 敏子. 水戸 美津子. 渡邊 誠介, 日本公衆衛生雑誌, 34(10), 237～237, 1987, パーキンソン病

42058: パーキンソン病患者に対する施設看護に関する研究, 栗田 ツヅ子. 福田 洋子, 日本公衆衛生雑誌,

34(10), 238～ 238, 1987, パーキンソン病

42059: 名古屋市内在住筋ジストロフィー患者の実態, 品川　時幸. 榊原　弘喜. 服部　一男. 梅田　哲郎. 浅井　直人, 日本公衆衛生雑誌, 34(10), 239～ 239, 1987, 進行性筋ジストロフィー

42060: 在宅難病ねたきり者の実態　－訪問援助過程からの検討－, 大塚　けい子. 日下部　茂樹. 木村　文子. 松元　由紀子. 森合　真由美, 日本公衆衛生雑誌, 34(10), 241～ 241, 1987, 難病全般

42061: 在宅神経難病患者支援型中間施設機能についての一考察, 木下　安子. 小松　真. 渡辺　猛. 石川　左門, 日本公衆衛生雑誌, 34(10), 242～ 242, 1987, 神経難病全般

42062: 新潟県の国民健康保険被保険者における特定疾患治療研究費受給者率について, 伊藤　隆. 佐藤　廣治. 田中　平三, 日本公衆衛生雑誌, 34(10), 244～ 244, 1987, 難病全般

42063: 難病の医療券受給者数の地域的特徴　－「標準化受給比」の概念の導入－, 大貫　稔. 土屋　滋. 福屋　靖子. 加納　克己, 日本公衆衛生雑誌, 34(10), 245～ 245, 1987, 難病全般

42064: 厚生省特定疾患の全国疫学調査による患者数推定と推定誤差について, 高木　廣文. 佐藤　俊哉. 稲葉　裕, 日本公衆衛生雑誌, 35(6), 275～ 284, 1988, 難病全般

42065: 難病患者への在宅ケアにおける保健所の役割, 吉田　陽子. 池島　美智子. 海老名　美知. 武田　春代. 大口　裕子. 古林　和子. 東谷　万智子. 金田　麻里子. 熊本　亮. 島　千加良. 島内　節, 日本公衆衛生雑誌, 35(8), 350～ 350, 1988, 神経難病全般

42066: 難病への取り組み, 清水　敏子. 伊藤　雅夫, 日本公衆衛生雑誌, 35(8), 351～ 351, 1988, 難病全般

42067: 難病相談室、訪問診療の役割　各組織・スタッフの果たした役割, 平田　宏子, 日本公衆衛生雑誌, 35(8), 390～ 390, 1988, その他

42068: 大阪市における昭和６１年度新規特定疾患患者の実態調査　第一報－新規特定疾患患者の療養生活の実態－, 原　恵子. 野村　紀美子. 野近　裕子. 服部　保子. 藪本　初音. 岩崎　ひろ毅. 柿木　京子. 黒田　研二, 日本公衆衛生雑誌, 35(8), 61～ 61, 1988, その他

42069: 大阪市における昭和６１年度新規特定疾患患者の実態調査　第二報－新規特定疾患患者への保健婦のあり方を考える－, 野村　紀美子. 野近　裕子. 服部　保子. 原　恵子. 松阪　洋子. 藪本　初音. 岩崎　ひろ毅. 柿木　京子. 黒田　研二, 日本公衆衛生雑誌, 35(8), 62～ 62, 1988, その他

42070: 特殊疾病患者家族に対する実態調査（目黒区）, 村上　奈穂子. 吉村　伸子. 浦野　元幸. 村田　篤司. 星　旦二, 日本公衆衛生雑誌, 35(8), 63～ 63, 1988, 難病全般

42071: 難病の地域ケアシステム（その１）－難病患者の実態調査－, 工藤　充子. 桝本　妙子. 原　徳寿. 西山　正徳, 日本公衆衛生雑誌, 35(8), 64～ 64, 1988, 神経難病全般

42072: 難病の地域ケアシステム（その２）－医師の意識調査－, 原　徳寿. 桝本　妙子. 工藤　充子. 西山　正徳, 日本公衆衛生雑誌, 35(8), 65～ 65, 1988, 難病全般

42073: パーキンソン病患者の入院理由の分析, 水戸　美津子. 水野　敏子. 鶴ケ崎　郁子. 渡辺　誠介, 日本公衆衛生雑誌, 35(8), 66～ 66, 1988, パーキンソン病

42074: 水俣病認定患者の健康状態追跡調査研究　－自覚症状および日常生活動作－, 金城　芳秀. 中野　篤浩. 黒子　武道. 尾上　洋子. 兼瀬　律子. 鈴木　トモ子, 日本公衆衛生雑誌, 35(8), 68～ 68, 1988, 水俣病

42075: 神経難病に対する保健指導法の研究　実務研修及び体験事例の分析による援助効果の検討, 関谷　栄子. 川村　佐和子. 木下　安子. 近藤　紀子, 日本公衆衛生雑誌, 35(8), 70～ 70, 1988, 神経難病全般

42076: 難病に対する公衆衛生看護に関する研究（その1）－保健所保健婦活動の分析, 野午嶋 せい子. 長野 みさ子. 角田 和江. 川村 佐和子. 秋村 純江. 廣瀬 和彦, 日本公衆衛生雑誌, 35(8), 71～71, 1988, 神経難病全般

42077: 難病に対する公衆衛生看護に関する研究（その2）－地域看護ニーズの分析－, 角田 和江. 川村 佐和子. 秋村 純江. 廣瀬 和彦. 長野 みさ子. 野午嶋 せい子, 日本公衆衛生雑誌, 35(8), 72～72, 1988, 神経難病全般

42078: 保健所型別にみた特定疾患医療券受給者の特徴, 大貫 稔. 土屋 滋. 加納 克己. 福屋 靖子, 日本公衆衛生雑誌, 35(8), 73～73, 1988, 難病全般

42079: 人工呼吸器装着患者の在宅療養に関する研究 －看護援助量の考察, 長沢 つるよ. 近藤 紀子. 小原 典子. 井端 敏子. 川村 佐和子, 日本公衆衛生雑誌, 35(8), 74～74, 1988, 筋萎縮性側索硬化症

42080: 人工呼吸器を装着した筋萎縮性側索硬化症患者の地域ケア（第3報）－長期療養体制, 牛込 三和子. 川村 佐和子. 秋村 純江. 関谷 栄子. 足原 美世子. 彦根 倫子, 日本公衆衛生雑誌, 35(8), 75～75, 1988, 筋萎縮性側索硬化症

42081: 在宅神経難病患者の器具・器材に関する研究, 小原 典子. 近藤 紀子. 長沢 つるよ. 川村 佐和子, 日本公衆衛生雑誌, 35(8), 76～76, 1988, 神経難病全般

42082: 難病在宅ケアの提供組織の形態について, 萩原 康子, 日本公衆衛生雑誌, 35(8), 77～77, 1988, 神経難病全般

42083: 地域難病対策システムに関する研究（そのV） 難病患者の終末期看護の検討, 山崎 操. 竹原 智美. 大倉 和子. 桝本 妙子. 平塚 洋子. 広瀬 美砂. 福田 正恵. 桃井 満寿子. 細川 計明, 日本公衆衛生雑誌, 35(8), 78～78, 1988, 難病全般

42084: 神経難病患者への訪問指導 特に、理学療法士等の同行訪問, 斎藤 婦佐子. 伊藤 裕. 福谷 喜代子, 日本公衆衛生雑誌, 35(8), 80～80, 1988, 神経難病全般

42085: 大阪難病勉強会の6年のあゆみ, 北村 郁子. 坂口 佳江. 中島 悦子. 松井 たか子. 西島 治子. 立石 あやみ. 黒岩 陽子. 泊 むつみ, 日本公衆衛生雑誌, 35(8), 81～81, 1988, その他

42086: 在宅医療環境整備に関する研究, 川村 佐和子. 村田 欣造. 高木 克芳. 西 三郎. 河野 洋子. 南谷 幹夫, 日本公衆衛生雑誌, 35(8), 86～86, 1988, その他

42087: 難病在宅診療における保健所保健婦の役割, 後藤 恭子. 高橋 恭子. 宮本 秀美. 土井 道. 栗須 慧太郎, 日本公衆衛生雑誌, 36(10), 303～303, 1989, 難病全般

42088: 都立多摩療育園における摂食訓練について－その1－, 宮入 八重子. 川崎 葉子. 秋村 純江. 川村 佐和子. 向井 美恵, 日本公衆衛生雑誌, 36(10), 309～309, 1989, 心身障害児

42089: 都立多摩療育園における摂食訓練について－その2－, 秋村 純江. 川村 佐和子. 川崎 葉子. 宮入 八重子. 向井 美恵, 日本公衆衛生雑誌, 36(10), 310～310, 1989, 心身障害児

42090: パーキンソン病の予後に影響をおよぼす要因, 黒田 研二. 西垣 千春. 高鳥毛 敏雄. 中西 範行. 新庄 文明. 多田羅 浩三, 日本公衆衛生雑誌, 36(10), 311～311, 1989, パーキンソン病

42091: パーキンソン病患者・家族のつどい 「あすなろ友の会」の発足経過と実施状況, 清水 恵子. 小木曽 新, 日本公衆衛生雑誌, 36(10), 312～312, 1989, パーキンソン病

42092: パーキンソン病患者の入院理由の分析（第2報）, 水戸 美津子. 鶴ケ崎 郁子. 渡辺 誠介. 水野 敏子, 日本公衆衛生雑誌, 36(10), 313～313, 1989, パーキンソン病

42093: 調布市における神経難病患者の実態報告, 井出 多延子. 平賀 興吾. 早川 和男. 下田 止枝. 北

島 幸子. 廣瀬 和彦. 川村 佐和子, 日本公衆衛生雑誌, 36(10), 315～315, 1989, 神経難病全般

42094: 在宅スモン患者とその家族のもつ問題について, 金川 克子. 前川 弘美. 西 正美. 上谷 博宣. 伊川 あけみ. 古木 優子. 袋 美香子. 蔵谷 雅美. 莇 昭三, 日本公衆衛生雑誌, 36(10), 316～316, 1989, その他

42095: 在宅重症患者に対する看護基準化に関する研究, 牛込 三和子. 川村 佐和子, 日本公衆衛生雑誌, 36(10), 317～317, 1989, 在宅重症者

42096: 医療費助成認定率からみた難病地域ケアの評価, 田中 久恵, 日本公衆衛生雑誌, 36(10), 318～318, 1989, 難病全般

42097: 在宅難病患者の訪問看護に関する研究 —病院訪問看護の訪問内容と今後の課題—, 長沢 つるよ. 近藤 紀子. 奥山 典子. 川村 佐和子, 日本公衆衛生雑誌, 36(10), 319～319, 1989, 神経難病全般

42098: 在宅難病患者の地域看護の現状と分析, 近藤 紀子. 奥山 典子. 長沢 つるよ. 川村 佐和子, 日本公衆衛生雑誌, 36(10), 320～320, 1989, 神経難病全般

42099: 在宅難病患者における消毒物品の供給に関する研究, 角田 和江. 川村 佐和子. 秋村 純江. 橘 清子. 力久 和子. 近藤 紀子. 長沢 つるよ. 奥山 典子, 日本公衆衛生雑誌, 36(10), 321～321, 1989, 脊髄小脳変性症, 神経ベーチェット病

42100: 大阪市保健婦の難病に対する援助活動の現状と意識に関する調査, 野近 裕子. 野村 紀美子. 服部 保子. 松阪 洋子. 藪本 初音. 原 恵子. 岩崎 煕毅. 吉永 智津子. 渡辺 信子. 黒田 研二, 日本公衆衛生雑誌, 36(10), 323～323, 1989, 難病全般

42101: 難病に関する開業医の現状と意識 —吹田市における調査—, 森沢 薫美. 吉田 美紀. 鹿田 キヨノ. 山口 秀美. 大原 久美. 坂崎 孝子. 原田 和代. 古林 敬一. 堀井 富士子. 坂井 芳夫. 堀毛 輝江. 松山 英俊. 黒田 研二. 柚崎 通介, 日本公衆衛生雑誌, 36(10), 324～324, 1989, 難病全般

42102: 難病の地域ケアシステム（その3） —難病患者に対する保健・福祉サービスの供給について—, 辻村 美春. 工藤 充子. 西山 正徳, 日本公衆衛生雑誌, 36(10), 325～325, 1989, 難病全般

42103: スモン患者のソーシャルネットワークに関する研究, 小沢 温. 片平 洌彦. 木下 安子. 杉沢 秀博. 手島 睦久. 園田 恭一, 日本公衆衛生雑誌, 36(10), 326～326, 1989, スモン

42104: 地域難病対策システムに関する研究（そのⅥ） —医療・看護システムの寝たきり老人への応用—, 山崎 操. 竹原 智美. 大倉 和子. 桝本 妙子. 平塚 洋子. 福田 正恵. 中谷 公子. 水谷 昭夫. 桃井 満寿子. 細川 計明, 日本公衆衛生雑誌, 36(10), 327～327, 1989, 難病全般

42105: 難病患者の地区活動を充実させるための一考察, 永坂 トシエ. 古川 清. 長谷川 かずゑ, 日本公衆衛生雑誌, 36(10), 328～328, 1989, パーキンソン病

42106: 難病患者・家族の在宅ケアシステムにおけるコーディネーション機能の評価 —保健所の活動を中心として—, 井手窪 芳子. 桃井 満寿子. 細川 計明. 島内 節, 日本公衆衛生雑誌, 36(10), 329～329, 1989, 難病全般

42107: 三鷹市医師会における「在宅医療」コーディネートに関する研究, 川村 佐和子. 中村 努. 村田 欣造. 高木 克芳. 佐藤 政之輔, 日本公衆衛生雑誌, 36(10), 331～331, 1989, その他

42108: 石川県における特定疾患患者への取り組み経過の分析 —地域ケアシステムの構築にむけて—, 茅山 加奈江. 古木 優子. 上谷 博宣. 西 正美, 日本公衆衛生雑誌, 36(10), 339～339, 1989, 難病

全般

42109: 大阪府保健所の難病援助事業の検討 その1 －個別的援助のあり方－, 馬場 津代子.柳 尚夫.長谷川 富美子.前田 孝子.岡村 富美子, 日本公衆衛生雑誌, 36(10), 342～342, 1989, 難病全般

42110: 大阪府保健所の難病援助事業の検討 その2 －集団的援助のあり方－, 長谷川 富美子.柳 尚夫.馬場 津代子.前田 孝子.岡村 富美子, 日本公衆衛生雑誌, 36(10), 343～343, 1989, 難病全般

42111: パーキンソン病患者の療養の態度がその死亡率に及ぼす影響に関する研究, 黒田 研二.多田羅 浩三.新庄 文明.岡本 悦司.趙 林.西垣 千春.高鳥毛 敏雄.中西 範幸.青木 敏之, 日本公衆衛生雑誌, 37(5), 333～339, 1990, パーキンソン病

42112: 難病の全国疫学調査に基づく患者数の推計方法に関する一考察, 橋本 修二.福富 和夫.永井 正規.中村 好一.佐々木 隆一郎.大野 良之.柳川 洋, 日本公衆衛生雑誌, 37(9), 768～773, 1990, 難病全般

42113: パーキンソン病患者の日常生活動作への援助, 広浦 定子.土屋 直美.古川 清.永坂 トシエ.長谷川 かず江.山本 澄子, 日本公衆衛生雑誌, 37(10), 103～103, 1990, パーキンソン病

42114: 在宅難病患者・家族への支援体制のあり方について, 宮崎 公美子.小西 ゆかり.表 とし美.堀田 ふみ子.高柳 礼子.緑 禮子.伊達 宣之, 日本公衆衛生雑誌, 37(10), 106～106, 1990, 神経難病全般

42115: 難病患者の療養生活の実態について 東大阪市中保健所におけるアンケート調査のまとめ, 辻 恵子.反町 妙子.坂井 芳夫.梁松 姫.黒田 研二, 日本公衆衛生雑誌, 37(10), 105～105, 1990, 難病全般

42116: 在宅パーキンソン病患者とその家族の持つ問題について, 蔵谷 雅美.中島 美香子.金川 克子.中谷 芳美.前川 弘美.苅 昭三.西 正美.上谷 博宣.伊川 あけみ.古木 優子.茅山 加奈江.中村 辰美, 日本公衆衛生雑誌, 37(10), 104～104, 1990, パーキンソン病

42117: 家族ケアを担当する高齢者に関する研究, 川村 佐和子.近藤 紀子, 日本公衆衛生雑誌, 37(10), 107～107, 1990, 神経難病全般

42118: 難病患者の在宅ケアにおける保健婦の調整機能の検討, 中原 江理.山崎 操.竹原 智美.大倉 和子.桝本 妙子.平塚 洋子.福田 正恵.上野 あや子.中谷 公子.水谷 昭夫, 日本公衆衛生雑誌, 37(10), 108～108, 1990, 難病全般

42119: 在宅療養における家族介護負担に関する研究 －在宅ＡＬＳ患者の生活時間調査から－, 角田 和江.秋村 純江.川村 佐和子.牛込 三和子, 日本公衆衛生雑誌, 37(10), 109～109, 1990, 筋萎縮性側索硬化症

42120: 在宅酸素療法実施者と在宅人工呼吸器使用の療養環境の比較, 長谷川 美津子, 日本公衆衛生雑誌, 37(10), 110～110, 1990, 筋萎縮性側索硬化症, 肺気腫

42121: 人工呼吸器を装着した筋萎縮性側索硬化症患者の在宅療養を可能にした要因, 藤下 ゆり子.上岡 澄子.福原 隆子.久常 良.深尾 弘子.山崎 紀美.松本 行雄.宮地 裕文, 日本公衆衛生雑誌, 37(10), 111～111, 1990, 筋萎縮性側索硬化症

42122: 在宅人工呼吸器患者に対する看護ボランティアに関する研究, 秋村 純江.川村 佐和子.角田 和江, 日本公衆衛生雑誌, 37(10), 112～112, 1990, 筋萎縮性側索硬化症

42123: 八王子保健所における保健婦活動情報のＯＡ化とその活用 －第1報：難病対策システムへのとのく

み一, 東條 敏子. 金丸 典子. 幡野 はつ. 早田 紀子. 稲葉 洋美. 政岡 君子. 友松 栄二, 日本公衆衛生雑誌, 37(10), 113〜113, 1990, その他

42124: 厚生省患者調査による難病患者数の推計, 簑輪 眞澄. 尾崎 米厚. 橋本 修二. 永井 正規. 藤本 真一. 藤田 利治, 日本公衆衛生雑誌, 37(10), 115〜115, 1990, 難病全般

42125: 筋萎縮性側索硬化症患者の予後と関連する要因, 黒田 研二. 西垣 千春. 高鳥毛 敏雄. 中西 範幸. 新庄 文明. 多田羅 浩三. 青木 敏之, 日本公衆衛生雑誌, 37(10), 116〜116, 1990, 筋萎縮性側索硬化症

42126: 特定疾患医療受給者の頻度・分布の観察, 中村 好一. 坂田 清美. 永井 正規. 佃 篤彦. 柳川 洋. 橋本 勉. 中村 健一. 佐々木 隆一郎. 青木 國雄. 大野 良之, 日本公衆衛生雑誌, 37(10), 117〜117, 1990, 難病全般

42127: 在宅ケアの実態に関するモデルの構築と考察 －筋ジス患者の介護者を中心に－, 木之下 明美. 園田 恭一. 石川 左門. 松田 正己. 秋田 昌子, 日本公衆衛生雑誌, 37(10), 553〜553, 1990, 進行性筋ジストロフィー

42128: 高槻保健所における難病事業の取り組み［Ⅰ］ 現在の事業の到達度と今後の課題を考える, 伊東 明美. 大町 葉子. 岡村 富美子. 森岡 幸子. 松本 紀子. 山崎 勝彦. 田中 麗子, 日本公衆衛生雑誌, 37(10), 555〜555, 1990, 難病全般

42129: 高槻保健所における難病事業の取り組み［Ⅱ］ 患者・家族への集団的援助の評価と考察 交流会「なんと会」「ふれあい会」を通して, 大町 葉子. 伊東 明美. 岡村 富美子. 森岡 幸子. 松本 紀子. 山崎 勝彦. 田中 麗子, 日本公衆衛生雑誌, 37(10), 556〜556, 1990, 神経難病全般

42130: 難病入院患者の実態について（大阪府大東保健所管内の調査）, 山本 修子. 久保田 宣代, 日本公衆衛生雑誌, 37(10), 557〜557, 1990, 難病全般

42131: 大阪府保健所の難病患者集団援助事業 －その2 保健婦のはたした役割－, 久保田 宣代. 高橋 シズエ. 堀井 富士子. 古林 敬一, 日本公衆衛生雑誌, 37(10), 558〜558, 1990, 難病全般

42132: 八王子保健所における保健婦活動情報のＯＡ化とその活用 －第2報：難病患者の問題点の分布－, 金丸 典子. 東條 敏子. 幡野 はつ. 早田 紀子. 稲葉 洋美. 遠藤 幸孝. 八代 悠紀子, 日本公衆衛生雑誌, 37(10), 559〜559, 1990, 難病全般

42133: 八王子保健所における保健婦活動情報のＯＡ化とその活用 －第3報：問題点からみた難病患者への働きかけ－, 金丸 典子. 東條 敏子. 幡野 はつ. 稲葉 洋美. 早田 紀子. 遠藤 幸孝. 石川 香代子. 小川 一枝. 八代 悠紀子, 日本公衆衛生雑誌, 37(10), 560〜560, 1990, 難病全般

42134: 大阪府下保健所の難病患者集団的援助事業 －その1 経過と現状－, 中山 節子. 武田 良子. 山下 典子. 吉田 久美子, 日本公衆衛生雑誌, 37(10), 561〜561, 1990, 難病全般

42135: 難病地域ケアのコーディネート機能 －医師会ソーシャルワークの試み－, 阪上 裕子. 坂本 道子. 葛田 衣重. 川上 忠志, 日本公衆衛生雑誌, 37(10), 564〜564, 1990, 神経難病全般

42136: 地域看護実習のあり方に関する研究, 長沼 美津子. 朝来野 律子. 川村 佐和子. 秋村 純江. 角田 和江, 日本公衆衛生雑誌, 37(10), 565〜565, 1990, その他

42137: 厚生省患者調査による難病患者数, 簑輪 眞澄. 橋本 修二. 永井 正規. 藤本 眞一. 藤田 利治, 日本公衆衛生雑誌, 38(3), 219〜224, 1991, 難病全般

42138: スモン患者の死亡に関するコホート研究, 中江 公裕. 眞崎 文子. 佐伯 圭一郎. 宇佐見 隆広. 西村 雅晴. 森沢 康. 簑輪 眞澄. 柳川 洋. 大谷 元彦, 日本公衆衛生雑誌, 38(5), 344〜349, 1991, スモン

42139: 難病医療費公費負担制度による医療費受給者の疫学像, 中村　好一. 坂田　清美. 藤田　委由. 小林　雅奥. 佃　篤彦. 橋本　勉. 中村　健一. 永井　正規. 柳川　洋, 日本公衆衛生雑誌, 38(7), 525〜533, 1991, 難病全般

42140: 在宅医療における重度心身障害者訪問看護事業に関する研究（第2報）, 牛込　三和子. 川村　佐和子. 加川　弘士. 浅見　敦. 浅野　英一郎. 田中　千秋. 佐藤　政之輔. 高木　克芳, 日本公衆衛生雑誌, 38(10), 272〜272, 1991, 重度心身障害者

42141: 長期療養施設に入所を要する筋萎縮性側索硬化症患者数の推計, 西　三郎, 日本公衆衛生雑誌, 38(10), 280〜280, 1991, 筋萎縮性側索硬化症

42142: ＳＭＯＮ患者の生きがい感の検討, 山幡　信子. 伊藤　宜則. 中島　澄夫. 大谷　元彦, 日本公衆衛生雑誌, 38(10), 283〜283, 1991, スモン

42143: 難病患者実態調査後の取り組みについて　〜患者交流会をはじめて〜, 藤田　雅子. 久本　純子. 高階　貞子. 山田　一郎, 日本公衆衛生雑誌, 38(10), 284〜284, 1991, 難病全般

42144: 家族性脊髄小脳変性症の家族に関わって　－家族全員が病む中で社会生活をどうひろげるか－, 香川　裕子. 影山　テル. 道上　松巨. 一ノ尾　雅子. 難波　邦子, 日本公衆衛生雑誌, 38(10), 287〜287, 1991, 脊髄小脳変性症

42145: パーキンソン病患者・家族のつどいへの援助　－地域ケアーの一試みとして－, 河合　美子. 荻野　任子. 八田　光子. 大井　薫, 日本公衆衛生雑誌, 38(10), 288〜288, 1991, パーキンソン病

42146: 医療機関が行うにあたっての在宅医療の患者側から見た需要度の基礎的検討, 近藤　えり. 遠藤　小代子. 櫻井　勝. 坂本　靖. 鈴木　浩一. 高橋　英尚. 橋本　起一郎. 一杉　正治. 高田　勗, 日本公衆衛生雑誌, 38(10), 290〜290, 1991, その他

42147: 住宅における気管切開患者の感染予防, 戸矢　篤子. 長谷川　美津子. 澤田　咲子. 土川　稔美. 木村　佳子, 日本公衆衛生雑誌, 38(10), 291〜291, 1991, 気管切開患者

42148: 住宅神経難病患者の緊急時の対応について, 彦根　倫子. 安藤　ヒロ子. 滝沢　佐智子. 井上　美津子. 小澤　加代子. 時田　美穂子. 水島　紅葉. 菊間　博子. 小山　恵子, 日本公衆衛生雑誌, 38(10), 292〜292, 1991, 筋萎縮性側索硬化症、脊髄小脳変性症

42149: 筋萎縮性側索硬化症の受療経過に関する研究, 近藤　紀子. 広瀬　和彦. 長沢　つるよ. 奥山　典子. 川村　佐和子. 大野　ゆう子. 牛込　三和子, 日本公衆衛生雑誌, 38(10), 293〜293, 1991, 筋萎縮性側索硬化症

42150: 筋萎縮性側索硬化症における在宅リハビリテーション・サービス, 千葉　かえで, 日本公衆衛生雑誌, 38(10), 294〜294, 1991, 筋萎縮性側索硬化症

42151: 地域難病対策システムに関する研究（そのⅧ）　〜病院と地域との連携〜, 中原　江理. 山崎　操. 中谷　公子. 水谷　昭夫, 日本公衆衛生雑誌, 38(10), 295〜295, 1991, 神経難病全般

42152: 難病患者の在宅ケアについて　〜作業療法士と保健婦による訪問リハビリ指導〜, 折井　由美子. 中川　美幸. 原田　正文. 岡澤　昭子, 日本公衆衛生雑誌, 38(10), 296〜296, 1991, 筋萎縮性側索硬化症、脊髄小脳変性症、パーキンソン病、後縦靭帯骨化症

42153: 難病患者の支援システムに関する研究（その1）　難病患者の受診の援助課題, 角田　和江. 秋村　純江. 牛込　三和子. 川村　佐和子. 豊川　裕之. 西川　浩昭. 島　千加良. 田邊　等. 近藤　紀子. 井口　ちよ. 松井　瑠璃. 平田　宏子. 下田　正枝. 吉川　泉. 大野　ゆう子, 日本公衆衛生雑誌, 38(10), 297〜297, 1991, 神経難病全般、膠原系疾患

42154: 難病患者の支援システムに関する研究（その2）　ホスピス・長期療養施設への希望, 川村　佐和子.

牛込 三和子．秋村 純江．角田 和江．豊川 裕之．西川 浩昭．島 千加良．田邊 等．近藤 紀子．井口 ちよ．松井 瑠璃．平田 宏子．下田 正枝．吉川 泉．大野 ゆう子，日本公衆衛生雑誌，38(10)，298〜298，1991，神経難病全般、難病全般

42155: 医療依存度の高い患者の長期ケアシステムに関する研究（その1） 地域主治医の立場から，宮川 高一．河野 由起子．力久 和子．橘 清子．佐藤 信子．鈴木 節子．秋村 純江．角田 和江．牛込 三和子．川村 佐和子．佐藤 静香．渡辺 昭夫，日本公衆衛生雑誌，38(10)，299〜299，1991，神経ベーチェット病

42156: 医療依存度の高い患者の長期ケアシステムに関する研究（その2） 多機関チームの連携，橘 清子．佐藤 信子．鈴木 節子．秋村 純江．角田 和江．牛込 三和子．川村 佐和子．宮川 高一．力久 和子．河野 由起子．佐藤 静香．渡辺 昭夫，日本公衆衛生雑誌，38(10)，300〜300，1991，神経ベーチェット病

42157: 医療依存度の高い患者の長期ケアシステムに関する研究（その3） 看護体制の分析，力久 和子．河野 由起子．宮川 高一．橘 清子．佐藤 信子．鈴木 節子．秋村 純江．角田 和江．牛込 三和子．川村 佐和子．佐藤 静香．渡辺 昭夫，日本公衆衛生雑誌，38(10)，301〜301，1991，神経ベーチェット病

42158: 医療依存度の高い患者の長期ケアシステムに関する研究（その4） ケア量の検討，秋村 純江．角田 和江．牛込 三和子．川村 佐和子．橘 清子．佐藤 信子．鈴木 節子．宮川 高一．力久 和子．河野 由起子．佐藤 静香．渡辺 昭夫，日本公衆衛生雑誌，38(10)，302〜302，1991，神経ベーチェット病

42159: 在宅難病患者の経費に関する研究，長沢 つるよ．近藤 紀子．奥山 典子．牛込 三和子．川村 佐和子，日本公衆衛生雑誌，38(10)，303〜303，1991，筋萎縮性側索硬化症

42160: 狭山保健所における特定疾患アンケート調査の結果から（Ⅰ） －交流会発足に向けて－，北村 令子．久野 加容子．奥井 さち代．石田 潤子．竹村 詠子．松原 由佳．梅田 ヤスエ．古森 俊輔．飯古 益三．藤田 迪代，日本公衆衛生雑誌，38(10)，305〜305，1991，難病全般

42161: 大阪府保健所における在宅高度医療をうけている難病患者へのとりくみ（その1） 高度医療の現状と問題点，北村 郁子．堀井 富士子，日本公衆衛生雑誌，38(10)，307〜307，1991，筋萎縮性側索硬化症、パーキンソン病、進行性筋ジストロフィー、クローン病、ハンチントン舞踏病、多発性筋炎、結節性動脈周囲炎等

42162: 大阪府保健所における在宅高度医療をうけている難病患者へのとりくみ（その2） 保健婦の役割と課題，高橋 シズエ．堀井 富士子，日本公衆衛生雑誌，38(10)，308〜308，1991，筋萎縮性側索硬化症、パーキンソン病、進行性筋ジストロフィー、クローン病、結節性動脈周囲炎、ハンチントン舞踏病等

42163: 難病の全国疫学調査に基づく患者数の区間推定，橋本 修二．福富 和夫．永井 正規．中村 好一．柳川 洋．佐々木 隆一郎．大野 良之．久保 奈佳子．青木 國雄，日本公衆衛生雑誌，38(11)，880〜883，1991，特発性血小板減少性紫斑病、特発性難聴等

42164: 難病の全国疫学調査における対象施設の患者補捉率，橋本 修二．福富 和夫．永井 正規．中村 好一．柳川 洋．大野 良之，日本公衆衛生雑誌，39(10)，371〜371，1992，難病全般

42165: 大阪府枚方保健所における難病への取り組み 在宅難病推進協議会の役割と今後の課題，亀井 和代．坂井 芳夫．辻本 常良．山下 真澄．石神 文子，日本公衆衛生雑誌，39(10)，379〜379，1992，難病全般

42166: 病院を基盤とする訪問看護管理に関する研究, 近藤 紀子. 奥山 典子. 長沢 つるよ. 牛込 三和子. 川村 佐和子, 日本公衆衛生雑誌, 39(10), 381～381, 1992, その他

42167: 地域難病対策システムに関する研究（そのⅨ） －受療状況からみた在宅医療体制の一考察－, 水谷 昭夫. 中谷 公子. 福田 正恵. 平塚 洋子. 山崎 操. 竹原 智美. 小倉 佳子. 山本 恭子. 牛田 和美, 日本公衆衛生雑誌, 39(10), 382～382, 1992, 難病全般

42168: 在宅難病患者訪問診療事業5年間の成果, 牛込 三和子. 川村 佐和子. 浅見 敦. 佐藤 政之輔. 高木 克芳, 日本公衆衛生雑誌, 39(10), 383～383, 1992, 脊髄小脳変性症、パーキンソン病、神経難病全般、後縦靱帯骨化症、悪性関節リウマチ

42169: スモン患者の主観的幸福感とその関連因子, 黒田 研二. 多田羅 浩三. 西 信雄. 高鳥毛 敏雄. 中西 範幸. 新庄 文明, 日本公衆衛生雑誌, 39(10), 384～384, 1992, スモン病

42170: 特定疾患に関する病診連携についての検討 （1）開業医と中小病院のアンケートから, 堀江 政伸. 中条 昭三. 山崎 登志雄. 椎名 美純. 三廼 信一. 西田 進. 角野 禎子. 細田 稔. 大塚 知雄. 星 昭行. 西 三郎, 日本公衆衛生雑誌, 39(10), 385～385, 1992, 難病全般

42171: 特定疾患に関する病診連携についての検討 （2）一般病院と大学病院のアンケートから, 堀江 政伸. 中条 昭三. 山崎 登志雄. 椎名 美純. 三廼 信一. 西田 進. 角野 禎子. 細田 稔. 大塚 知雄. 星 昭行. 西 三郎, 日本公衆衛生雑誌, 39(10), 386～386, 1992, パーキンソン病、神経難病全般、全身性エリテマトーデス、潰瘍性大腸炎

42172: 特定疾患に関する病診連携についての検討 （3）特定疾患患者のアンケートから, 堀江 政伸. 中条 昭三. 山崎 登志雄. 椎名 美純. 三廼 信一. 西田 進. 角野 禎子. 細田 稔. 大塚 知雄. 星 昭行. 西 三郎, 日本公衆衛生雑誌, 39(10), 387～387, 1992, 難病全般

42173: 特定疾患に関する病診連携についての検討 （4）総括, 堀江 政伸. 中条 昭三. 山崎 登志雄. 椎名 美純. 三廼 信一. 西田 進. 角野 禎子. 細田 稔. 大塚 知雄. 星 昭行. 西 三郎, 日本公衆衛生雑誌, 39(10), 388～388, 1992, 難病全般

42174: パーキンソン病の危険要因とその複合効果, 渡部 晃司. 渡部 由美子. 藤井 純子. 志渡 晃一. 新野 峰久. 近藤 喜代太郎. 田代 邦雄, 日本公衆衛生雑誌, 39(10), 389～389, 1992, パーキンソン病

42175: 新しい視点からのパーキンソン病患者への取り組み（第1報） ～日内変動表を導入した患者支援～, 新田 紀枝. 森 タミコ. 西野 美知子. 山口 秀美. 衛藤 良子. 長坂 緋沙子. 福井 千鶴子. 杉村 君子. 池内 美津子. 八幡 桂子. 佐藤 拓代, 日本公衆衛生雑誌, 39(10), 390～390, 1992, パーキンソン病

42176: 新しい視点からのパーキンソン病患者への取り組み（第2報） ～日内変動表を活用した地域支援～, 池内 美津子. 衛藤 良子. 長坂 緋沙子. 福井 千鶴子. 杉村 君子. 八幡 桂子. 佐藤 拓代. 森 タミ子. 新田 紀枝. 西野 美知子. 山口 秀美, 日本公衆衛生雑誌, 39(10), 391～391, 1992, パーキンソン病

42177: 難病の地域ケアシステムについて －パーキンソン病患者の療養生活実態－, 尾崎 満智代. 木下 直子. 金辻 治美. 辻村 美春. 古塩 幸子. 桃井 満寿子. 森 雅彦, 日本公衆衛生雑誌, 39(10), 392～392, 1992, パーキンソン病

42178: 在宅看護におけるモニター導入の基礎的研究, 長谷川 美津子. 牛込 三和子. 秋村 純江. 江澤 かずえ. 大野 ゆう子. 川村 佐和子. 近藤 紀子. 長沢 つるよ. 奥山 典子. 平田 宏子, 日本公衆衛生雑誌, 39(10), 393～393, 1992, 筋萎縮性側索硬化症、進行性筋ジストロフィー、シャイ・

ドレーガー症候群

42179: 在宅ケアでの細菌学的環境の研究, 村井 貞子. 川村 佐和子. 江澤 和江. 秋村 純江. 牛込 三和子. 大野 ゆう子. 近藤 紀子. 長谷川 美津子. 宮川 高一. 宍戸 輝男. 時田 美穂子, 日本公衆衛生雑誌, 39(10), 395〜395, 1992, 神経難病全般、脳血管疾患

42180: 広島県難病患者の実態に関する研究, 池内 実. 早川 式彦. 下方 浩史. 松浦 正明. 牛尾 光宏, 日本公衆衛生雑誌, 39(10), 398〜398, 1992, 筋萎縮性側索硬化症、パーキンソン病

42181: 看護基礎教育における訪問看護実習の効果, 小川 京子. 川村 佐和子, 日本公衆衛生雑誌, 39(10), 400〜400, 1992, その他

42182: 難病のケア・システム構築のための基礎的研究その1．疾患別受療形態のパターン分析, 川村 佐和子. 江澤 和江. 大野 ゆう子. 秋村 純江. 牛込 三和子. 豊川 裕之. 西川 浩昭. 金田 麻里子, 日本公衆衛生雑誌, 39(10), 401〜401, 1992, 筋萎縮性側索硬化症、脊髄小脳変性症、パーキンソン病、膠原系疾患

42183: 難病のケア・システム構築のための基礎的研究その2．疾患別受療形態別の状態と医療・介護用具のニーズ分析, 大野 ゆう子. 江澤 和江. 秋村 純江. 牛込 三和子. 川村 佐和子. 豊川 裕之. 西川 浩昭. 金田 麻里子, 日本公衆衛生雑誌, 39(10), 402〜402, 1992, 筋萎縮性側索硬化症、脊髄小脳変性症、パーキンソン病、膠原系疾患

42184: 難病のケア・システム構築のための基礎的研究その3．疾患別受療形態別の介護ニーズと家族負担の分析, 江澤 和江. 大野 ゆう子. 秋村 純江. 牛込 三和子. 川村 佐和子. 豊川 裕之. 西川 浩昭. 金田 麻里子, 日本公衆衛生雑誌, 39(10), 403〜403, 1992, 筋萎縮性側索硬化症、脊髄小脳変性症、パーキンソン病、膠原系疾患

42185: 大阪府富田林保健所における神経筋難病のとりくみ, 山下 典子. 山田 和子. 奥田 修子. 天見 佳子. 中 由美. 村上 理恵. 山野 賢子. 杉原 とよ子. 辻田 佐多子. 阪中 順子. 清水 多實子. 岩田 京子. 西田 裕一. 廣濟 幸男, 日本公衆衛生雑誌, 39(10), 407〜407, 1992, 神経難病全般

42186: 茨木保健所における難病への取り組み 〜11年の援助の経過と今後の課題〜, 森本 美知子. 鈴木 玲子. 時任 嘉千代. 柳 尚夫. 宮崎 準子. 高野 正子, 日本公衆衛生雑誌, 39(10), 408〜408, 1992, パーキンソン病、神経難病全般、膠原系疾患

42187: 神経難病患者の支援について, 小松 恵子. 伊藤 静子. 金田 しのぶ. 柏葉 三千子, 日本公衆衛生雑誌, 39(10), 409〜409, 1992, 脊髄小脳変性症、パーキンソン病

42188: スモン在宅療養患者の換気機能と日常生活活動について, 岩月 宏泰. 室賀 辰夫, 日本公衆衛生雑誌, 39(10), 410〜410, 1992, スモン

42189: 障害児通園施設における摂食指導 〜重症心身障害児の指導を中心に, 篠崎 昌子. 川崎 葉子. 向井 美恵. 内田 武. 秋村 純江. 牛込 三和子. 江澤 和江, 日本公衆衛生雑誌, 39(10), 412〜412, 1992, 脳性麻痺、重度精神遅帯等

42190: 障害児通園施設における摂食指導 −原疾患別にみた問題点の特徴−, 秋村 純江. 牛込 三和子. 江澤 和江. 川崎 葉子. 篠崎 昌子. 杉村 ふづき. 向井 美恵. 内田 武, 日本公衆衛生雑誌, 39(10), 413〜413, 1992, 脳性麻痺、ダウン症等

42191: 神経難病患者の長期療養施設に関する研究 −施設理念と装備内容−, 衛藤 幹子. 西 三郎. 川村 佐和子. 江澤 和江. 大野 ゆう子. 牛込 三和子. 金田 麻里子, 日本公衆衛生雑誌, 40(10), 563〜563, 1993, 神経難病全般

42192: 「在宅神経難病患者・家族の集い」を通して, 高橋　幹子. 池野　徳蔵, 日本公衆衛生雑誌, 40(10), 564～564, 1993, 脊髄小脳変性症、パーキンソン病、進行性筋ジストロフィー、多発性硬化症

42193: 在宅神経難病患者への支援　－療養上の問題及び看護ニーズの把握（第一報）－, 栗本　洋子. 三上　治美. 丹羽　恵子. 川村　佐和子, 日本公衆衛生雑誌, 40(10), 565～565, 1993, 筋萎縮性側索硬化症、脊髄小脳変性症、パーキンソン病、神経難病全般

42194: 地域難病対策システムに関する研究（そのⅩ）　～在宅ＡＬＳ患者への支援を通して保健所の機能を考える～, 水谷　昭夫. 中西　淳子. 福田　正恵. 平塚　洋子. 山崎　操. 小倉　佳子. 山本　恭子. 中原　江理. 丹治　和美, 日本公衆衛生雑誌, 40(10), 566～566, 1993, 筋萎縮性側索硬化症

42195: 筋ジストロフィー患者のエネルギー所要量, 木村　恒. 三田　禮造, 日本公衆衛生雑誌, 40(10), 567～567, 1993, 進行性筋ジストロフィー

42196: 大阪市における難病患者支援の取り組み（第１報）　－面接相談票の考察－, 松本　千枝. 北村　恵子. 前野　多喜子. 多田　和代. 田中　博美. 吉田　加代子. 石垣　千春. 黒田　研二, 日本公衆衛生雑誌, 40(10), 569～569, 1993, パーキンソン病、難病全般

42197: 大阪市における難病患者支援の取り組み（第２報）　－難病患者交流会を実施して－, 木下　礼子. 松本　千枝. 日野　和江. 森河内　麻美. 西山　典子. 中岡　勢津子. 大橋　純子. 山下　陽子. 森岡　一, 日本公衆衛生雑誌, 40(10), 570～570, 1993, 筋萎縮性側索硬化症、脊髄小脳変性症、パーキンソン病、神経難病全般

42198: 千葉県の難病患者の医療システム化をめざした受療実態分析, 澤田　いつ子. 山崎　彰美. 小川　三重子. 山岸　春江. 平山　朝子, 日本公衆衛生雑誌, 40(10), 575～575, 1993, 難病全般

42199: 難病患者の生活状況調査について, 永田　幸恵. 中村　健二, 日本公衆衛生雑誌, 40(10), 576～576, 1993, 筋萎縮性側索硬化症、脊髄小脳変性症、パーキンソン病、難病全般

42200: 秋田保健所管内における難病患者の生活実態について（第一報）, 伊藤　善信. 工藤　聖子. 高島　樹子. 佐藤　ヤエ子, 日本公衆衛生雑誌, 40(10), 577～577, 1993, 神経難病全般、膠原病

42201: 秋田保健所管内における難病患者の生活実態について（第２報）, 伊藤　善信. 工藤　聖子. 高島　樹子. 佐藤　ヤエ子, 日本公衆衛生雑誌, 40(10), 578～578, 1993, 神経難病全般、膠原病

42202: 難病のケア・システム構築のための基礎的研究　その４　疾患別受療形態・罹病期間と症状の訴えとの関係分析, 大野　ゆう子. 江澤　和江. 牛込　三和子. 川村　佐和子. 秋村　純江. 豊川　裕之. 西川　浩昭. 吉村　伸子, 日本公衆衛生雑誌, 40(10), 580～580, 1993, 筋萎縮性側索硬化症、脊髄小脳変性症、パーキンソン病、膠原系疾患

42203: 難病のケア・システム構築のための基礎的研究　その５　受療形態別家族介護負担感と患者の状態との関連分析, 江澤　和江. 大野　ゆう子. 牛込　三和子. 川村　佐和子. 秋村　純江. 豊川　裕之. 西川　浩昭. 吉村　伸子, 日本公衆衛生雑誌, 40(10), 581～581, 1993, 神経難病全般、膠原系疾患

42204: スモン患者の地域サポートシステムのあり方についての研究　患者の生活の質の評価, 寺西　衣姫. 田嶋　隆俊. 西　正美. 上谷　博宣. 杉田　直道. 青木　範子. 茅山　加奈江. 莇　昭三. 金川　克子. 由雄　恵子, 日本公衆衛生雑誌, 40(10), 588～588, 1993, スモン病

42205: 経管栄養法実施者の在宅看護に関する研究, 近藤　紀子. 奥山　典子. 長沢　つるよ. 川村　佐和子. 牛込　三和子, 日本公衆衛生雑誌, 40(10), 589～589, 1993, 筋萎縮性側索硬化症、脊髄小脳変性症、パーキンソン病、脳血管疾患他

42206: 保健婦の訪問業務における住生活への視点の確立と住宅改善の可能性に関する研究　その３　難病

訪問事業における見取図調査の導入をとおして, 園田　照代. 鈴木　晃. 飯降　聖子. 藤井　智恵美. 小渕　さゆり. 木村　美貴子. 杉山　眞澄, 日本公衆衛生雑誌, 40(10), 594～594, 1993, パーキンソン病

42207: 大阪府における難病患者の住宅改善の現状（第1報）, 柳　尚夫. 北村　郁子. 藤原　君子. 富田　照子. 加納　栄三. 堀井　富士子, 日本公衆衛生雑誌, 40(10), 596～596, 1993, 神経難病全般

42208: 大阪府保健所における難病集団援助活動, 久保田　宣代, 日本公衆衛生雑誌, 40(10), 601～601, 1993, 難病全般

42209: 保健所における神経難病患者への援助の見直し, 中村　知江. 澤田　いつ子. 山崎　彰美. 小川　三重子. 山岸　春江. 平山　朝子, 日本公衆衛生雑誌, 40(10), 602～602, 1993, 神経難病全般

42210: 四条畷市域における難病グループ活動の取り組み（集団援助のあり方を考える）, 津川　晃子. 入江　安子. 沢田　恵美子. 松本　紀子. 佐藤　滋. 笹井　康典, 日本公衆衛生雑誌, 40(10), 603～603, 1993, パーキンソン病

42211: 特定疾患患者の疾病告知と初期保健指導の方法, 小川　三重子. 平山　朝子. 山岸　春江. 山崎　彰美. 澤田　いつ子, 日本公衆衛生雑誌, 40(10), 604～604, 1993, 難病全般

42212: 和歌山県における難病患者の予後　－医療受給者証に基づく追跡調査－, 笠松　隆洋. 吉村　典子. 上田　晃子. 森岡　聖次. 杉田　潔. 橋本　勉, 日本公衆衛生雑誌, 41(4), 323～328, 1994, 難病全般

42213: 広島県における難病患者の実態, 下方　浩史. 早川　式彦. 松浦　正明. 池内　実. 牛尾　光宏, 日本公衆衛生雑誌, 41(4), 378～385, 1994, 難病全般

42214: 朝倉保健所における難病患者支援の取り組み, 永岡　貴美子. 簑原　巌, 日本公衆衛生雑誌, 41(10), 513～513, 1994, パーキンソン病、難病全般

42215: 松原保健所における難病患者支援の取り組み　－医師と保健婦による在宅難病患者への地域支援を考える－, 松下　博江. 大井　紀代. 松原　三智子. 川妻　由和. 松村　智子. 藤田　真佐之, 日本公衆衛生雑誌, 41(10), 514～514, 1994, 筋萎縮性側索硬化症、脊髄小脳変性症、パーキンソン病、後縦靱帯骨化症

42216: パーキンソン病患者における保健所難病患者支援事業の利用とその効果, 黒田　研二. 澤田　甚一. 中田　俊士. 李　福植. 趙　林. 高鳥毛　敏雄. 中西　範幸. 新庄　文明. 多田羅　浩三, 日本公衆衛生雑誌, 41(10), 515～515, 1994, パーキンソン病

42217: 難病患者・家族の保健指導に関する研究　－筋萎縮症患者の療養支援における自己健康管理記録表の活用－, 関谷　栄子. 牛込　三和子. 江澤　和江. 輪湖　史子. 秋村　純江. 川村　佐和子. 木下　安子, 日本公衆衛生雑誌, 41(10), 516～516, 1994, 進行性筋ジストロフィー、筋萎縮症

42218: 難病患者へのかかわりを通して気づいた保健婦本来の役割, 石原　雅子. 今井　貴子. 川島　ひろ子, 日本公衆衛生雑誌, 41(10), 517～517, 1994, 神経難病全般

42219: 在宅医療に見る疾患と日常生活自立度, 近藤　えり. 松本　京子. 高野　奈都子. 安井　小代子. 坂本　靖. 矢那瀬　信雄. 鈴木　浩一, 日本公衆衛生雑誌, 41(10), 518～518, 1994, 脊髄小脳変性症、パーキンソン病、脳血管疾患等

42220: 在宅難病患者のケアニーズの特徴とその解決状況, 牛久保　美津子. 川村　佐和子. 島内　節. 渡辺　恵. 土井　道子. 桧谷　照子. 石橋　禮子, 日本公衆衛生雑誌, 41(10), 519～519, 1994, 難病全般、脳血管疾患

42221: 難病のケアシステムに向けて・・・保健婦とヘルスボランティアの活動, 田中　由佳. 田中　あや子.

中島　政代,日本公衆衛生雑誌,41(10),521～521,1994,難病全般

42222: 医師会難病相談事業の効果,葛田　衣重.鹿内　佐和子.坂本　道子.阪上　裕子.内田　宏.鈴木　聰男,日本公衆衛生雑誌,41(10),523～523,1994,パーキンソン病、難病全般

42223: 地域難病対策システムに関する研究(ⅩⅠ)　地域にねざした難病対策(１０年目の再調査),竹原　智美.丹治　和美.山本　恭子.石田　美穂.平塚　洋子.福田　正恵.中西　淳子.水谷　昭夫,日本公衆衛生雑誌,41(10),524～524,1994,難病全般

42224: 難病患者の生活状況からみた在宅ケア支援の方向性の検討,玉井　公子.飯降　聖子.井爪　多津江.中川　てる子.松村　淳子.大矢　紀昭,日本公衆衛生雑誌,41(10),525～525,1994,難病全般

42225: 難病の地域ケア構築のための基礎的研究6：　療養形態別療養支援特性の分析,大野　ゆう子.江澤　和江.輪湖　史子.牛込　三和子.豊川　裕之.川村　佐和子.吉村　伸子,日本公衆衛生雑誌,41(10),526～526,1994,難病全般

42226: 難病に関する保健婦研修のニーズとプログラム編成,牛込　三和子.江澤　和江.輪湖　史子.大野　ゆう子.川村　佐和子.近藤　紀子,日本公衆衛生雑誌,41(10),527～527,1994,難病全般

42227: 脊髄小脳変性症患者の食事摂取障害に関する調査研究,柳沢　節子.丸山　ひさみ.栢沼　勝彦,日本公衆衛生雑誌,41(10),528～528,1994,脊髄小脳変性症

42228: 在宅感染予防の看護教育におけるビデオ教材の必要性,渡辺　恵.川村　佐和子.牛久保　美津子.村井　貞子,日本公衆衛生雑誌,41(10),529～529,1994,その他

42229: 在宅看護における滅菌物品供給システムに関する研究,近藤　紀子.長沢　つるよ.奥山　典子.長谷部　綾子.牛込　三和子.川村　佐和子,日本公衆衛生雑誌,41(10),531～531,1994,筋萎縮性側索硬化症、脊髄小脳変性症、パーキンソン病、進行性筋ジストロフィー、脳血管疾患

42230: 特定疾患医療受給者の疾患別診療費の状況　－４５府県の１カ月の診療報酬請求よりみた診療費の疾患別順位－,小林　雅与.佐藤　正.桑野　哲実.中村　好一.柳川　洋,日本公衆衛生雑誌,41(10),549～549,1994,難病全般

42231: 難病における医療受給の中止率と開始率　－スモンと多発性硬化症－,橋本　修二.中村　好一.永井　正規.柳川　洋,日本公衆衛生雑誌,41(10),550～550,1994,神経難病全般

42232: 大阪府保健所における在宅で高度医療を受けている難病患者への取り組み,中尾　知重子.兼平　芳子.鹿田　キヨ野.難波　邦子.中島　てみ子.西野　遒子.藤原　君子.宮崎　準子.原田　和代.大塚　順子.高野　正子.黒田　研二,日本公衆衛生雑誌,41(10),560～560,1994,筋萎縮性側索硬化症

42233: 難病患者家族への集団援助から地域ケアシステムづくりへ　～大阪府高槻保健所における難病の取り組み　第３報～,仕田中　アヤ子.野村　智子.本庄　みのり.松下　彰宏.金田　しのぶ,日本公衆衛生雑誌,41(10),561～561,1994,難病全般

42234: 人口動態調査による難病死亡率,川南　勝彦.尾崎　米厚.簑輪　眞澄.橋本　修二,日本公衆衛生雑誌,41(10),565～565,1994,脊髄小脳変性症、神経難病全般、胆汁性肝硬変等

42235: 神奈川県における特定疾患患者療養生活の実態,小野　光子.米木　柞子.河西　悦子.逸見　功.牛込　三和子.大野　ゆう子.川村　佐和子.西　三郎,日本公衆衛生雑誌,42(10),653～653,1995,難病全般

42236: 地域側からみた難病長期療養施設ニーズ,江澤　和江.牛込　三和子.輪湖　史子.逸見　功.長谷川　美津子.川村　佐和子.大野　ゆう子.長坂　玲子.篠原　猛.藤沼　美奈子.沼野　みえ子.田中　今朝寿.村田　欣造.吉村　伸子.向山　晴子.大黒　寛,日本公衆衛生雑誌,42(10),654

～ 654, 1995, 難病全般

42237: 大阪府保健所におけるALS患者の現状（第１報）　－保健婦の支援状況－, 久保田　宣代. 大塚　順子. 高野　正子. 森定　一稔. 出口　安裕. 松本　紀子. 兼平　芳子. 中尾　知重子. 中島　てみ子. 宮崎　準子, 日本公衆衛生雑誌, 42(10), 656～ 656, 1995, 筋萎縮性側索硬化症

42238: 筋萎縮性側索硬化症（ＡＬＳ）に関する専門医師、保健婦の意識調査, 吉岡　祥子. 澤田　甚一, 日本公衆衛生雑誌, 42(10), 657～ 657, 1995, 筋萎縮性側索硬化症

42239: 長野・篠ノ井保健所管内の神経難病の実態（第１報）, 小山　せつ子. 近藤　俊明. 牛込　三和子. 江澤　和江. 大野　ゆう子, 日本公衆衛生雑誌, 42(10), 658～ 658, 1995, 筋萎縮性側索硬化症、脊髄小脳変性症、パーキンソン病、神経難病全般

42240: 在宅神経難病患者の地域支援体制の充実にむけて（第２報）　－保健医療福祉の連携に関する調査－, 渡辺　まり. 丹羽　恵子. 栗本　洋子. 久間　美智子. 川村　佐和子, 日本公衆衛生雑誌, 42(10), 659～ 659, 1995, 筋萎縮性側索硬化症、脊髄小脳変性症、パーキンソン病、神経難病全般

42241: 在宅神経難病患者の地域支援体制の充実にむけて（第３報）　－愛知県津島保健所の３年間の取組みから－, 丹羽　恵子. 渡辺　まり. 栗本　洋子. 久間　美智子. 三上　治美. 川村　佐和子, 日本公衆衛生雑誌, 42(10), 660～ 660, 1995, 神経難病全般

42242: 松原保健所における難病患者への取組みⅡ　－専門医を中心とした事例検討会を通して関係機関との連携を拡げる－, 松原　三智子. 小田　順子. 久野　加容子. 千原　博子. 浅井　義彦. 藤田　真佐之, 日本公衆衛生雑誌, 42(10), 661～ 661, 1995, 脊髄小脳変性症

42243: 難病対策における医療機関と保健所の連携について, 山崎　彰美. 南雲　孝代. 澤田　いつ子, 日本公衆衛生雑誌, 42(10), 662～ 662, 1995, 難病全般

42244: 富田林保健所における難病援助の評価と見直し（第一報）　・・・生活実態に沿った訪問医療相談会・・・, 小谷　玲子. 辻田　佐多子. 来田　桂子. 天見　佳子. 廣済　幸男. 藤原　君子, 日本公衆衛生雑誌, 42(10), 663～ 663, 1995, 筋萎縮性側索硬化症、脊髄小脳変性症、パーキンソン病

42245: 富田林保健所における難病援助の評価と見直し（第二報）　・・・病気をこえ人生を豊かにした交流会・・・, 来田　桂子. 小谷　玲子. 辻田　佐多子. 天見　佳子. 廣済　幸男. 藤原　君子, 日本公衆衛生雑誌, 42(10), 664～ 664, 1995, パーキンソン病、多発性硬化症、膠原病、潰瘍性大腸炎

42246: 大阪府吹田保健所千里支所における神経筋難病の支援について　－神経筋難病交流会の１０年－, 宇治田　尚子. 蒲田　廣子. 武田　良子. 中島　てみ子. 土生川　洋, 日本公衆衛生雑誌, 42(10), 665～ 665, 1995, 脊髄小脳変性症、パーキンソン病

42247: 難病集団援助事業　－質的事業評価の可能性について－, 佐藤　滋. 澤田　和加子. 甫喜本　光. 山根　信子. 藤田　迪代. 柳　尚夫. 高野　正子, 日本公衆衛生雑誌, 42(10), 666～ 666, 1995, 難病全般

42248: 在宅難病患者及び家族を支援して　－在宅ケア体制充実に向けての保健婦のかかわり－, 伊地智　三佐子. 山田　富美子. 山中　弥栄子. 坂田　壽乃. 浦滝　恵津子. 大木本　厚子. 森本　幸子. 白石　都. 藤本　昭子. 小西　正代. 二位　ゆかり. 川見　宏美. 土生田　弘美. 安元　兆, 日本公衆衛生雑誌, 42(10), 667～ 667, 1995, シャイドレーガー症候群

42249: 難病患者及びその家族の生活実態調査, 下田　宏子. 本田　米子. 坂井　希三子. 竹原　久子. 中村　喜久, 日本公衆衛生雑誌, 42(10), 668～ 668, 1995, 筋萎縮性側索硬化症、パーキンソン病、後縦靱帯骨化症他

42250: 地域難病対策システムに関する研究（ⅩⅡ）　保健・医療・福祉の各関係機関からみた保健所機能の

検討,竹原 智美.関谷 由美子.松本 晃子.石田 美穂.小倉 佳子.西川 芳子.平塚 洋子.中西 淳子.中川 修一,日本公衆衛生雑誌,42(10),669〜669,1995,難病全般

42251: 難病患者の住宅改善についての評価の検討,飯降 聖子.木下 直子.玉井 公子.井爪 多津江.中川 てる子.松村 淳子.大矢 紀昭,日本公衆衛生雑誌,42(10),675〜675,1995,難病全般

42252: 神経難病患者のQuality Of Life(QOL)評価尺度 −1 QOLの概念と尺度の開発−,星野 明子.田淵 一郎.篠崎 育子.竹内 敏博.信野 左千子.土田 容子.簑輪 眞澄.藤田 利治,日本公衆衛生雑誌,42(10),680〜680,1995,神経難病全般

42253: 神経難病患者のQuality Of Life(QOL)評価尺度 −2 信頼性および妥当性−,篠崎 育子.竹内 敏博.星野 明子.田淵 一郎.信野 左千子.土田 容子.簑輪 眞澄.藤田 利治,日本公衆衛生雑誌,42(10),681〜681,1995,神経難病全般

42255: 神経難病患者の疾患受容度に関連する要因,玉腰 暁子.川村 孝.青木 利恵.千田 雅代.若井 建志.大野 良之,日本公衆衛生雑誌,42(10),683〜683,1995,神経難病全般、重症筋無力症

42256: 難病患者の在宅療養継続のための要件,牛久保 美津子.川村 佐和子.中村 努.島 千加良.稲葉 裕,日本公衆衛生雑誌,42(10),686〜686,1995,難病全般

42257: 筋萎縮性側索硬化症患者におけるインフォームド・コンセントに関する調査研究 −病棟看護婦の意識調査から−,丸山 ひさみ.小高 玲子.百瀬 由美子.栢沼 勝彦,日本公衆衛生雑誌,42(10),687〜687,1995,筋萎縮性側索硬化症

42258: 神経筋難病患者の闘病意欲に影響を及ぼす因子 (第1報)患者の特性と闘病意欲,石堂 双葉.瀧上 順子.土井 啓子.宮本 秀子.中村 裕美子.黒田 研二,日本公衆衛生雑誌,42(10),691〜691,1995,神経難病全般

42259: 神経筋難病患者の闘病意欲に影響を及ぼす因子 (第2報)闘病意欲に影響を及ぼす因子の状況,道本 久臣.稲葉 宏美.川井 理香.高橋 純子.中村 裕美子.黒田 研二,日本公衆衛生雑誌,42(10),692〜692,1995,神経難病全般

42260: 神経筋難病患者の闘病意欲に影響を及ぼす因子 (第3報)闘病意欲に影響を及ぼす因子の検討,中瀬 幸子.河合 美幸.林 志登美.松浦 綾子.中村 裕美子.黒田 研二,日本公衆衛生雑誌,42(10),693〜693,1995,神経難病全般

42261: 難病ケアシステムにおける保健所の役割を考える −在宅筋萎縮性側索硬化症患者への支援を通して−,小池 亜紀子.竹川 都美子.中山 典子.高橋 恵子.早乙女 美智子.渡辺 カヨ子.矢板橋 チヅ子.宮崎 通城,日本公衆衛生雑誌,42(10),696〜696,1995,筋萎縮性側索硬化症

42262: 在宅難病を中心とする地域ケアシステム確立への取り組み,井上 静江.高山 佳洋.中山 節子.山本 修子.西本 淳子.岩田 和彦,日本公衆衛生雑誌,42(10),699〜699,1995,難病全般

42263: 訪問看護婦の看護技術に対する教育ニーズ,牛久保 美津子.川村 佐和子.星 旦二.長谷川 美津子,日本公衆衛生雑誌,42(11),962〜973,1995,その他

42264: 神経難病患者のQuality of life旋の評価尺度の開発,星野 明子.篠崎 育子.信野 左千子.藤田 利治.簑輪 眞澄,日本公衆衛生雑誌,42(12),1069〜1081,1995,神経難病全般

42265: スモン患者の生命予後に影響する患者特性に関する研究,黒田 研二.多田羅 浩三.李 福植.鈴木 隆一郎.森定 一稔,日本公衆衛生雑誌,43(3),231〜237,1996,スモン

42266: 難病(神経・筋疾患)患者およびその家族の生活実態調査,下田 宏子.本田 米子.坂井 希三子.竹原 久子.中村 真久,日本公衆衛生雑誌,43(10),918〜923,1996,神経難病全般

42267: 難病の地域ケアシステムにおける課題 −開業医師に対して−,林 弘美.岩本 千鶴.澤田 甚一

中田　俊士, 日本公衆衛生雑誌, 43(10), 407～407, 1996, 難病全般

42268: 難病の地域ケアシステムにおける課題　－医療ソーシャルワーカーに対して－, 岩本　千鶴. 林　弘美. 澤田　甚一. 中田　俊士, 日本公衆衛生雑誌, 43(10), 408～408, 1996, 難病全般

42269: 難病療養者のケアシステム再構築に関する研究　その１：疾患系別保健・医療・福祉サービスの必要率と利用率, 牛込　三和子. 江澤　和江. 輪湖　史子. 逸見　功. 徳山　祥子. 近藤　紀子. 川村　佐和子, 日本公衆衛生雑誌, 43(10), 409～409, 1996, 難病全般

42270: 難病療養者のケアシステム再構築に関する研究　その２：状態部類別別保健・医療・福祉サービスの必要率と利用率, 江澤　和江. 牛込　三和子. 輪湖　史子. 逸見　功. 徳山　祥子. 近藤　紀子. 川村　佐和子, 日本公衆衛生雑誌, 43(10), 410～410, 1996, 神経難病全般

42271: 神経難病入院患者の療養状況からみた在宅ケア支援の方法に関する検討　－介護者がかかえる問題を中心に－, 海蔵　加代子. 天野　瑞枝. 福田　峰子. 渡辺　トシ子, 日本公衆衛生雑誌, 43(10), 411～411, 1996, 神経難病全般

42272: 盛岡保健所管内における特定疾患患者のニーズ, 吉田　まゆみ. 加藤　孝子. 佐藤　なを子. 稲葉　洋子. 菊池　浩子. 赤平　賢一. 中野　許子. 田沢　光正. 玉田　清治, 日本公衆衛生雑誌, 43(10), 412～412, 1996, 難病全般

42273: 大阪府吹田保健所千里支所における神経筋難病患者全数訪問の報告, 蒲田　廣子. 武田　良子. 前田　孝子. 中島　てみ子. 姉川　詔子, 日本公衆衛生雑誌, 43(10), 415～415, 1996, 神経難病全般

42274: 吹田市域における難病地域ケアシステムの確立に向けて　－難病患者面接調査のまとめ－, 津呂　千恵子. 岩根　光子. 立賀　英子. 難波　邦子. 井戸　正利. 山口　秀美. 蒲田　廣子. 武田　良子. 前田　孝子. 中島　てみ子. 姉川　詔子, 日本公衆衛生雑誌, 43(10), 416～416, 1996, 難病全般

42275: 難病患者（神経筋疾患）療養相談会未来所者のニーズ把握と療養相談会の充実をめざして　～ＡＤＬ別からみて～, 西山　有紀. 中川　正. 養父　知恵. 岸田　正子. 関永　一江. 岡田　佳代子. 早川　久美子. 安孫子　千穂. 玉置　ひみよ, 日本公衆衛生雑誌, 43(10), 418～418, 1996, 神経難病全般

42276: 難病の在宅ケアにおける保健婦のケア・コーディネート機能に関する研究　－医療支援中心型及び生活支援中心型事例の支援比較から－, 岡元　洋子. 永坂　トシエ. 小野　正男. 石井　享子, 日本公衆衛生雑誌, 43(10), 419～419, 1996, 難病全般

42277: 富田林保健所における難病医療相談会の相談内容とチーム援助　（第３報）, 辻田　佐多子. 小谷　玲子. 来田　桂子. 大田　景子. 藤原　君子. 岡澤　昭子, 日本公衆衛生雑誌, 43(10), 420～420, 1996, 難病全般

42278: 在宅ケアシステムの評価方法に関する研究　－個別ケアから在宅ケアシステム形成の発展の過程を通して－, 高本　浩代. 石井　享子, 日本公衆衛生雑誌, 43(10), 421～421, 1996, 神経難病全般

42279: 難病患者の在宅ケア地域支援, 高群　由紀子. 上野　智子. 竹原　久子. 後藤　律子. 下田　宏子. 藤島　昌代. 兼武　加恵子. 中村　久. 蔵元　美智子, 日本公衆衛生雑誌, 43(10), 422～422, 1996, 筋萎縮性側索硬化症

42280: ウィリス動脈輪閉塞症の全国疫学調査成績, 若井　建志. 玉腰　暁子. 大野　良之. 川村　孝. 青木　利恵. 小嶋　雅代. 林　櫻松. 池崎　清信. 福井　仁士, 日本公衆衛生雑誌, 43(10), 211～211, 1996, ウィリス動脈輪閉塞症

42281: クロイツフェルト・ヤコブ病の記述疫学, 尾崎　米厚. 簑輪　眞澄, 日本公衆衛生雑誌, 43(10), 212～212, 1996, クロイツフェルトヤゴフ病

42282: 難病医療受給者数の推移, 柴崎 智美. 永井 正規. 阿相 栄子. 中村 好一. 柳川 洋. 川村 孝. 大野 良之, 日本公衆衛生雑誌, 43(10), 215～215, 1996, 難病全般

42283: 神経難病患者の主観的ＱＯＬに関する研究（第１報） －難病患者の主観的ＱＯＬに関する要因－, 尾形 由起子. 飯塚 俊子. 簑輪 眞澄. 藤田 利治, 日本公衆衛生雑誌, 43(10), 216～216, 1996, 神経難病全般

42284: 神経難病患者の主観的ＱＯＬに関する研究（第２報） －神経難病患者のＱＯＬに対するＡＤＬの影響についてのコーホート研究－, 飯塚 俊子. 尾形 由起子. 簑輪 眞澄. 藤田 利治, 日本公衆衛生雑誌, 43(10), 217～217, 1996, 神経難病全般

42285: 難病患者の満足度調査, 土屋 直美. 増田 志津恵. 向山 昌邦. 浅野 正嗣, 日本公衆衛生雑誌, 43(10), 219～219, 1996, 難病全般

42286: パーキンソン病患者の自己評価によるステージ分類とその実態, 安原 豊子. 浅見 恵梨子. 坂口 佳江. 森 國悦. 高橋 シズエ. 石田 雅俊, 日本公衆衛生雑誌, 43(10), 221～221, 1996, パーキンソン病

42287: 人工呼吸器を装着した筋萎縮性側索硬化症（ＡＬＳ）患者を地域で支援して, 深沢 和代. 山下 功. 古川 五百子. 守屋 武. 山口 禮子. 徳増 由隆. 渡辺 雅子, 日本公衆衛生雑誌, 43(10), 222～222, 1996, 筋萎縮性側索硬化症

42288: 人工呼吸器装着患者と家族のＱＯＬを向上させるための条件, 内本 美鈴. 中村 知江. 松木 扶二子. 澤田 いつ子. 宮本 幸枝. 荒木 なおみ. 君塚 由美子. 小高 雅子. 山崎 明己. 村上 テイ. 伊藤 洋子. 川口 幸夫, 日本公衆衛生雑誌, 43(10), 223～223, 1996, 筋萎縮性側索硬化症、進行性筋ジストロフィー、頸椎損傷

42289: 筋萎縮性側索硬化症患者の療養生活方針を円滑に決定するための援助 ～早期より家族に働きかけることの重要性, 松木 美佳. 堀田 久美子. 武岡 なおみ. 鴨川 明美, 日本公衆衛生雑誌, 43(10), 226～226, 1996, 筋萎縮性側索硬化症

42290: パーキンソン病患者・家族交流会およびリハビリ教室を実施して ～保健所における難病対策の一考察～, 山本 容子. 後藤 則子. 三矢 早美. 濱川 和子. 辻元 宏, 日本公衆衛生雑誌, 43(10), 245～245, 1996, パーキンソン病

42291: 松原保健所における難病患者への取り組み・Ⅲ, 久野 加容子. 下中 清子. 木村 和代. 中 由美. 椋尾 光子. 浅井 義彦. 藤田 真佐之, 日本公衆衛生雑誌, 43(10), 247～247, 1996, 神経難病全般、重症身体障害者

42292: 難病交流会（花水木の会）の自主運営の支援（第４報）, 大田 景子. 小谷 玲子. 辻田 佐多子. 来田 桂子. 藤原 君子. 岡澤 昭子, 日本公衆衛生雑誌, 43(10), 249～249, 1996, 難病全般

42293: 高槻保健所における神経筋難病患者家族交流会（なんとふれあい会）１０年の取り組み, 福田 和恵. 石垣 美和子. 丘 隆子. 木村 ウメ子. 坊野 潤子. 鹿田 キヨノ. 箱崎 健明. 金田 しのぶ, 日本公衆衛生雑誌, 43(10), 250～250, 1996, 神経難病全般

42294: 大阪府の難病患者集団援助事業の現状と分析, 柳 尚夫. 中島 悦子. 宇野 稔. 澤田 和加子. 野村 恭子. 佐藤 滋. 鈴木 雅丈, 日本公衆衛生雑誌, 43(10), 251～251, 1996, 難病全般

42295: 難病患者の継続援助のあり方 その１ 全数面接からみえてきたもの, 嶋田 千里. 円山 誓信. 上村 晶子. 杉原 寿江. 矢野 純子. 伊東 明美. 岡本 都子. 小島 妙子. 多田 京子. 津田 信子. 本田 尚子. 山本 みどり, 日本公衆衛生雑誌, 43(10), 258～258, 1996, 難病全般

42296: 難病患者の継続援助のあり方 その２ 集団援助の今後の方向性, 多田 京子. 円山 誓信. 上村 晶

子. 杉原 寿江. 矢野 純子. 嶋田 千里. 伊東 明美. 岡本 都子. 小島 妙子. 津田 信子. 本田 尚子. 山本 みどり, 日本公衆衛生雑誌, 43(10), 259~259, 1996, 難病全般

42297: 地域難病対策システムに関する研究(ⅩⅢ) 家族の視点から家族支援のあり方を検討する, 松本 晃子. 関谷 由美子. 丹治 和美. 石田 美穂. 小倉 佳子. 竹原 智美. 平塚 洋子. 西川 芳子. 古塩 幸子. 中川 修一. 中西 淳子, 日本公衆衛生雑誌, 43(10), 260~260, 1996, 難病全般

42298: 豊中保健所の難病事業のとりくみ 第1報 ケアシステム, 杉山 真理子. 祖父江 由佳. 秋元 良子. 泉 朋代. 井上 春美. 植松 千佳. 小椋 芳子. 木山 敦子. 衣笠 幸恵. 元良玉. 坂井 弘子. 沢田 恵美子. 清水 愛. 清水 洋子. 平井 悦子. 福岡 美佐子. 堀井 裕子. 松居 るみ子. 宮村 洋子. 森 タミ子. 服部 由子. 他, 日本公衆衛生雑誌, 43(10), 261~261, 1996, 難病全般

42299: ケアプランの一環としての住宅改善の検討 第一報 パーキンソン病在宅療養者の住生活問題, 鈴木 晃. 生野 公代, 日本公衆衛生雑誌, 43(10), 271~271, 1996, パーキンソン病

42300: 難病医療費公費負担制度による医療費受給の開始・中止状況, 橋本 修二. 永井 正規. 中村 好一. 柳川 洋. 川村 孝. 大野 良之, 日本公衆衛生雑誌, 43(11), 974~981, 1996, 難病全般

42301: 難病患者の実態調査 難病医療費公費負担制度による医療費受給者の解析, 柴崎 智美. 永井 正規. 阿相 栄子. 中村 好一. 柳川 洋. 川村 孝. 大野 良之, 日本公衆衛生雑誌, 44(1), 33~45, 1997, 難病全般

42302: 神経・筋難病患者への歯科保健ニード調査, 衣笠 幸恵. 小椋 芳子. 松居 るみ子. 久保田 宣代. 森定 一稔. 服部 由子. 圓山 誓信, 日本公衆衛生雑誌, 44(10), 543~543, 1997, 神経難病全般

42303: 脊髄小脳変性症者の生活実態調査, 八田 宏之. 淵 勲. 渡辺 能行, 日本公衆衛生雑誌, 44(10), 545~545, 1997, 脊髄小脳変性症

42304: 三原保健所における難病患者への支援 －パーキンソン病患者・家族への9年間の取り組み－, 坂東 玲子. 大辻 哲夫. 八田 純子. 魚里 明子. 森野辺 尚子. 坂本 美冬. 嶋田 智明. 東 美鈴. 上坂 智洋子. 樋口 しげこ. 木下 和子, 日本公衆衛生雑誌, 44(10), 546~546, 1997, パーキンソン病

42305: ＡＬＳ患者の在宅人工呼吸器療養の現状, 岩本 千鶴. 澤田 甚一. 中田 俊士, 日本公衆衛生雑誌, 44(10), 547~547, 1997, 筋萎縮性側索硬化症

42306: 在宅難病患者の精神的充足に関する検討 －患者の主観的ＱＯＬと社会的支援の関連から－, 水上 みどり. 前波 和子. 新畑 マサ子. 中川 禎二. 尾崎 一郎. 斉藤 泰子, 日本公衆衛生雑誌, 44(10), 548~548, 1997, 脊髄小脳変性症、パーキンソン病、全身性エリテマトーデス

42307: 難病地域看護事業の評価に関する検討, 川村 佐和子. 牛込 三和子. 江澤 和江. 近藤 紀子, 日本公衆衛生雑誌, 44(10), 549~549, 1997, 難病全般

42308: 広域的な難病医療相談の機能に関する研究 ～その機能と看護の専門的役割について～, 宮塚 映理. 川村 佐和子. 数間 恵子. 牛久保 美津子. 森 満洲雄. 島 千加良. 牛込 三和子, 日本公衆衛生雑誌, 44(10), 550~550, 1997, 難病全般

42309: 保健所における神経難病者支援対策を考える, 酒井 徳子. 辻 郁. 塩士 貞子. 伊川 あけみ. 川島 ひろ子, 日本公衆衛生雑誌, 44(10), 551~551, 1997, 神経難病全般

42310: 難病患者実情要望調査を通して支援を考える, 奈良 政子. 畠山 悦喜子. 藤原 澄子. 大黒 育子. 大田 久美子. 生盛 剛, 日本公衆衛生雑誌, 44(10), 552~552, 1997, 難病全般

42311: 神経系難病の在宅療養長期継続者の特徴 －東京都内での調査から－, 牛久保 美津子. 川村 佐和子. 島 千加良. 稲葉 裕, 日本公衆衛生雑誌, 44(10), 553～553, 1997, 神経難病全般

42312: 在宅ケアの外部支援に関する看護活動の特質, 米増 直美, 日本公衆衛生雑誌, 44(10), 554～554, 1997, 脊髄小脳変性症、パーキンソン病、拡張性心筋症

42313: 神経難病ケースにおける継続看護について, 西島 治子. 金子 仁子. 佐藤 紀子. 遠藤 寛子. 大矢 紀昭, 日本公衆衛生雑誌, 44(10), 556～556, 1997, 神経難病全般

42314: 在宅ALS患者への地域支援活動（第2報） －事例をとおして保健婦の役割を考える－, 濱田 圭子. 尾畑 ちはる. 近藤 清彦, 日本公衆衛生雑誌, 44(10), 557～557, 1997, 筋萎縮性側索硬化症

42315: 在宅難病患者の地域支援体制の充実に向けて ～保健所の保健婦の役割を考える～, 川井田 久美. 河野 弘子. 岡崎 卓見, 日本公衆衛生雑誌, 44(10), 558～558, 1997, 筋萎縮性側索硬化症

42316: 神奈川県における特定疾患患者ニードの実態, 野沢 秀子. 小野 光子. 足原 美世子. 加藤 文子. 小林 典子, 日本公衆衛生雑誌, 44(10), 560～560, 1997, 難病全般

42317: 在宅難病患者の支援施策の連携, 田島 あゆみ. 小野寺 初枝. 日置 則子, 日本公衆衛生雑誌, 44(10), 561～561, 1997, 難病全般

42318: 難病チーム訪問におけるコーディネート機能, 西田 厚子. 山本 尚. 大林 豊子. 野崎 昭彦. 石野 末子. 園部 正信. 平尾 勝代. 斎藤 美緒. 福西 勇人, 日本公衆衛生雑誌, 44(10), 562～562, 1997, 神経難病全般

42319: 在宅パーキンソン病患者のADL自立度の推移, 嶋田 智明. 武政 誠一. 日高 正巳. 東 美鈴. 上坂 智洋子. 樋口 しげこ. 木下 和子. 魚里 明子. 板東 玲子, 日本公衆衛生雑誌, 44(10), 563～563, 1997, パーキンソン病

42320: 群馬県の難病患者生活実態調査について, 金井 亜由子. 上原 カツ江. 馬場 孝. 小泉 信雄. 安部 理. 宗行 彪, 日本公衆衛生雑誌, 44(10), 569～569, 1997, 神経難病全般

42321: 保健所におけるパーキンソン病患者会の試み, 市川 政恵. 丸山 ますみ. 伊藤 有子. 平林 恵美. 大澤 禮子. 内野 英幸, 日本公衆衛生雑誌, 44(10), 571～571, 1997, パーキンソン病

42322: 難病相談について（第一報） ～相談希望者の医療的背景と相談内容の検討～, 大前 利市, 日本公衆衛生雑誌, 44(10), 573～573, 1997, 難病全般

42323: 住宅改善が障害者・家族のとじこもりを解く, 藤井 朱美. 玉井 公子. 飯降 聖子. 河崎 寛孝, 日本公衆衛生雑誌, 44(10), 575～575, 1997, 進行性筋ジストロフィー

42324: 在宅ALS患者への地域支援活動（第1報） －保健所の役割と地域ケアネットワークを考える－, 尾畑 ちはる. 濱田 圭子. 近藤 清彦, 日本公衆衛生雑誌, 44(10), 576～576, 1997, 筋萎縮性側索硬化症

42325: 在宅難病患者のニーズ調査, 山下 剛. 小澤 秀樹. 青野 裕士. 斉藤 功. 池辺 淑子, 日本公衆衛生雑誌, 44(10), 579～579, 1997, 難病全般

42326: 呼吸器装着ALS患者の在宅ケア 難病患者の地域ケアにおける医療機関の役割と保健所への期待, 近藤 清彦, 日本公衆衛生雑誌, 44(10), 580～580, 1997, 筋萎縮性側索硬化症

42327: 在宅難病患者に体する訪問基準作成の試み, 長野 聖. 米田 英夫. 中西 範幸. 多田羅 浩三. 中山 節子. 山本 修子. 長谷川 富美子, 日本公衆衛生雑誌, 44(10), 581～581, 1997, 神経難病全般

42328: 難病交流会のあゆみとボランティアの育成（第3報） －ボランティア入門講座に取り組んで－, 小

田垣 千佳. 宇治田 尚子. 荒田 恵子. 中辻 富代. 中西 眞弓. 原田 正文. 柳 尚夫, 日本公衆衛生雑誌, 44(10), 582〜582, 1997, 神経難病全般

42329: 難病患者のQOL向上のための支援視点の検討, 新村 和哉. 中川 修一. 古塩 幸子. 西川 芳子. 平塚 洋子. 石田 美穂. 小倉 佳子. 関谷 由美子, 日本公衆衛生雑誌, 44(10), 598〜598, 1997, 脊髄小脳変性症、パーキンソン病、重症筋無力症

42330: 神経難病患者の主観的QOLを高めるために（第1報） －各要因ごとのQOL得点の比較－, 橋本 雅美. 澤 希. 中寺 美穂. 松井 みか. 岩石 眞須子. 黒田 研二, 日本公衆衛生雑誌, 44(10), 599〜599, 1997, 神経難病全般

42331: 神経難病患者の主観的QOLを高めるために（第2報） －多変量解析の結果から保健サービスのあり方を考える－, 松井 みか. 中寺 美穂. 橋本 雅美. 澤 美穂. 岩石 眞須子. 黒田 研二, 日本公衆衛生雑誌, 44(10), 600〜600, 1997, 神経難病全般

42332: パーキンソン病患者のQOL調査 〜第1報；QOL評価についての考察〜, 山路 義生. 若松 弘之. 福渡 靖. 田久保 秀樹, 日本公衆衛生雑誌, 44(10), 601〜601, 1997, パーキンソン病

42333: 在宅難病患者の地域支援をめざして, 鐙 妙子. 伊藤 善信, 日本公衆衛生雑誌, 44(10), 602〜602, 1997, 難病全般

42334: 難病患者へのOT・PT同伴訪問事業の経過, 石堂 双葉. 伊倉 博子. 山下 眞澄. 木山 昌彦. 高野 正子, 日本公衆衛生雑誌, 44(10), 603〜603, 1997, 神経難病全般

42335: パーキンソン病患者のセルフ・エフィカシーとその関連要因, 藤井 千枝子. 青島 多津子. 佐藤 親次. 森田 展彰. 大越 教夫. 小田 晋, 日本公衆衛生雑誌, 44(11), 817〜826, 1997, パーキンソン病

42336: 在宅ケア提供者が認知するケア理念の特性 構成要素と属性別比較, 岡本 玲子. 原崎 信子. 杉本 京子. 牧野 裕子, 日本公衆衛生雑誌, 44(11), 827〜834, 1997,

42337: ジョセフ病患者をめぐる地域での連携, 勢力 里美. 窪 左千江. 植田 久仁子. 山田 宏治. 川口 洋子. 市口 和子, 日本公衆衛生雑誌, 45(6), 572〜577, 1998, 脊髄小脳変性症

42338: 東京都における神経系難病患者の在宅ケアの特性 3疾患別による分析, 牛久保 美津子. 川村 佐和子. 稲葉 裕. 島 千加良. 中村 努, 日本公衆衛生雑誌, 45(7), 653〜662, 1998, 筋萎縮性側索硬化症、脊髄小脳変性症、パーキンソン病

42339: 特定疾患患者の受療状況に関する検討－受療施設の継続的観察－, 淵上 博司. 柴崎 智美. 永井 正規. 橋本 修二, 日本公衆衛生雑誌, 45(10), 375〜375, 1998, 難病全般

42340: 全国保健所における難病事業の現状と課題（その1） －訪問指導事業について－, 瀧口 俊一. 門内 恵子. 岩本 千鶴. 澤田 甚一. 高野 正子, 日本公衆衛生雑誌, 45(10), 376〜376, 1998,

42341: 特定疾患患者の実態把握と支援方策の検討, 武井 尚枝. 岩淵 文子. 桑野 哲実. 尾島 俊之, 日本公衆衛生雑誌, 45(10), 376〜376, 1998, 難病全般

42342: 全国保健所における難病事業の現状と課題（その2） －集団援助事業について－, 杉田 隆博. 日野 和江. 中山 節子. 大前 利市. 高野 正子, 日本公衆衛生雑誌, 45(10), 377〜377, 1998, 難病全般

42343: 全国保健所における難病事業の現状と課題（その3） －地域ケア・コーディネーションについて－, 河西 悦子. 小林 奈穂. 結城 智恵子. 川口 幸夫. 高野 正子, 日本公衆衛生雑誌, 45(10), 377〜377, 1998, 難病全般

42344: 保健所における難病デイケアにむけた基盤づくり, 佐藤 敬子. 内野 英幸. 市川 政恵, 日本公衆

衛生雑誌, 45(10), 378～378, 1998, パーキンソン病

42345: 保健所における難病対策活動の評価 －保健婦活動のシステム化に関する分析, 牛久保 美津子. 川村 佐和子. 稲葉 裕. 宮澤 孝彦. 三上 治美, 日本公衆衛生雑誌, 45(10), 378～378, 1998, 筋萎縮性側索硬化症、脊髄小脳変性症、パーキンソン病

42346: 難病保健活動の促進に関する検討, 牛込 三和子. 江澤 和江. 輪湖 史子. 徳山 祥子. 小倉 朗子. 川村 佐和子. 近藤 紀子. 田中 修子. 小林 理恵, 日本公衆衛生雑誌, 45(10), 379～379, 1998, 難病全般

42347: 特定疾患生活支援相談会を実施して, 根岸 二三代. 山本 昌子. 境野 宏治. 早乙女 千恵子, 日本公衆衛生雑誌, 45(10), 379～379, 1998, 難病全般

42348: 難病ケアプランの策定（試案）, 高木 美佳. 岩本 千鶴. 吉岡 祥子. 中田 彰子. 豊島 まゆみ. 澤田 甚一. 中田 俊士. 高野 正子, 日本公衆衛生雑誌, 45(10), 380～380, 1998, 難病全般

42349: 難病の地域社会資源検索システム, 澤田 甚一. 高木 美佳. 岩本 千鶴. 吉岡 祥子. 中田 彰子. 豊島 まゆみ. 中田 俊士. 高野 正子. 坂戸 純也, 日本公衆衛生雑誌, 45(10), 380～380, 1998, 難病全般

42350: ＡＤＬの階層構造からみた在宅難病患者の機能区分, 長野 聖. 米田 英夫. 中西 範幸. 多田羅 浩三, 日本公衆衛生雑誌, 45(10), 381～381, 1998, 難病全般

42351: 在宅難病患者の情報通信サービス, 赤松 智子. 谷垣 静子, 日本公衆衛生雑誌, 45(10), 381～381, 1998, 神経難病全般

42352: 難病患者のＱＯＬ調査の一考察, 筒井 宏子. 中川 瑞枝. 山下 典子. 小松 利行. 南 麗子. 木下 信英. 信野 左千子. 氏平 高敏. 土田 容子, 日本公衆衛生雑誌, 45(10), 382～382, 1998, 筋萎縮性側索硬化症、パーキンソン病

42353: 在宅神経難病患者（ＡＬＳ）のケアコーディネーションと保健所の役割, 小林 由美子. 柳沢 茂. 小林 文宗, 日本公衆衛生雑誌, 45(10), 382～382, 1998, 筋萎縮性側索硬化症

42354: 在宅神経難病患者におけるＱＯＬと疾病克服の検討, 西川 芳子. 衣笠 昭彦. 古塩 幸子. 福田 正恵. 井爪 多津江. 高石 和子. 小倉 佳子. 関谷 由美子. 谷垣 静子, 日本公衆衛生雑誌, 45(10), 383～383, 1998, 神経難病全般

42355: 神経症状読み込み神経系難病の介護度算定ソフトの開発, 宮川 幸昭. 中野 武. 川上 喜美子. 伏見 一, 日本公衆衛生雑誌, 45(10), 383～383, 1998, 神経難病全般

42356: 一神経系難病の患者・家族による多角的グループ活動の有用性, 戸部 勝代. 南 伊津子. 沼 知美. 村上 則子. 山岸 悦子. 田井 欽一. 長屋 憲, 日本公衆衛生雑誌, 45(10), 384～384, 1998, 神経難病全般

42357: 震災時に難病患者会が神経筋患者に与えた影響について, 村上 茂樹. 長野 聖. 高鳥毛 敏雄. 多田羅 浩三. 今村 イヨエ. 中筋 君子. 野口 円. 中島 京子. 井伊 久美子, 日本公衆衛生雑誌, 45(10), 384～384, 1998, 神経難病全般

42358: 吹田保健所千里支所における神経筋難病の支援 第１報 難病ボランティアについて, 前田 孝子. 蒲田 廣子. 中野 律子. 姉川 詔子. 青木 佳壽子, 日本公衆衛生雑誌, 45(10), 385～385, 1998, 神経難病全般

42359: 吹田保健所千里支所における神経筋難病の支援 第２報 パーキンソン病家族交流会, 蒲田 廣子. 前田 孝子. 中野 律子. 姉川 詔子. 青木 佳壽子, 日本公衆衛生雑誌, 45(10), 385～385, 1998, パーキンソン病

42360: パーキンソン病教室参加者の自主的活動への変容について，菅原　真弓. 小島　光洋，日本公衆衛生雑誌，45(10)，386〜 386，1998，パーキンソン病

42361: パーキンソン病患者のＱＯＬ調査　第２報:QOLに影響する要因の分析，山路　義生. 若松　弘之. 田久保　秀樹. 福渡　靖，日本公衆衛生雑誌，45(10)，386〜 386，1998，パーキンソン病

42362: 脊髄小脳変性症者の生活実態調査，八田　宏之. 淵　勲. 渡辺　能行，日本公衆衛生雑誌，45(12)，1142〜 1151，1998，脊髄小脳変性症

42363: 災害時における在宅難病患者への保健所保健婦による対応について，岩崎　弥生. 下平　唯子. 岡部　聰子. 川村　佐和子. 酒井　美絵子. 牛込　三和子. 江澤　和江. 徳山　祥子. 小倉　朗子. 笠井　秀子. 近藤　紀子. 森松　義雄，日本公衆衛生雑誌，46(1)，71〜 79，1999，その他

42364: 神経難病患者の主観的ＱＯＬに対するＡＤＬの影響についての追跡調査，飯塚　俊子. 尾形　由起子. 簑輪　眞澄. 藤田　利治，日本公衆衛生雑誌，46(8)，595〜 602，1999，筋萎縮性側索硬化症、脊髄小脳変性症、パーキンソン病

42365: 神経難病患者の主観的ＱＯＬに関連する要因，尾形　由起子. 飯塚　俊子. 福久　由光. 簑輪　眞澄. 藤田　利治，日本公衆衛生雑誌，46(8)，650〜 657，1999，筋萎縮性側索硬化症、脊髄小脳変性症、パーキンソン病

日本プライマリケア学会誌

登録番号:タイトル, 著者, 出典誌, 巻(号), 掲載頁, 発行年, 主な疾患

44001: 神経難病患者に対する在宅ケアの実践報告（Ⅰ）　－家庭医の立場から－, 宍戸　輝男, 日本プライマリ・ケア学会誌, 9( ), 103～103, 1986, 筋萎縮性側索硬化症

44002: 神経難病患者に対する在宅ケアの実践報告（Ⅱ）　－保健・医療・福祉システムの形成－, 秋村　純江. 木下　安子. 関谷　栄子. 足原　美世子. 宍戸　輝男. 牛込　三和子. 梅田　嘉子. 猪俣　八重子, 日本プライマリ・ケア学会誌, 9( ), 103～103, 1986, 筋萎縮性側索硬化症

44003: パーキンソン病在宅老人患者の療養条件に関する調査報告, 高坂　雅子. 川村　佐和子. 伊藤　淑子, 日本プライマリ・ケア学会誌, 10( ), 63～63, 1987, パーキンソン病

44004: コーディネーターの立場から, 川村　佐和子, プライマリ・ケア臨時増刊, 11( ), 56～56, 1988, 神経難病全般

44005: 人工呼吸器を装着したＡＬＳ患者１例の在宅療養に関する研究（第１報）　－退院準備期間の看護－, 小原　典子. 近藤　紀子. 長沢　つるよ. 田辺　等. 川村　佐和子, プライマリ・ケア臨時増刊, 11( ), 83～83, 1988, 筋萎縮性側索硬化症

44006: 難病の保健指導の卒後教育に関する研究　－東京都保健婦実務研修（中級）の経験から－, 関谷　栄子. 川村　佐和子. 秋村　純江. 木下　安子, プライマリ・ケア臨時増刊, 11( ), 102～102, 1988, 神経難病全般

44007: 難病患者の在宅ケアーに関する研究　－診療所看護婦の役割－, 佐藤　静香. 鈴木　節子. 橘　清子. 川村　佐和子. 関口　栄子. 秋村　純江, 日本プライマリ・ケア学会誌, 12(4), 39～40, 1989, 神経ベーチェット病

44008: 三鷹市医師会における「在宅医療」コーディネーターに関する研究, 川村　佐和子. 中村　努. 村田　欣造. 佐藤　政之輔. 高木　克芳, プライマリ・ケア臨時増刊, 12( ), 64～64, 1989, その他

44009: 専門病院と地域ケアの連携に関する研究　その１　地域医療の立場から, 大場　須賀子. 中村　努. 村田　欣造. 佐藤　政之輔. 高木　克芳. 田中　一枝. 川村　佐和子. 近藤　紀子, プライマリ・ケア臨時増刊, 12( ), 100～100, 1989, パーキンソン病

44010: 専門病院と地域ケアの連携に関する研究　その２　病院看護職の立場から, 長沢　つるよ. 大場　須賀子. 田邊　等. 近藤　紀子. 小原　典子. 川村　佐和子, プライマリ・ケア臨時増刊, 12( ), 100～100, 1989, パーキンソン病

44011: 専門病院と地域ケアの連携に関する研究　その３　専門病院の立場から, 近藤　紀子. 田邊　等. 長沢　つるよ. 小原　典子. 川村　佐和子, プライマリ・ケア臨時増刊, 12( ), 101～101, 1989, 筋萎縮性側索硬化症、脊髄小脳変性症、パーキンソン病、神経難病全般

44012: 神経難病在宅ケアチームにおける看護の役割, 牛込　三和子. 宍戸　輝男. 川村　佐和子. 秋村　純江. 角田　和江. 彦根　倫子, プライマリ・ケア臨時増刊, 12( ), 101～101, 1989, 筋萎縮性側索硬化症

44013: 在宅医療における指示と報告に関する研究　－訪問看護婦の立場から－, 長谷川　美津子. 川村　佐和子, プライマリ・ケア臨時増刊, 12( ), 102～102, 1989, 神経難病全般

44014: 神経ベーチェットの一患者の地域ケア　－ターミナル期の在宅看護－, 渡辺　昭夫. 佐藤　静香. 力久　和子. 川村　佐和子. 秋村　純江. 角田　和江, プライマリ・ケア臨時増刊, 12( ), 177～177,

1989, 神経ベーチェット病

44015: 神経難病患者の生活指導 －食生活を中心に－, 野口 球子. 佐々木 美穂子. 山中 みゆき. 遠藤 信子. 山本 訓子. 高島 加代子, プライマリ・ケア臨時増刊, 12( ), 193～193, 1989, パーキンソン病、神経難病全般

44016: 神経ベーチェットの一患者の地域ケア －気管カニューレ変更の効果－, 力久 和子. 佐藤 静香. 渡辺 昭夫. 秋村 純江. 川村 佐和子. 角田 和江. 橘 清子, プライマリ・ケア臨時増刊, 12( ), 199～199, 1989, 神経ベーチェット病

44017: 神経ベーチェットの一患者の地域ケア －在宅ケアを支えるための「入院」－, 佐藤 静香. 渡辺 昭夫. 力久 和子. 秋村 純江. 川村 佐和子. 角田 和江. 橘 清子, プライマリ・ケア臨時増刊, 12( ), 199～199, 1989, 神経ベーチェット病

44018: 神経ベーチェットの一患者の地域ケア －主治医の立場から－, 渡辺 昭夫. 川村 佐和子. 秋村 純江. 角田 和江. 橘 清子. 佐藤 静香. 力久 和子, プライマリ・ケア臨時増刊, 12( ), 200～200, 1989, 神経ベーチェット病

44019: 神経ベーチェットの一患者の地域ケア －消毒物品の供給について－, 秋村 純江. 川村 佐和子. 角田 和江. 橘 清子. 渡辺 昭夫. 佐藤 静香. 力久 和子, プライマリ・ケア臨時増刊, 12( ), 200～200, 1989, 神経ベーチェット病

44020: 医療用具供給システムに関する研究, 角田 和江. 川村 佐和子. 秋村 純江. 近藤 紀子. 長沢 つるよ. 小原 典子, プライマリ・ケア臨時増刊, 12( ), 201～201, 1989, 神経難病全般

44021: 人工呼吸器装着患児の在宅療養に向けての援助, 細井 邦子. 赤坂 敬. 宮下 富美子. 畠山 智恵美. 桜間 悠子. 角田 和江, プライマリ・ケア臨時増刊, 12( ), 202～202, 1989, その他

44022: 筋萎縮性側索硬化症患者の人工呼吸器装着後の予後, 西 三郎. 広瀬 和彦, プライマリ・ケア臨時増刊, 12( ), 204～204, 1989, 筋萎縮性側索硬化症

44023: 筋萎縮性側索硬化症患者数と必要医療関係者の推計, 西 三郎, プライマリ・ケア臨時増刊, 12( ), 204～204, 1989, 筋萎縮性側索硬化症

44024: 在宅看護の組織化に関する研究, 牛込 三和子. 川村 佐和子, 日本プライマリ・ケア学会誌, 13(3), 254～259, 1990, 神経ベーチェット病

44025: 在宅における医療機器の使用と供給とをめぐる法的諸問題, 平林 勝政, 日本プライマリ・ケア学会誌, 13(3), 260～265, 1990, 筋萎縮性側索硬化症

44026: 在宅老人・難病患者の地域保健・医療・福祉－サービスシステムの形成とその効果について－, 石川 左門. 鄭 香均. 川松 ゆり. 木下 安子. 小松 真. 谷垣 静子, プライマリ・ケア臨時増刊, 14( ), 123～123, 1991, 難病全般

44027: 時間調査法を用いた在宅看護ニーズに関する研究 その3：7日間の看護ニーズおよびケアチーム活動の分析, 牛込 三和子. 川村 佐和子. 秋村 純江. 角田 和江. 宍戸 輝男. 安藤 ヒロ子. 時田 美穂子. 小沢 加代子. 小山 恵子. 彦根 倫子, プライマリ・ケア臨時増刊, 14( ), 240～240, 1991, 筋萎縮性側索硬化症

44028: 時間調査法を用いた在宅看護ニーズに関する研究 その1：24時間の病院内看護サービスの分析, 秋村 純江. 川村 佐和子. 牛込 三和子. 角田 和江, プライマリ・ケア臨時増刊, 14( ), 241～241, 1991, 神経ベーチェット病

44029: 筋萎縮性側索硬化症患者における人工呼吸器による長期在宅療養の問題点, 松岡 正敬. 瓜生 伸一. 野口 佳代子. 遠藤 信子. 高嶋 加代子. 斉藤 豊和. 古橋 紀久. 宍戸 輝男, プライマリ・ケ

ア臨時増刊, 14( ), 152〜152, 1991, 筋萎縮性側索硬化症

44030: 在宅人工呼吸器療法での呼吸器回路及び環境の細菌汚染調査, 石射　正英. 三浦　康治. 瓜生　伸一. 高嶋　加代子. 遠藤　信子. 松岡　正敬. 斉藤　豊和. 古橋　紀久, プライマリ・ケア臨時増刊, 14( ), 152〜152, 1991, その他

44031: 静止画テレビ電話による神経疾患患者の在宅ケア, 新井　雅信. 岩田　恵里子. 宗川　千恵子. 小柳　さとみ. 伊原　晴美, プライマリ・ケア臨時増刊, 14( ), 159〜159, 1991, 脊髄小脳変性症、パーキンソン病、脳血管疾患

44032: 退院時医療環境整備に関する研究　−委嘱訪問看護の場合−, 長谷川　美津子, プライマリ・ケア臨時増刊, 14( ), 182〜182, 1991, シャイドレガー症候群

44033: 時間調査法を用いた在宅看護ニーズに関する研究　その2：24時間の在宅看護ニーズの分析, 角田　和江. 川村　佐和子. 牛込　三和子. 秋村　純江. 浅井　芳子, プライマリ・ケア臨時増刊, 14( ), 185〜185, 1991, 脊髄小脳変性症

44034: 神経系慢性疾患患者における在宅療養阻害因子の検討, 丸山　啓子. 高橋　洋一. 米田　直人. 平山　俊和. 原　良太郎. 染谷　一彦. 大浜　永俊. 山中　郁夫. 山村　行夫. 鶴田　光子, 日本プライマリ・ケア学会誌, 14(4), 433〜436, 1991, 神経難病全般、脳血管疾患等

44035: 神経系慢性疾患患者における在宅療養阻害因子の検討　−第2報−, 丸山　啓子. 原　良太郎. 平山　俊和. 米田　直人. 高橋　洋一. 染谷　一彦. 鶴田　光子, プライマリ・ケア臨時増刊, 15( ), 64〜64, 1992, 神経難病全般

44036: 在宅医療を支えるための要因分析（在宅医療ケースと転院ケースの比較を通して）, 宗川　千恵子. 岩田　恵里子. 井原　晴美. 新井　雅信, プライマリ・ケア臨時増刊, 15( ), 65〜65, 1992, その他

44037: 四肢機能・構音重度障害の患者におけるコミュニケーション方法の開発とQOL, 秋村　純江. 角田　和江. 牛込　三和子. 川村　佐和子. 時田　美穂子. 佐藤　サツ子, プライマリ・ケア臨時増刊, 15( ), 76〜76, 1992, 筋萎縮性側索硬化症

44038: 在宅人工呼吸療法2例の経験, 築地　治久, プライマリ・ケア臨時増刊, 15( ), 76〜76, 1992, Charcot-Marie-Tooth病他

44039: 神経疾患患者へのレクリエーション療法の試み, 白木原　市次. 坪内　友美. 野中　由美. 山中　訓子. 平賀　よしみ. 長澤　弘. 福山　嘉網. 長谷川　一子. 古橋　紀久, プライマリ・ケア臨時増刊, 15( ), 77〜77, 1992, パーキンソン病、脳血管疾患

44040: 運動ニューロン系疾患患者の受療経過からみた専門病院の役割, 大野　ゆう子. 牛込　三和子. 川村　佐和子. 廣瀬　和彦. 近藤　紀子. 長沢　つるよ. 奥山　典子, プライマリ・ケア臨時増刊, 15( ), 43〜51, 1992, 筋萎縮性側索硬化症脊髄性進行性筋萎縮症・進行性球麻痺

44041: 疾病をもつ人々が求める在宅ケア・施設ケア, 川村　佐和子, 日本プライマリ・ケア学会誌, 16( ), 43〜43, 1993, 難病全般

44042: 神経系難病検診13年間の成果, 牛込　三和子. 川村　佐和子. 浅見　敦. 佐藤　政之輔. 高木　克芳, 日本プライマリ・ケア学会誌, 16( ), 83〜83, 1993, 筋萎縮性側索硬化症、脊髄小脳変性症、パーキンソン病、後縦靱帯骨化症

44043: 疾病をもつ人々が求める在宅ケア・施設ケア, 川村　佐和子, プライマリ・ケア臨時増刊, 16( ), 312〜312, 1993, 神経難病全般

44044: 在宅看護実務者の現任教育に関する研究　その①教育ニーズの分析, 輪湖　史子. 牛込　三和子. 大

野　ゆう子．江澤　和江．長谷川　美津子．川村　佐和子．牛久保　美津子．渡辺　恵，プライマリ・ケア臨時増刊, 17( ), 133～133, 1994, 筋萎縮性側索硬化症、脊髄小脳変性症、パーキンソン病、神経難病全般

44045: 在宅看護実務者の現任教育に関する研究　その②教育システムのあり方の検討, 牛久保　美津子．川村　佐和子．渡辺　恵．牛込　三和子．大野　ゆう子．江澤　和江．輪湖　史子．長谷川　美津子, プライマリ・ケア臨時増刊, 17( ), 133～133, 1994, 神経難病全般

44046: 難病地域医療への医師会の取り組み, 野木村　琢之．小林　昭夫．三浦　輝夫．久松　要雅．日向野　晃一, プライマリ・ケア臨時増刊, 17( ), 147～147, 1994, 筋萎縮性側索硬化症

44047: 難病在宅医療における病診連携, 牛込　三和子．川村　佐和子．高木　克芳．佐藤　政之輔．谷口　亮一．村田　欣造, プライマリ・ケア臨時増刊, 17( ), 149～149, 1994, 脊髄小脳変性症、パーキンソン病、悪性関節リウマチ

44048: ＡＬＳ患者の闘病意欲向上への援助, 上別府　かおり, プライマリ・ケア臨時増刊, 18( ), 140～140, 1995, 筋萎縮性側索硬化症

44049: 在宅人工呼吸管理下１１年を経過したＡＬＳの一例, 新田　忍．古山　准二郎．上野　恵子, プライマリ・ケア臨時増刊, 18( ), 192～192, 1995, 筋萎縮性側索硬化症

44050: 在宅人工呼吸器貸し出し業務の再検討, 瓜生　伸一．稗田　里香．松山　真．斎藤　豊和, プライマリ・ケア臨時増刊, 18( ), 193～193, 1995, 筋萎縮性側索硬化症先天性ミオパチー

44051: 人工呼吸器装着患者の在宅療養にむけての援助　―家族への介護技術の指導―, 浜崎　名津代．増原　一美．吉野　蔦枝, プライマリ・ケア臨時増刊, 19( ), 132～132, 1996, 筋萎縮性側索硬化症

44052: 神経難病患者の在宅療養における疾患別特性, 牛久保　美津子．川村　佐和子．中村　努．島　千加良．稲葉　裕, プライマリ・ケア臨時増刊, 19( ), 134～134, 1996, 筋萎縮性側索硬化症、脊髄小脳変性症、パーキンソン病

44053: 神経系慢性疾患患者の在宅療養に関する検討, 高橋　洋一．野口　克彦．鶴田　光子．武田　秀和．田野　啓子．斎藤　宣彦, プライマリ・ケア臨時増刊, 19( ), 134～134, 1996, 神経難病全般

44054: 米国ＡＬＳ患者の在宅ケア実態調査, 斎藤　豊和．三本　博．松山　真, プライマリ・ケア臨時増刊, 19( ), 135～135, 1996, 筋萎縮性側索硬化症

44055: ＡＬＳターミナル期のＱＯＬ支援とインフォームド・コンセントに関する考察, 岩崎　ミツエ．村上　賢二．北尾　玲子．稗田　里香．斎藤　豊和．伊藤　忠弘．森住　八千代．清水　芳子．小泉　優子, プライマリ・ケア臨時増刊, 19( ), 135～135, 1996, 筋萎縮性側索硬化症

44056: 訪問看護ステーションによる２４時間ケアの検討　―時間調査法を用いたＡＬＳ患者の２４時間看護の必要性―, 中川　紀代美．松丸　秀明．上野　陽右．長村　之朗．西野　憲史．牛込　三和子．江澤　和江．田口　津多江．山形　紀代子．村嶋　幸代, プライマリ・ケア臨時増刊, 19( ), 141～141, 1996, 筋萎縮性側索硬化症

44057: 人工呼吸器装着在宅管理のためのチェックリスト, 中村　知江．川口　幸夫．伊藤　洋子．内本　美鈴, プライマリ・ケア臨時増刊, 20( ), 140～140, 1997, 筋萎縮性側索硬化症

44058: 難病在宅医療における終末期医療　―在宅難病患者訪問診療事業１０年間の死亡例分析―, 牛込　三和子．谷口　亮一．佐藤　政之輔．高木　克芳．田中　久子．村田　欣造．日高　津多子．長坂　玲子．高丘　千寿子．田中　今朝寿, プライマリ・ケア臨時増刊, 20( ), 142～142, 1997, 筋萎縮性側索硬化症、脊髄小脳変性症、パーキンソン病、進行性筋ジストロフィー、シャイドレガー症候群、悪性関節リウマチ、筋緊張性ジストロフィー

44059: 難病ケアチーム訪問における医師の役割, 野崎　昭彦. 石野　末子. 平尾　勝代. 斉藤　美緒. 山本　尚. 西田　厚子, プライマリ・ケア臨時増刊, 20( ), 199～199, 1997, 筋萎縮性側索硬化症

44060: 人工呼吸療法を選択しない筋萎縮性側索硬化症（ＡＬＳ）在宅療養者へのターミナルケア, 岡戸　有子. 笠井　秀子. 兼山　綾子. 小林　明美. 牛込　三和子. 谷口　亮一, プライマリ・ケア臨時増刊, 21( ), 164～164, 1998, 筋萎縮性側索硬化症

44061: 医療依存度の高い状態の人々（難病・癌末期等）の地域ケアコーディネーションシステムの検討, 牛込　三和子. 谷口　亮一. 佐藤　政之輔. 田中　久子. 村田　欣造. 梶原　敦子. 高丘　千寿子. 田中　今朝寿. 岡戸　有子, プライマリ・ケア臨時増刊, 22( ), 100～100, 1999, 神経難病全般、癌、脳血管疾患等

44062: 筋萎縮性側索硬化症（ＡＬＳ）の在宅ケアに対するチームアプローチの試み, 浅野　真美子. 渋谷　留美. 柏原　寛子. 福嶋　啓祐, プライマリ・ケア臨時増刊, 22( ), 112～112, 1999, 筋萎縮性側索硬化症

日本看護科学会誌

登録番号:タイトル, 著者, 出典誌, 巻(号), 掲載頁, 発行年, 主な疾患

46001: 難病患者家族への専門職のかかわりと在宅ケアシステムの評価 －チーム訪問ケア活動開始前後の比較－, 石井 享子. 飯田 澄美子. 島内 節, 日本看護科学会誌, 8(3), 56～57, 1988, 神経難病全般

46002: 難病をもつ老人患者の通院に伴う問題, 溝口 満子. 竹崎 久美子. 石井 享子. 深瀬 須加子. 小森 元子, 日本看護科学会誌, 10(3), 46～47, 1990, 脊髄小脳変性症、パーキンソン病・リウマチ

46003: 在宅呼吸管理の情報ネットワーク化に関する研究, 渡辺 恵. 川村 佐和子. 本田 彰子. 牛久保 美津子. 藤田 朗子. 徳山 祥子, 日本看護科学会誌, 13(3), 164～165, 1993, その他

46004: 人工呼吸器装着中の子どもを持つ親が児の在宅療養に伴い体験する意味世界の構造, 鈴木 真知子, 日本看護科学会誌, 13(3), 260～261, 1993, 慢性呼吸不全

46005: 人工呼吸器を装着した子どもの在宅療養を選択する親の認識に関する研究 －認識の変容過程－, 鈴木 真知子, 日本看護科学会誌, 15(1), 28～35, 1995, 慢性呼吸不全

46006: 看護と介護－その専門性と連携, 筒井 孝子. 川島 和代. 新道 幸恵, 日本看護科学会誌, 16(1), 10～12, 1996, その他

46007: パーキンソン病により影響を受けた日常生活行動に対する患者の対処方法について, 田所 良之. 古川 直美. 佐藤 弘美. 今村 美葉. 野口 美和子, 日本看護科学会誌, 17(2), 422～423, 1997, パーキンソン病

46008: 看護における音楽運動療法の意味と効果について －在宅高齢パーキンソン病患者のＱＯＬ評価から－, 川島 みどり. 平松 則子. 大吉 三千代. 春日 美香子, 日本看護科学会誌, 17(2), 472～473, 1997, パーキンソン病

難病と在宅ケア

登録番号:タイトル, 著者, 出典誌, 巻(号), 掲載頁, 発行年, 主な疾患

50001: 保健所主導型の難病在宅医療の1タイプ　京都府乙訓地域・向陽保健所＋国立療養所宇多野病院のケース, 難病と在宅ケア, 1(1), 6～9, 1995, 神経難病全般

50002: 経済的側面から見た難病等の診療体制, 楢戸　健次郎, 難病と在宅ケア, 1(1), 14～17, 1995, 難病全般

50003: 世田谷区における難病の訪問看護, 足立　紀子, 難病と在宅ケア, 1(1), 18～21, 1995, 筋萎縮性側索硬化症、進行性筋ジストロフィー

50004: 患者・家族の声　ご主人を自宅で8年間介護された高橋しづゑさんのお話, 長沢　つるよ. 近藤　紀子, 難病と在宅ケア, 1(1), 29～31, 1995, パーキンソン病

50005: 軽度から中等度障害の在宅神経難病患者を対象に①, 増本　正太郎, 難病と在宅ケア, 1(1), 32～34, 1995, 神経難病全般

50006: 医師会主導型の難病在宅医療の1タイプ　東京都世田谷区における難病訪問看護事業の展開, 難病と在宅ケア, 1(2), 3～5, 1995, 難病全般

50007: 特集／難病の訪問看護その3　東京都新宿区における難病訪問看護の事例, 和田　敬子, 難病と在宅ケア, 1(2), 13～17, 1995, 筋萎縮性側索硬化症、脊髄小脳変性症

50008: 患者・家族の声　お母さんを東京に引取り、10年間の介護を「あっという間だった」と振り返る娘さんの話, 石井　ツヌ. 長沢　つるよ, 難病と在宅ケア, 1(2), 24～27, 1995, 脊髄小脳変性症、パーキンソン病

50009: 軽度から中等度障害の在宅神経難病患者を対象に②, 増本　正太郎, 難病と在宅ケア, 1(2), 33～35, 1995, 神経難病全般

50010: 特集　各種難病の最新情報（第1集）その1　パーキンソン病の現在の治療, 金澤　一郎, 難病と在宅ケア, 1(3), 6～9, 1995, パーキンソン病

50011: 特集／各種難病の最新情報（第1集）その2　筋萎縮性側索硬化症の治療の現状, 糸山　泰人, 難病と在宅ケア, 1(3), 10～13, 1995, 筋萎縮性側索硬化症

50012: 患者・家族の声　在宅生活5年をふりかえって, 平本　弘冨美, 難病と在宅ケア, 1(3), 21～23, 1995, ミトコンドリア筋症

50013: 筋萎縮性側索硬化症患者のQOL向上をめざして, 本田　尚子, 難病と在宅ケア, 1(3), 26～29, 1995, 筋萎縮性側索硬化症

50014: 重度障害の在宅神経難病患者を対象に①, 増本　正太郎, 難病と在宅ケア, 1(3), 34～35, 1995, 神経難病全般

50015: 在宅クローン病と人工呼吸器装着患者の療養支援に貢献　典型的な都市型の船橋保健所, 難病と在宅ケア, 1(4), 3～5, 1995, 筋萎縮性側索硬化症、進行性筋ジストロフィー、クローン病

50016: わが家の壁書「看護学生さんへのお願い」　―人工呼吸器をつけた患者からの希い―, 松本　茂, 難病と在宅ケア, 1(4), 18～19, 1995, 筋萎縮性側索硬化症

50017: 特集／各種難病の最新治療［総論］　21世紀の脳・神経系難病治療の展望, 金澤　一郎, 難病と在宅ケア, 1(5), 6～7, 1995, パーキンソン病、神経難病全般

50018: 特集／各種難病の最新治療（第2集）その2　脊髄小脳変性症研究の最近の進歩, 辻　省次, 難病と

在宅ケア, 1(5), 8～11, 1995, 脊髄小脳変性症、ハンチントン病

50019: 特集／各種難病の最新治療（第2集）その3　筋ジストロフィー治療の現況, 貝谷　久宣, 難病と在宅ケア, 1(5), 12～15, 1995, 進行性筋ジストロフィー

50020: 寝屋川保健所における難病への取り組み, 久保田　宣代, 難病と在宅ケア, 1(5), 26～29, 1995, 筋萎縮性側索硬化症難病全般

50021: 重度障害の在宅神経難病患者を対象に③, 増本　正太郎, 難病と在宅ケア, 1(5), 34～35, 1995, 神経難病全般

50022: 特集／難治性パーキンソン病の最新看護情報［第1部］　神経疾患療養者看護の発展と課題, 川村　佐和子, 難病と在宅ケア, 1(6), 4～7, 1996, 神経難病全般

50023: 特集／難治性パーキンソン病の最新看護情報［第2部］　パーキンソン病の看護と退院時指導, 小鑓　敏子, 難病と在宅ケア, 1(6), 8～11, 1996, パーキンソン病

50024: 特集／難治性パーキンソン病の最新看護情報［第3部］　パーキンソン病の地域リハビリテーション, 久保木　弌子. 越川　法子, 難病と在宅ケア, 1(6), 12～15, 1996, パーキンソン病、難病全般

50025: 特集／難治性パーキンソン病の最新看護情報［第4部］　看護・介護者へのメッセージ［前］, 河野　都, 難病と在宅ケア, 1(6), 16～17, 1996, パーキンソン病

50026: 神経難病患者の住宅環境整備①, 増本　正太郎, 難病と在宅ケア, 1(6), 34～35, 1996, 神経難病全般

50027: ゲームを楽しんでいるうちに心身が活性化　車椅子の人も大勢参加のゲーゴルゲームで, 難病と在宅ケア, 2(1), 4～5, 1996, 難病全般

50028: 特集　各種難病の最新治療（第3集）その1　ミトコンドリア脳筋症の最新情報, 埜中　征哉, 難病と在宅ケア, 2(1), 6～9, 1996, ミトコンドリア脳筋症

50029: 患者・家族の声　看護・介護者へのメッセージ［後］, 河野　都, 難病と在宅ケア, 2(1), 14～15, 1996, パーキンソン病

50030: 難病ケアに取り組む診療所, 中嶋　啓子, 難病と在宅ケア, 2(1), 28～31, 1996, 筋萎縮性側索硬化症、脊髄小脳変性症、パーキンソン病、難病全般

50031: 神経難病患者の住宅環境整備②, 増本　正太郎, 難病と在宅ケア, 2(1), 34～35, 1996, 神経難病全般

50032: 難病相談もマルチメディア時代に　日本筋ジストロフィー協会のパソコン通信が快調, 難病と在宅ケア, 2(2), 3～5, 1996, 進行性筋ジストロフィー

50033: 訪問看護婦物語【第2回】　出会いまで, 乙坂　佳代, 難病と在宅ケア, 2(2), 30～33, 1996, 筋萎縮性側索硬化症

50034: 神経難病患者の嚥下障害に対する在宅リハビリテーション【第1回】　食べることの意味を考えてみる, 大田　哲司, 難病と在宅ケア, 2(2), 34～35, 1996, 神経難病全般

50035: 在宅人工呼吸療法のシステム構築への理想をめざして, 木村　謙太郎, 難病と在宅ケア, 2(3), 3～5, 1996, 筋萎縮性側索硬化症

50036: 特集　在宅呼吸障害者の最新看護情報［第2回第1部］　呼吸障害者を支える医療・福祉制度と開発が必要なシステム, 川村　佐和子, 難病と在宅ケア, 2(3), 6～9, 1996, 難病全般

50037: 患者・家族の声　１３年間人工呼吸器を装着したＡＬＳの夫を支えて, 長岡　明美, 難病と在宅ケア, 2(3), 14～17, 1996, 筋萎縮性側索硬化症

50038: 訪問看護婦物語【第3回】　文字板, 乙坂　佳代, 難病と在宅ケア, 2(3), 26～29, 1996, 筋萎縮

性側索硬化症

50039: 難病相談Q&A 神経・筋疾患1 正常筋組織, 埜中 征哉, 難病と在宅ケア, 2(3), 30～31, 1996, 神経難病全般

50040: 在宅療養者が賢くなる薬の常識【第4回】 薬の副作用を少なくするためには, 中原 保裕, 難病と在宅ケア, 2(3), 32～33, 1996, 難病全般

50041: 神経難病患者の嚥下障害に対する在宅リハビリテーション【第2回】 摂食・嚥下の過程とその障害, 大田 哲司, 難病と在宅ケア, 2(3), 34～35, 1996, 神経難病全般

50042: 水俣病の医学と教訓, 井形 昭弘, 難病と在宅ケア, 2(4), 3～9, 1996, 水俣病

50043: 富山県黒部保健所で行なったALSのYさんの在宅支援活動, 河村 瑞穂, 難病と在宅ケア, 2(4), 10～16, 1996, 筋萎縮性側索硬化症

50044: 訪問看護婦物語【第4回】 「おはようございます」が訪問看護の第一声, 乙坂 佳代, 難病と在宅ケア, 2(4), 24～27, 1996, 筋萎縮性側索硬化症

50045: 日本の難病30年史① 難病の原点－水俣病とスモン, 木下 安子, 難病と在宅ケア, 2(4), 28～29, 1996, 水俣病、スモン

50046: 難病相談Q&A 神経・筋疾患2 筋原性と神経原性疾患, 埜中 征哉, 難病と在宅ケア, 2(4), 30～31, 1996, 筋萎縮性側索硬化症、神経難病全般

50047: 神経難病患者の嚥下障害に対する在宅リハビリテーション【第3回】 嚥下障害を起こす神経・筋疾患とその病態, 大田 哲司, 難病と在宅ケア, 2(4), 34～35, 1996, 筋萎縮性側索硬化症、脊髄小脳変性症、パーキンソン病、多発性硬化症・多発性筋炎

50048: 大所・高所からの難病相談に当たるセカンドオピニオン的機能を果たす東京都医師会, 難病と在宅ケア, 2(5), 3～5, 1996, 難病全般

50049: 特集／各種難病の最新治療 その1 ALSの療養に関する最近の話題, 古和 久幸, 難病と在宅ケア, 2(5), 6～9, 1996, 筋萎縮性側索硬化症

50050: 訪問看護婦物語【第5回】 紫陽花の頃, 乙坂 佳代, 難病と在宅ケア, 2(5), 24～27, 1996, 筋萎縮性側索硬化症

50051: 日本の難病30年史② 難病対策がはじまるまで, 木下 安子, 難病と在宅ケア, 2(5), 28～29, 1996, 進行性筋ジストロフィー、神経難病全般

50052: 難病相談Q&A 神経・筋疾患3 進行性筋ジストロフィー（Ⅰ）, 埜中 征哉, 難病と在宅ケア, 2(5), 30～31, 1996, 進行性筋ジストロフィー

50053: 神経難病患者の嚥下障害に対する在宅リハビリテーション【第4回】 嚥下障害の評価（1）, 大田 哲司, 難病と在宅ケア, 2(5), 34～35, 1996, 神経難病全般

50054: 特集／各種難病の最新リハビリテーション情報［第2部］ 神経難病の介護とリハビリテーション, 黒澤 保壽, 難病と在宅ケア, 2(6), 7～10, 1996, 神経難病全般

50055: 訪問看護物語【第6回】 支え、支えられて ～静かな日常と、緊張した1日～, 乙坂 佳代, 難病と在宅ケア, 2(6), 24～27, 1996, 筋萎縮性側索硬化症

50056: 日本の難病30年史③ 東京都の難病対策 ～難病患者を暖かく迎える病院へ, 木下 安子, 難病と在宅ケア, 2(6), 28～28, 1966, 進行性筋ジストロフィー

50057: 難病相談Q&A 神経・筋疾患4 進行性筋ジストロフィー（Ⅱ）, 埜中 征哉, 難病と在宅ケア, 2(6), 30～31, 1996, 進行性筋ジストロフィー

50058: 神経難病患者の嚥下障害に対する在宅リハビリテーション【第5回】 嚥下障害の評価（2）, 大田 哲

50059: 特集／各種難病の最新治療情報［第1部］ 難治性「重症筋無力症」とその対応, 宇尾野 公義, 難病と在宅ケア, 2(7), 6～ 9, 1996, 重症筋無力症

50060: 訪問看護物語【第7回】 雨に咲く牡丹と"在宅"の意味, 乙坂 佳代, 難病と在宅ケア, 2(7), 28～ 31, 1996, 筋萎縮性側索硬化症

50061: 日本の難病30年史④ 国の難病対策の進展, 木下 安子, 難病と在宅ケア, 2(7), 32～ 33, 1996, スモン

50062: 難病相談Q&A 神経・筋疾患5 遠位型ミオパチー, 埜中 征哉, 難病と在宅ケア, 2(7), 34～ 35, 1996, 遠位型ミオパチー

50063: 多発性硬化症の最新治療, 斎田 孝彦, 難病と在宅ケア, 2(8), 19～ 23, 1996, 多発性硬化症

50064: 訪問看護物語【第8回】 訪問看護婦が重要な役割を果たす時, 乙坂 佳代, 難病と在宅ケア, 2(8), 36～ 39, 1996, 筋萎縮性側索硬化症

50065: 神経難病患者の嚥下障害に対する在宅リハビリテーション【第7回】 嚥下障害の訓練 その2 摂食訓練, 大田 哲司, 難病と在宅ケア, 2(8), 40～ 41, 1996, 神経難病全般

50066: 難病相談Q&A 神経・筋疾患6 筋疾患の治療, 埜中 征哉, 難病と在宅ケア, 2(8), 42～ 43, 1996, 進行性筋ジストロフィー、多発性筋炎、重症筋無力症

50067: エピソード集② 事故は突然やってくる！, 箭内 孝吉, 難病と在宅ケア, 2(8), 46～ 47, 1996, パーキンソン病

50068: 日本の難病30年史⑤ 難病患者への在宅看護活動がスタート, 木下 安子, 難病と在宅ケア, 2(8), 48～ 50, 1996, 難病全般

50069: 論壇［第2部］ 高齢化社会と神経難病の問題点, 下條 貞友, 難病と在宅ケア, 2(9), 26～ 29, 1996, 筋萎縮性側索硬化症、脊髄小脳変性症、パーキンソン病

50070: 訪問看護物語【第9回】 失った機能を再び得て, 乙坂 佳代, 難病と在宅ケア, 2(9), 34～ 37, 1996, 筋萎縮性側索硬化症

50071: 神経難病患者の嚥下障害に対する在宅リハビリテーション【第8回】 食事用具の工夫, 大田 哲司, 難病と在宅ケア, 2(9), 38～ 39, 1996, 神経難病全般

50072: 難病相談Q&A 特にパーキンソン病について① パーキンソン病の症状, 三輪 英人, 難病と在宅ケア, 2(9), 40～ 41, 1996, パーキンソン病

50073: 日本の難病30年史⑥ 在宅看護研究会の活動 －筋ジストロフィー症児への訪問事例より－, 谷岡 佐江子, 難病と在宅ケア, 2(9), 44～ 45, 1996, 進行性筋ジストロフィー

50074: 人のために役立つ人間－竹内栄功さん, 難病と在宅ケア, 2(9), 46～ 47, 1996, 筋萎縮性側索硬化症

50075: 特集 各種難病の最新看護情報［第1部］ 筋萎縮症患者に対する排泄介助の工夫 －ある家族の排泄ケアを通して考える－, 西方 規恵, 難病と在宅ケア, 2(10), 5～ 8, 1997, 筋萎縮症

50076: クロイツフェルト・ヤコブ患者の在宅療養への援助, 冷水 陽子. 田中 由美子. 藤田 京子. 中村 ます子, 難病と在宅ケア, 2(10), 9～ 12, 1997, クロイツフェルト・ヤコブ病

50077: 東京ディズニーランドへの旅 在宅人工呼吸療法児の旅行計画におけるリスク管理, 長谷川 美津子. 星野 睦子, 難病と在宅ケア, 2(10), 25～ 29, 1997, 先天性マルファン症候群

50078: 日本の難病30年史⑦ 難病患者地域支援の難病検診の出発, 木下 安子, 難病と在宅ケア, 2(10), 42～ 44, 1997, 難病全般

50079: エピソード集④　再び家に帰れてよかった！,服部　恵美子,難病と在宅ケア,2(10),45〜45,1997,滑脳症・先天性筋症

50080: 神経難病患者の嚥下障害に対する在宅リハビリテーション【第9回】　嚥下障害食について,大田　哲司,難病と在宅ケア,2(10),46〜47,1997,神経難病全般

50081: 特集／各種難病の最新治療情報［第1部］　脊髄小脳変性症2型原因遺伝子の解明に成功,辻　省次,難病と在宅ケア,2(11),6〜11,1997,脊髄小脳変性症、トリプレットリピート病

50082: 訪問看護物語【第10回】　教え子たちとの新年会,乙坂　佳代,難病と在宅ケア,2(11),35〜37,1997,筋萎縮性側索硬化症

50083: 難病相談Q&A　特にパーキンソン病について②　パーキンソン病の原因・進行・薬,三輪　英人,難病と在宅ケア,2(11),40〜41,1997,パーキンソン病

50084: 神経難病患者の嚥下障害に対する在宅リハビリテーション【第10回】　口腔衛生について,大田　哲司,難病と在宅ケア,2(11),46〜47,1997,神経難病全般

50085: 特集／各種難病の最新看護情報［第1部］　神経難病外来患者さんのケアニーズに関する研究（第1報）　−患者さんの問題とケアの実際−,野田　順子.本村　智子.松山　幸美.高松　むつ子.小松　郁子.入部　久子.森本　紀巳子.河合　千恵子,難病と在宅ケア,2(12),5〜8,1997,筋萎縮性側索硬化症、パーキンソン病、シャイドレーガー症候群

50086: 特集／各種難病の最新看護情報［第2部］　在宅神経系難病患者の支援体制の充実にむけて　−保健所保健婦調査研究事業から−,三上　治美.渡邊　まり.栗本　洋子.丹羽　恵子.久間　美智子,難病と在宅ケア,2(12),9〜14,1997,筋萎縮性側索硬化症、脊髄小脳変性症、神経難病全般

50087: 特集／各種難病の最新看護情報［第3部］　難病ホスピス創設に至る歴史的過程と意義,西脇　智子,難病と在宅ケア,2(12),15〜18,1997,進行性筋ジストロフィー

50088: 訪問看護物語【第11回】　花をはぐくむ楽しみ,乙坂　佳代,難病と在宅ケア,2(12),34〜36,1997,筋萎縮性側索硬化症

50089: 日本の難病30年史⑨　保健所活動として難病の取り組みが発展,木下　安子,難病と在宅ケア,2(12),37〜39,1997,難病全般

50090: 難病相談Q&A　特にパーキンソン病について③　パーキンソン病の症状ほか,三輪　英人,難病と在宅ケア,2(12),42〜43,1997,パーキンソン病

50091: 在宅神経難病療養者のコミュニケーション障害へのアプローチ【第1回】　「コミュニケーション障害」の認識を深める,中山　剛志,難病と在宅ケア,2(12),48〜49,1997,神経難病全般

50092: 患者・家族の声　全国パーキンソン病友の会20年の歩み,河野　都,難病と在宅ケア,2(12),50〜50,1997,パーキンソン病

50093: 特集／各種難病の最新治療情報［第2部］　米国におけるALSの最新治療情報,西野　洋,難病と在宅ケア,3(1),10〜12,1997,筋萎縮性側索硬化症

50094: 特集2／在宅医学の最新情報［第2部］　在宅ケア新時代　−難病をどう生きるか−,福永　秀敏,難病と在宅ケア,3(1),22〜25,1997,筋萎縮性側索硬化症、神経難病全般

50095: 各種難病の最新看護情報　神経難病外来患者さんのケアニーズに関する研究（第2報）　−ADLの変化とケアの実際−,入部　久子.森本　紀巳子.河合　千恵子.本村　智子.松山　幸美.野田　順子.高松　むつ子.小松　郁子,難病と在宅ケア,3(1),26〜29,1997,筋萎縮性側索硬化症、パーキンソン病、シャイ・ドレーガー症候群

50096: 訪問看護物語【第12回】　痰の話,乙坂　佳代,難病と在宅ケア,3(1),34〜36,1997,筋萎縮

性側索硬化症

50097：日本の難病３０年史⑩　病院ケアと在宅ケアが手を結んで，木下　安子，難病と在宅ケア，3(1)，37～39，1997，脊髄小脳変性症

50098：在宅神経難病療養者のコミュニケーション障害へのアプローチ【第２回】　発語運動促進の必要性，中山　剛志，難病と在宅ケア，3(1)，42～44，1997，神経難病全般

50099：見えないものが見えてくる！！　「呼吸器をつけたＡＬＳ患者の三人展」が「アート村六本木ギャラリー」で華やかに開催された，難病と在宅ケア，3(2)，4～5，1997，筋萎縮性側索硬化症

50100：特集１／災害時の難病患者の看護情報［第３部］　阪神大震災下のＡＬＳ患者の実情と安全性についての検討，豊浦　保子．水町　真知子，難病と在宅ケア，3(2)，13～17，1997，筋萎縮性側索硬化症

50101：特集２／在宅人工呼吸療法の最新情報［第１部］　気道のケア－気管切開カニューレのケアと吸引，長谷部　綾子，難病と在宅ケア，3(2)，20～23，1997，神経難病全般

50102：訪問看護物語【第１３回】　卒業の季節に，乙坂　佳代，難病と在宅ケア，3(2)，31～33，1997，筋萎縮性側索硬化症

50103：日本の難病３０年史（１１）　病院ケアと在宅ケアが手を結んで（つづき），木下　安子，難病と在宅ケア，3(2)，34～38，1997，脊髄小脳変性症

50104：難病相談Ｑ＆Ａ　特にパーキンソン病について④　すくみ足・便秘・薬の副作用，三輪　英人，難病と在宅ケア，3(2)，40～41，1997，パーキンソン病

50105：在宅神経難病療養者のコミュニケーション障害へのアプローチ【第３回】　拡大・代替コミュニケーションシステム①，中山　剛志，難病と在宅ケア，3(2)，44～45，1997，神経難病全般

50106：在宅難病患者のための住宅改善講座　第１回　住宅環境改善の進め方と留意点，増本　正太郎，難病と在宅ケア，3(2)，46～47，1997，筋萎縮性側索硬化症、脊髄小脳変性症、パーキンソン病、進行性筋ジストロフィー、、多発性硬化症、神経難病全般

50107：特集１　脊髄小脳変性症の最新医療情報［第１部］　最新治療情報，和田　義明，難病と在宅ケア，3(3)，14～17，1997，脊髄小脳変性症

50108：特集／脊髄小脳変性症の最新医療情報［第２部］　リハビリテーションの最近情報，真野　行生，難病と在宅ケア，3(3)，18～21，1997，脊髄小脳変性症

50109：訪問看護物語【第１４回】　雑談，乙坂　佳代，難病と在宅ケア，3(3)，26～28，1997，脳血管疾患

50110：日本の難病３０年史⑫　地域保健婦の在宅ケアとチーム連携，木下　安子，難病と在宅ケア，3(3)，29～31，1997，脊髄損傷

50111：体は不自由でも楽しく・・・，照川　貞喜，難病と在宅ケア，3(3)，32～33，1997，筋萎縮性側索硬化症

50112：難病相談Ｑ＆Ａ　特にパーキンソン病について⑤　むせ・幻覚・手足のふるえ，三輪　英人，難病と在宅ケア，3(3)，34～35，1997，パーキンソン病

50113：在宅神経難病療養者のコミュニケーション障害へのアプローチ【第４回】　拡大・代替コミュニケーションシステム②，中山　剛志，難病と在宅ケア，3(3)，38～39，1997，神経難病全般

50114：在宅難病患者のための住宅改善講座　第２回　寝室と寝具について，増本　正太郎，難病と在宅ケア，3(3)，40～41，1997，筋萎縮性側索硬化症、脊髄小脳変性症、パーキンソン病、進行性筋ジストロフィー、多発性硬化症

50115: 付けまつ毛式意思伝達装置を自力で開発　夫婦愛の結晶－神奈川県の大島辰次郎さんと節子さん, 難病と在宅ケア, 3(4), 3～5, 1997, 筋萎縮性側索硬化症

50116: カフマシーンを用いた肺リハビリテーション, 石川　悠加, 難病と在宅ケア, 3(4), 14～16, 1997,

50117: 特集2　訪問看護の患者教育情報［第1部］　患者教育をめぐる看護婦の連携, 山蔭　文子, 難病と在宅ケア, 3(4), 18～19, 1997, 筋萎縮性側索硬化症、脊髄小脳変性症、パーキンソン病

50118: 特集2／訪問看護の患者教育情報［第2部］　千葉東病院における退院指導, 町田　恵子．小川　敦子．志津　由美子, 難病と在宅ケア, 3(4), 21～24, 1997, 筋萎縮性側索硬化症、脊髄小脳変性症、パーキンソン病、多発性硬化症・多発性筋炎

50119: 特集2／訪問看護の患者教育情報［第3部］　退院期における訪問看護のあり方, 奥山　典子, 難病と在宅ケア, 3(4), 25～28, 1997, 神経難病全般

50120: 訪問看護物語【第15回】　入院をするということ, 乙坂　佳代, 難病と在宅ケア, 3(4), 32～34, 1997, 筋萎縮性側索硬化症

50121: 日本の難病30年史⑬　大阪における在宅難病患者への取り組み, 津村　智恵子, 難病と在宅ケア, 3(4), 35～37, 1997, 難病全般

50122: 在宅神経難病療養者のコミュニケーション障害へのアプローチ【第5回】　気管切開および人工呼吸器依存者へのアプローチ, 中山　剛志, 難病と在宅ケア, 3(4), 38～39, 1997, 神経難病全般

50123: 難病相談Q&A　特にパーキンソン病について⑥　足のむくみ・ぼけ・手術について, 三輪　英人, 難病と在宅ケア, 3(4), 44～45, 1997, パーキンソン病

50124: 在宅難病患者のための住宅改善講座　第3回　屋内の移動や立ち上がり動作への援助（居室や廊下、階段）, 増本　正太郎, 難病と在宅ケア, 3(4), 46～48, 1997, 神経難病全般

50125: 特集1／各種難病の最新治療情報［第2部］　ハンチントン病の最近情報, 増田　直樹．金澤　一郎, 難病と在宅ケア, 3(5), 12～15, 1997, ハンチントン病

50126: 特集2　難病患者のQOL［第1部］　筋萎縮性硬化症患者と介護者のQOLの比較検討, 神門　秀子．岩佐　里江．石原　恵美子．永栄　幸子, 難病と在宅ケア, 3(5), 16～19, 1997, 筋萎縮性側索硬化症

50127: 特集2／難病患者のQOL［第2部］　千葉県船橋保健所における難病保健活動, 中村　知江．伊藤　洋子．川口　幸夫, 難病と在宅ケア, 3(5), 20～23, 1997, 進行性筋ジストロフィー、クローン病

50128: 特集2／難病患者のQOL［第3部］　会員ひとりひとりの生活の質を高める患者会活動, 三木　隆, 難病と在宅ケア, 3(5), 24～26, 1997, 進行性筋ジストロフィー

50129: 患者・家族の声　24時間在宅ケア態勢の成功事例, 橋本　みさお, 難病と在宅ケア, 3(5), 27～29, 1997, 筋萎縮性側索硬化症

50130: 訪問看護物語【第16回】　アクシデント, 乙坂　佳代, 難病と在宅ケア, 3(5), 33～35, 1997, 筋萎縮性側索硬化症

50131: 日本の難病30年史⑬　在宅の守り手　ホームケアと難病ケア, 木下　安子, 難病と在宅ケア, 3(5), 36～38, 1997, 神経難病全般

50132: 人工呼吸器装置でも活発に人生を満喫する, 島崎　八重子, 難病と在宅ケア, 3(6), 4～5, 1997, 筋萎縮性側索硬化症

50133: 特集1／在宅人工呼吸療法のシステム化の最新情報［第3部］　システム化について、療養者側からの要望, 服部　恵美子, 難病と在宅ケア, 3(6), 14～17, 1997, その他

50134: 訪問看護物語【第17回】　看護婦と白衣, 乙坂　佳代, 難病と在宅ケア, 3(6), 23～25, 1997,

筋萎縮性側索硬化症

50135：夢 口筆画を分身として，奥村 敏，難病と在宅ケア，3(6)，26～26，1997，筋萎縮性側索硬化症

50136：患者・家族の声 ある日、インターネットで見つけた一文は・・・，橋本 みさお，難病と在宅ケア，3(6)，27～28，1997，筋萎縮性側索硬化症

50137：日本の難病30年史⑮ 神奈川県における難治療性疾患看護研究会の歩み，武 和子，難病と在宅ケア，3(6)，29～31，1997，神経難病全般

50138：難病相談Q&A 筋萎縮性側索硬化症① 運動神経と筋肉について，西野 洋，難病と在宅ケア，3(6)，36～37，1997，筋萎縮性側索硬化症

50139：在宅難病患者のための住宅改善講座 第4回 排泄に関する住宅環境整備①，増本 正太郎，難病と在宅ケア，3(6)，42～44，1997，筋萎縮性側索硬化症、脊髄小脳変性症

50140：ベッドにアイデアを加えて介護者の腰痛を防いだ，谷田貝 尚生，難病と在宅ケア，3(7)，3～5，1997，筋萎縮性側索硬化症

50141：難病相談Q&A 多発性硬化症① 多発性硬化症の薬について，斎田 孝彦，難病と在宅ケア，3(7)，22～24，1997，多発性硬化症

50142：夢 出産した頃，杉本 孝子，難病と在宅ケア，3(7)，26～26，1997，筋萎縮性側索硬化症

50143：沙羅双樹の花の色 第1回 定年までまっとうできなかった仕事が残念，島崎 八重子，難病と在宅ケア，3(7)，27～29，1997，筋萎縮性側索硬化症

50144：在宅難病患者のための住宅改善講座 第5回 排泄に関する住宅環境整備②，増本 正太郎，難病と在宅ケア，3(7)，34～36，1997，神経難病全般

50145：訪問看護物語【第18回】 福祉機器の導入～認めたくない現実～，乙坂 佳代，難病と在宅ケア，3(7)，37～39，1997，筋萎縮性側索硬化症、脊髄小脳変性症

50146：難病相談Q&A 筋萎縮性側索硬化症② ALSの症状と診断法，西野 洋，難病と在宅ケア，3(7)，42～43，1997，筋萎縮性側索硬化症

50147：神経難病患者の入院リハビリテーション【第1回】 パーキンソン病の作業療法，神先 美紀，難病と在宅ケア，3(7)，44～45，1997，パーキンソン病

50148：特集 難病療養者の最新入浴情報［第1回］ 介護の側からの日常入浴のマニュアル－日本ALS協会会長・松本茂氏の具体的事例－，難病と在宅ケア，3(8)，6～9，1997，筋萎縮性側索硬化症

50149：夢 私のいばらの道，奥村 敏，難病と在宅ケア，3(8)，27～27，1997，筋萎縮性側索硬化症

50150：患者・家族の声 お出かけは、お祭り騒ぎで，橋本 みさお，難病と在宅ケア，3(8)，28～29，1997，筋萎縮性側索硬化症

50151：ペンとカメラで綴る第2回日本難病看護学会学術集会のあれこれ，尾崎 フサ子，難病と在宅ケア，3(8)，30～32，1997，難病全般

50152：在宅難病患者のための住宅改善講座 第6回 入浴に関する住宅環境整備①，増本 正太郎，難病と在宅ケア，3(8)，35～37，1997，難病全般

50153：難病相談Q&A 筋萎縮性側索硬化症③ ALSの原因・筋肉痛・だるさ，西野 洋，難病と在宅ケア，3(8)，38～39，1997，筋萎縮性側索硬化症

50154：神経難病患者の入院リハビリテーション【第2回】 多発性硬化症の作業療法，神先 美紀，難病と在宅ケア，3(8)，44～45，1997，多発性硬化症

50155：特集／非侵襲的人工呼吸療法の臨床［第2部］ 筋ジストロフィーに対するNIPPVによる呼吸療法，大竹 進，難病と在宅ケア，3(9)，18～21，1997，進行性筋ジストロフィー

50156: 沙羅双樹の花の色　第3回　パソコンで絵を描く練習に夢中, 島崎　八重子, 難病と在宅ケア, 3(9), 28～30, 1997, 筋萎縮性側索硬化症

50157: 夢　木枯らしと一緒に飛んでった, 杉本　孝子, 難病と在宅ケア, 3(9), 31～31, 1997, 筋萎縮性側索硬化症

50158: 在宅難病患者のための住宅改善講座　第7回　入浴に関する住宅環境整備②, 増本　正太郎, 難病と在宅ケア, 3(9), 32～33, 1997, 難病全般

50159: 日本の難病30年史⑯　難病に取り組む東京の保健婦たち, 木下　安子, 難病と在宅ケア, 3(9), 36～39, 1997, 難病全般

50160: 難病相談Q＆A　筋萎縮性側索硬化症④　不快な症状の原因と対処法, 西野　洋, 難病と在宅ケア, 3(9), 40～41, 1997, 筋萎縮性側索硬化症

50161: 訪問看護物語【第20回】　連携－その要になるもの－, 乙坂　佳代, 難病と在宅ケア, 3(9), 45～47, 1997, 脊髄小脳変性症、脳血管疾患

50162: 特集1／難病ケアシステムの最新情報［第1部］　実務担当者からみた神経難病, 福永　秀敏, 難病と在宅ケア, 3(10), 8～12, 1998, 神経難病全般

50163: 特集1／難病ケアシステムの最新情報［第2部］　南岡山病院におけるALS患者の在宅医療への取り組み－問題点および今後の課題－, 難波　玲子, 難病と在宅ケア, 3(10), 13～16, 1998, 筋萎縮性側索硬化症

50164: 特集2／非侵襲的人工呼吸療法の臨床（2）［第1部］　非侵襲的人工呼吸療法NIPPVの看護, 中村　州子, 難病と在宅ケア, 3(10), 18～21, 1998, その他

50165: 特集2／非侵襲的人工呼吸療法の臨床（2）［第2部］　筋ジストロフィーに対するNIPPVによる呼吸療法, 河原　仁志, 難病と在宅ケア, 3(10), 22～25, 1998, 進行性筋ジストロフィー

50166: 沙羅双樹の花の色【第4回】　小康の日々, 島崎　八重子, 難病と在宅ケア, 3(10), 27～29, 1998, 筋萎縮性側索硬化症

50167: 夢　「母」という言葉の重さ, 杉本　孝子, 難病と在宅ケア, 3(10), 30～30, 1998, 筋萎縮性側索硬化症

50168: 患者・家族の声　痒い所に手が届くには・・・・・・, 松本　茂, 難病と在宅ケア, 3(10), 32～33, 1998, 筋萎縮性側索硬化症

50169: 日本の難病30年史⑰　難病に取り組む東京の保健婦たち（その2）, 木下　安子, 難病と在宅ケア, 3(10), 39～41, 1998, 難病全般

50170: 在宅難病患者のための住宅改善講座　第8回　台所と屋外へのアプローチに関する住宅環境整備, 増本　正太郎, 難病と在宅ケア, 3(10), 42～44, 1998, 神経難病全般

50171: 難病相談Q＆A　多発性硬化症②　多発性硬化症の薬について②, 斎田　孝彦, 難病と在宅ケア, 3(10), 46～47, 1998, 多発性硬化症

50172: 筋ジストロフィーの最新医療情報, 川井　充, 難病と在宅ケア, 3(10), 52～55, 1998, 進行性筋ジストロフィー

50173: 訪問看護物語【最終回】　いま、ここにある「いのち」, 乙坂　佳代, 難病と在宅ケア, 3(10), 56～58, 1998, 胃癌

50174: 周囲の状況が観察できる「電動ミラー」の開発に成功, 轟木　敏秀, 難病と在宅ケア, 3(11), 3～5, 1998, 進行性筋ジストロフィー

50175: 特集1／難病の最新治療情報［第1部］　多発性硬化症の最新治療情報, 吉良　潤一, 難病と在宅ケ

50176: 難病の最新治療情報［第2部］　筋萎縮性側索硬化症－その概要と最新治療情報－, 中野　今治, 難病と在宅ケア, 3(11), 16～19, 1998, 筋萎縮性側索硬化症

50177: 特集2／非侵襲的人工呼吸療法の臨床（3）［第1部］　神経筋疾患における小児期からの肺リハビリテーション, 石川　悠加, 難病と在宅ケア, 3(11), 20～23, 1998, 神経難病全般

50178: 夢　迷子の坊やを捜す夢, 杉本　孝子, 難病と在宅ケア, 3(11), 28～28, 1998, 筋萎縮性側索硬化症

50179: 沙羅双樹の花の色　第5回　ＡＬＳ協会の支部総会に参加して, 島崎　八重子, 難病と在宅ケア, 3(11), 29～31, 1998, 筋萎縮性側索硬化症

50180: 日本の難病30年史⑰　難病への医療ソーシャルワーカーと保健婦の協働活動－病院から地域へ出たワーカーの活動－, 木下　安子, 難病と在宅ケア, 3(11), 38～40, 1998, 筋萎縮性側索硬化症

50181: 家庭でできる筋ジストロフィー患者の訓練【第1回】　関節拘縮の予防, 金子　断行, 難病と在宅ケア, 3(11), 44～45, 1998, 進行性筋ジストロフィー

50182: 保健婦物語【第1回】　ドキドキして取り組んだ初心の日々, 奥山　典子, 難病と在宅ケア, 3(11), 48～50, 1998, 神経難病全般

50183: 難病相談Ｑ＆Ａ　筋萎縮性側索硬化症⑤［最終回］　食べること、話すこと, 西野　洋, 難病と在宅ケア, 3(11), 54～55, 1998, 筋萎縮性側索硬化症

50184: 自分の症状に合わせて「吸引器」を開発, 水野　靖也, 難病と在宅ケア, 3(12), 5～7, 1998, 筋萎縮性側索硬化症

50185: 特集1／難病の告知の問題［第1部］　私の筋萎縮性側索硬化症（ＡＬＳ）の病名告知の実践, 溝口　功一, 難病と在宅ケア, 3(12), 8～11, 1998, 筋萎縮性側索硬化症

50186: 特集1／難病の告知の問題［第2部］　ＡＬＳ患者の病名告知, 渥美　哲至, 難病と在宅ケア, 3(12), 12～15, 1998, 筋萎縮性側索硬化症

50187: 特集1／難病の告知の問題［第3部］　ＡＬＳ患者側からの告知の是非, 橋本　みさお, 難病と在宅ケア, 3(12), 16～17, 1998, 筋萎縮性側索硬化症

50188: 特集2／非侵襲的人工呼吸療法の臨床（4）［第1部］　筋萎縮性側索硬化症患者の在宅人工呼吸療法－道内の現状－, 川嶋　乃里子, 難病と在宅ケア, 3(12), 19～21, 1998, 筋萎縮性側索硬化症

50189: 沙羅双樹の花の色【第6回】　行ける時に海外旅行をしてね, 島崎　八重子, 難病と在宅ケア, 3(12), 28～30, 1998, 筋萎縮性側索硬化症

50190: 夢　ひとりぼっちの東京, 杉本　孝子, 難病と在宅ケア, 3(12), 31～31, 1998, 筋萎縮性側索硬化症

50191: 家庭でできる筋ジストロフィー患者の訓練【第2回】　呼吸管理（その1）, 金子　断行, 難病と在宅ケア, 3(12), 40～41, 1998, 進行性筋ジストロフィー

50192: 脊髄小脳変性症のすべて【第1回】　脊髄小脳変性症の定義と歴史, 水澤　英洋. 山田　正仁, 難病と在宅ケア, 3(12), 44～47, 1998, 脊髄小脳変性症

50193: 保健婦物語【第2回】　家族とともに暮らすこと、生きること, 奥山　典子, 難病と在宅ケア, 3(12), 54～56, 1998, 脊髄小脳変性症

50194: 夢　いのちなき砂のかなしさよ, 杉本　孝子, 難病と在宅ケア, 4(1), 22～22, 1998, 筋萎縮性側索硬化症

50195: 沙羅双樹の花の色【第7回】　とうとう人工呼吸器を装着されて, 島崎　八重子, 難病と在宅ケア,

4(1), 23～25, 1998, 筋萎縮性側索硬化症

50196: 脊髄小脳変性症のすべて【第2回】 出現する症状, 内原 俊記, 難病と在宅ケア, 4(1), 26～30, 1998, 脊髄小脳変性症

50197: 家庭でできる筋ジストロフィー患者の訓練【第3回】 呼吸管理（その2）, 金子 断行, 難病と在宅ケア, 4(1), 34～35, 1998, 進行性筋ジストロフィー

50198: 保健婦物語【第3回】 家族がいないときの訪問, 奥山 典子, 難病と在宅ケア, 4(1), 46～49, 1998, 脊髄小脳変性症

50199: 日本の難病30年史⑱ 難病への医療ソーシャルワーカーと保健婦の協働活動－病院から地域へ出たワーカーの活動Ⅱ－, 木下 安子, 難病と在宅ケア, 4(1), 50～52, 1998, 難病全般

50200: 在宅療養者の長期サポートについて, 伊藤 光保, 難病と在宅ケア, 4(2), 24～27, 1998, 難病全般

50201: 沙羅双樹の花の色【第8回】 憧れの在宅療養を目指して, 島崎 八重子, 難病と在宅ケア, 4(2), 28～30, 1998, 筋萎縮性側索硬化症

50202: 夢 ひとひらの雪のような命, 杉本 孝子, 難病と在宅ケア, 4(2), 32～32, 1998, 筋萎縮性側索硬化症

50203: 日本の難病30年史（19） 乾 死乃生さんを語る, 西島 治子, 難病と在宅ケア, 4(2), 46～47, 1998,

50204: 保健婦物語【第4回】 在宅ケアと滅菌「煮沸消毒でいいの？」, 奥山 典子, 難病と在宅ケア, 4(2), 48～51, 1998, 筋萎縮性側索硬化症

50205: 脊髄小脳変性症のすべて【第3回】 出現する症状（その2）, 稲葉 彰, 難病と在宅ケア, 4(2), 52～55, 1998, 脊髄小脳変性症

50206: トピックニュース ＡＬＳ患者の療養環境全国調査結果の示す現状と問題点, 佐藤 猛, 難病と在宅ケア, 4(3), 5～9, 1998, 筋萎縮性側索硬化症

50207: 特集／各種難病の最新治療情報［第1部］ Duchenne型筋ジストロフィーの合併症とその対策, 石原 傳幸, 難病と在宅ケア, 4(3), 10～13, 1998, 進行性筋ジストロフィー

50208: 特集／各種難病の最新治療情報［第2部］ ミトコンドリア脳筋症の最新治療情報, 後藤 雄一, 難病と在宅ケア, 4(3), 14～17, 1998, ミトコンドリア脳筋症

50209: 患者の声 呼吸器装着者の航空機利用の技術的・経済的問題について, 鎌田 竹司, 難病と在宅ケア, 4(3), 25～28, 1998,

50210: 沙羅双樹の花の色 第9回 人工呼吸器のエンコに一家が動転, 島崎 八重子, 難病と在宅ケア, 4(3), 30～32, 1998, 筋萎縮性側索硬化症

50211: 保健婦物語【第5回】 在宅ケアと滅菌「滅菌材料を届けよう！」, 奥山 典子, 難病と在宅ケア, 4(3), 36～39, 1998, 神経難病全般

50212: 夢 涙の跡をいくたびも数えて・・・, 杉本 孝子, 難病と在宅ケア, 4(3), 40～40, 1998, 筋萎縮性側索硬化症

50213: 食事療法【第5回】 経腸栄養剤導入上の注意点－神経難病患者の実践から－, 今井 尚志, 難病と在宅ケア, 4(3), 42～44, 1998, 筋萎縮性側索硬化症、脊髄小脳変性症

50214: 夢 「臆病」という壁を乗り越えて, 杉本 孝子, 難病と在宅ケア, 4(4), 13～13, 1998, 筋萎縮性側索硬化症

50215: 患者の声 多発性硬化症になってから出会った人々, 田川 和義, 難病と在宅ケア, 4(4), 22～25,

1998，筋萎縮性側索硬化症

50216: 沙羅双樹の花の色 【第10回】 今度は胃瘻が詰まってまた騒動, 島崎 八重子, 難病と在宅ケア, 4(4), 26〜28, 1998,

50217: 保健婦物語【第6回】 在宅ケアと滅菌「滅菌材料の提供に看護の視点を」, 奥山 典子, 難病と在宅ケア, 4(4), 30〜33, 1998, パーキンソン病

50218: 食事療法【第6回】 付添制度廃止で自然食から経腸栄養食へ 国立療養所西鳥取病院入院中の荒川 嘉之さん, 難病と在宅ケア, 4(4), 34〜35, 1998, 筋萎縮性側索硬化症

50219: 日本の難病30年史（20） 神奈川県における難病患者対策の始まり, 柴田 則子, 難病と在宅ケア, 4(4), 44〜45, 1998,

50220: 脊髄小脳変性症のすべて【第4回】 脊髄小脳変性症の分類, 和田 義明, 難病と在宅ケア, 4(4), 49〜53, 1998, 脊髄小脳変性症

50221: リハビリテーション 家庭でできる筋ジストロフィー患者の訓練【第4回】 呼吸管理（その3）, 金子 断行, 難病と在宅ケア, 4(4), 54〜56, 1998, 筋萎縮性側索硬化症

50222: 食事療法 家族といつも同一内容のミキサー食 14年間欠かしたことのない長岡紘司さん, 今井 尚志, 難病と在宅ケア, 4(5), 4〜6, 1998, 筋萎縮性側索硬化症

50223: 特集／筋ジストロフィーの遺伝子医療［第1部］ 遺伝子診断はどうなるか, 石原 傳幸, 難病と在宅ケア, 4(5), 7〜10, 1998, 進行性筋ジストロフィー

50224: 特集／筋ジストロフィーの遺伝子医療［第2部］ 遺伝子診断はどうなるか, 武田 伸一, 難病と在宅ケア, 4(5), 11〜14, 1998, 進行性筋ジストロフィー

50225: 特集／筋ジストロフィーの遺伝子医療［第3部］ 遺伝医学と倫理, 松田 一郎, 難病と在宅ケア, 4(5), 15〜18, 1998, その他

50226: 特集／筋ジストロフィーの遺伝子医療［第4部］ 総合討論, 貝谷 久宣．武田 伸一．松田 一郎．石原 傳幸．河端 静子, 難病と在宅ケア, 4(5), 19〜23, 1998, 進行性筋ジストロフィー

50227: 在宅人工呼吸療法と看護, 長沢 つるよ, 難病と在宅ケア, 4(5), 24〜27, 1998, 筋萎縮性側索硬化症、進行性筋ジストロフィー

50228: 沙羅双樹の花の色 第11回 爽やかな川風が鼻から胸へ流れていく, 島崎 八重子, 難病と在宅ケア, 4(5), 30〜32, 1998, 筋萎縮性側索硬化症

50229: 日本の難病30年史（21） 神奈川県難治性疾患看護研究会活動のとりくみ, 大沢 玲子, 難病と在宅ケア, 4(5), 42〜43, 1998, 難病全般

50230: 保健婦物語【第7回】 MRSAと在宅看護, 奥山 典子, 難病と在宅ケア, 4(5), 44〜46, 1998, 神経難病全般

50231: リハビリテーション 家庭でできる筋ジストロフィー患者の訓練【第5回】 姿勢保持, 金子 断行, 難病と在宅ケア, 4(5), 52〜53, 1998, 進行性筋ジストロフィー

50232: 特集／難病在宅療養者の長期滞在できる介護施設［第1部］ パーキンソン・ハウスの試み, 河野 都, 難病と在宅ケア, 4(6), 6〜9, 1998, パーキンソン病

50233: 特集／難病在宅療養者の長期滞在できる介護施設［第2部］ スモン・その他の難病患者の生活の場・曙光園, 相良 よし光, 難病と在宅ケア, 4(6), 10〜13, 1998, スモン、神経難病全般、

50234: 特集／難病在宅療養者の長期滞在できる介護施設［第3部］ 愛隣舎（日野市地域ケア研究所）の施設, 石川 左門, 難病と在宅ケア, 4(6), 14〜17, 1998, 神経難病全般

50235: 特集／難病在宅療養者の長期滞在できる介護施設［第4部］ 難病ホスピス・太白ありのまま舎の記,

阿部　恭嗣, 難病と在宅ケア, 4(6), 18～21, 1998, 神経難病全般、脳血管疾患等

50236: 沙羅双樹の花の色【第12回】　母親として何もしてあげられないもどかしさ, 島崎　八重子, 難病と在宅ケア, 4(6), 26～28, 1998, 筋萎縮性側索硬化症

50237: M/NIPPVの最新知見と筋ジストロフィーの心筋障害の管理, 石川　悠加, 難病と在宅ケア, 4(6), 30～33, 1998, 筋萎縮性側索硬化症、進行性筋ジストロフィー、ミオパチー・脊髄性萎縮症

50238: 専門病院における神経・筋系患者さんへの服薬指導, 今井　尚志.森永　静子.横山　正治.宮腰　眞知子, 難病と在宅ケア, 4(6), 39～41, 1998, 神経難病全般

50239: 家庭でできる筋ジストロフィー患者の訓練【第6回】　養育上でのアドバイス, 金子　断行, 難病と在宅ケア, 4(6), 54～55, 1998, 進行性筋ジストロフィー

50240: 日本の難病30年史（21）　神奈川県難治性疾患看護研究会活動のとりくみ（PartⅡ）, 米木　祚子, 難病と在宅ケア, 4(6), 56～57, 1998, 難病全般

50241: 特集／国療千葉東病院におけるドキュメント［第1部］　QOLの向上につながるインフォームド・コンセント, 今井　尚志, 難病と在宅ケア, 4(7), 8～9, 1998, 筋萎縮性側索硬化症

50242: 特集／国立千葉東病院におけるドキュメント［第2部］　ALS患者さんへの告知から在宅ケアシステム構築まで, 難病と在宅ケア, 4(7), 10～14, 1998, 筋萎縮性側索硬化症

50243: 特集／国療千葉東病院におけるドキュメント［第3部］　ALSのインフォームド・コンセントの実際　国立療養所のアンケート調査から, 難病と在宅ケア, 4(7), 15～16, 1998, 筋萎縮性側索硬化症

50244: こんなに慕ってくれる人たちがいる！！　－国立療養所における在宅医療と訪問看護－, 吉廣　まき子.小原　圭子.福永　秀敏, 難病と在宅ケア, 4(7), 17～19, 1998, 筋萎縮性側索硬化症、パーキンソン病

50245: 沙羅双樹の花の色【第13回】　エルボコネクターが外れて、息がいつ止まるのかと・・・, 島崎　八重子, 難病と在宅ケア, 4(7), 32～33, 1998, 筋萎縮性側索硬化症

50246: 夢　コツ、コツ、と遠ざかるハイヒールの音, 杉本　孝子, 難病と在宅ケア, 4(7), 35～35, 1998, 筋萎縮性側索硬化症

50247: 日本の難病30年史（23）　開業医及び患者団体との連携－「難病相談室」の13年をふり返って－, 乾　死乃生, 難病と在宅ケア, 4(7), 44～45, 1998, 筋萎縮性側索硬化症、パーキンソン病

50248: 脊髄小脳変性症のすべて【第5回】　遺伝性の脊髄小脳変性症, 塩尻　俊明.和田　義明, 難病と在宅ケア, 4(7), 46～50, 1998, 脊髄小脳変性症

50249: 保健婦物語【第8回】　高齢夫婦と在宅療養, 奥山　典子, 難病と在宅ケア, 4(7), 51～53, 1998, パーキンソン病

50250: いつも難病在宅療養者の真っ只中にいるひと, 川上　純子, 難病と在宅ケア, 4(8), 4～6, 1998, 筋萎縮性側索硬化症

50251: 特集／各種難病の最新治療情報［第1部］　重症筋無力症の最近治療情報, 吉川　弘明, 難病と在宅ケア, 4(8), 7～10, 1998, 重症筋無力症

50252: 特集／各種難病の最新治療情報［第3部］　リプレットリピート病の治療法の開発にむけて, 辻　省次, 難病と在宅ケア, 4(8), 14～17, 1998, リプレットリピート病

50253: Ｄｒ．Ｊｏｈｎ　Ｒ　Ｂａｃｈを訪ねて（第2回）, 水野　優季, 難病と在宅ケア, 4(8), 20～23, 1998, 筋萎縮性側索硬化症、進行性筋ジストロフィー、脊髄性筋萎縮症

50254: 保健婦物語【第8回】　人工呼吸器の装着を選択しなかった理由, 奥山　典子, 難病と在宅ケア, 4(8),

24～26, 1998, 進行性筋ジストロフィー

50255: 沙羅双樹の花の色【第14回】 いよいよ鼻からマーゲンチューブを挿入されて, 島崎 八重子, 難病と在宅ケア, 4(8), 36～38, 1998, 筋萎縮性側索硬化症

50256: 日本の難病30年史（24） 心に残る思い出の症例－「難病相談室」の13年をふり返って－, 乾 死乃生, 難病と在宅ケア, 4(8), 55～57, 1998, 筋萎縮性側索硬化症多発性硬化症

50257: 特集／人工呼吸器装着者は今・・・［第1部］ 障害児の在宅人工呼吸療法の実際, 須貝 研司, 難病と在宅ケア, 4(9), 6～13, 1998, 障害児

50258: 特集／人工呼吸器装着者は今・・・［第2部］ 筋ジストロフィー療養者の国際航空機旅行－オーストラリア旅行記－, 沖野 惣一, 難病と在宅ケア, 4(9), 14～17, 1998, 進行性筋ジストロフィー

50259: もっとも分かりやすい筋疾患の話【第1回】 筋肉の正常な働きから病気まで, 埜中 征哉, 難病と在宅ケア, 4(9), 20～23, 1998, 神経難病全般

50260: 夢 歩むべき道をもとめて, 杉本 孝子, 難病と在宅ケア, 4(9), 30～30, 1998, 筋萎縮性側索硬化症

50261: 沙羅双樹の花の色【第15回】 やっぱり私は"晴れ女"です, 島崎 八重子, 難病と在宅ケア, 4(9), 31～33, 1998, 筋萎縮性側索硬化症

50262: 脊髄小脳変性症のすべて【第6回】 診断と検査, 神田 隆, 難病と在宅ケア, 4(9), 37～39, 1998, 脊髄小脳変性症

50263: 在宅療養者が賢くなる薬の常識【第34回】 パーキンソン病の治療薬とは, 中原 保裕, 難病と在宅ケア, 4(9), 40～41, 1998, パーキンソン病

50264: 家庭でできるパーキンソン病患者の訓練【第1回】 運動療法の実際, 金子 断行, 難病と在宅ケア, 4(9), 44～45, 1998, パーキンソン病

50265: 日本の難病30年史（25） 難病看護のあゆみ, 木下 安子, 難病と在宅ケア, 4(9), 46～47, 1998, 難病全般

50266: ＡＬＳ在宅療養者自らが交流会を盛大に開催, 橋本 みさお, 難病と在宅ケア, 4(10), 4～5, 1999, 筋萎縮性側索硬化症

50267: 神経筋疾患の呼吸リハビリテーション, ジョン Ｒ．バック．石川 悠加, 難病と在宅ケア, 4(10), 18～21, 1999, 神経難病全般

50268: 筋ジスの患者さん達とのオーストラリア旅行, 佐藤 千夏, 難病と在宅ケア, 4(10), 24～27, 1999, 進行性筋ジストロフィー

50269: 沙羅双樹の花の色【第16回】 ペンを持てない私は投票できず, 島崎 八重子, 難病と在宅ケア, 4(10), 31～33, 1999, 筋萎縮性側索硬化症

50270: 家庭でできるパーキンソン病患者の訓練【第2回】 筋強剛の対する運動療法, 金子 断行, 難病と在宅ケア, 4(10), 42～43, 1999, パーキンソン病

50271: 脊髄小脳変性症のすべて【第7回】 治療・薬物療法・対症療法およびリハビリテーション, 神田 隆, 難病と在宅ケア, 4(10), 50～53, 1999, 脊髄小脳変性症

50272: もっとも分かりやすい筋疾患の話【第2回】 筋細胞の形と働き, 埜中 征哉, 難病と在宅ケア, 4(10), 54～57, 1999, 神経難病全般

50273: 夢 夢中でキャンバスに向かって・・・, 杉本 孝子, 難病と在宅ケア, 4(10), 61～61, 1999, 筋萎縮性側索硬化症

50274: 特集／各種難病の最新治療情報［第1部］ 福山型先天性筋ジストロフィーの原因遺伝子の発見, 戸

田 達史, 難病と在宅ケア, 4(11), 8～11, 1999, 進行性筋ジストロフィー

50275: 特集／各種難病の最新治療情報［第2部］　若年性パーキンソン病の原因遺伝子の発見, 清水　信義. 水野　美邦, 難病と在宅ケア, 4(11), 12～13, 1999, パーキンソン病

50276: 夢　ちょっぴりおめかしして女性復活, 杉本　孝子, 難病と在宅ケア, 4(11), 19～19, 1999, 筋萎縮性側索硬化症

50277: 保健婦物語【第9回】　コミュニケーション障害と透明文字盤, 奥山　典子, 難病と在宅ケア, 4(11), 30～32, 1999, 筋萎縮性側索硬化症

50278: 沙羅双樹の花の色【第17回】　野球大好きで毎日がウキウキ気分, 島崎　八重子, 難病と在宅ケア, 4(11), 33～35, 1999, 筋萎縮性側索硬化症

50279: もっとも分かりやすい筋疾患の話【第3回】　さまざまな筋肉の異常, 埜中　征哉, 難病と在宅ケア, 4(11), 44～47, 1999, 神経難病全般

50280: 日本の難病30年史（26）　難病看護のあゆみ, 木下　安子, 難病と在宅ケア, 4(11), 48～49, 1999, 難病全般

50281: 家庭でできるパーキンソン病患者の訓練【第3回】　歩行に対する運動療法の実際, 金子　断行, 難病と在宅ケア, 4(11), 50～51, 1999, パーキンソン病

50282: 特集／難病ボランティアの実践［第2部］　ボランティアの果たすべき役割－日本ＡＬＳ協会福井支部の10年の活動を通して－, 小林　明子, 難病と在宅ケア, 4(12), 10～15, 1999, 筋萎縮性側索硬化症

50283: 特集／難病ボランティアの実践［第3部］　難病ボランティア活動－近畿ブロックの実情－, 水町　真知子, 難病と在宅ケア, 4(12), 16～19, 1999, 筋萎縮性側索硬化症

50284: もっとも分かりやすい筋疾患の話【第4回】　筋肉の病気, 埜中　征哉, 難病と在宅ケア, 4(12), 23～27, 1999, 進行性筋ジストロフィー

50285: 沙羅双樹の花の色【第18回】　自発呼吸がなくなり一人留守番不可能に, 島崎　八重子, 難病と在宅ケア, 4(12), 28～30, 1999, 筋萎縮性側索硬化症

50286: 脊髄小脳変性症のすべて【第9回】　QOL改善とその介護（下）, 林　喜久子. 角田　由美子, 難病と在宅ケア, 4(12), 40～42, 1999, 脊髄小脳変性症

50287: 夢　ちょっと手ごわい"車椅子"の私, 杉本　孝子, 難病と在宅ケア, 4(12), 64～64, 1999, 筋萎縮性側索硬化症

50288: 特集／パーキンソン病の最新治療情報［第1部］　細胞脳内移植による治療法, 伊達　勲, 難病と在宅ケア, 5(1), 8～11, 1999, パーキンソン病

50289: 特集／パーキンソン病の最新治療情報［第2部］　薬物療法と介護, 山田　達夫, 難病と在宅ケア, 5(1), 12～16, 1999, パーキンソン病

50290: 沙羅双樹の花の色【第19回】　呼吸漏れして人工鼻を交換, 島崎　八重子, 難病と在宅ケア, 5(1), 32～34, 1999, 筋萎縮性側索硬化症

50291: 夢　ちょっぴりネガティブな先生に親しみ, 杉本　孝子, 難病と在宅ケア, 5(1), 56～56, 1999, 筋萎縮性側索硬化症

50292: 日本の難病30年史（27）　三鷹市にみる地域医療の実践, 川村　佐和子, 難病と在宅ケア, 5(1), 62～63, 1999, 神経難病全般

50293: "人励まし"が生き甲斐の毎日！！, 平山　真喜男, 難病と在宅ケア, 5(2), 5～7, 1999, 筋萎縮性側索硬化症

50294: 特集／筋萎縮性側索硬化症の最新治療情報［第1部］　リルゾール健康保険認可前夜, 吉野　英, 難病と在宅ケア, 5(2), 8～ 11, 1999, 筋萎縮性側索硬化症

50295: 特集／筋萎縮性側索硬化症のの最新治療情報［第2部］　米国ボストンにおけるＡＬＳの最新知見, 青木　正志, 難病と在宅ケア, 5(2), 12～ 15, 1999, 筋萎縮性側索硬化症

50296: 特集／筋萎縮性側索硬化症のの最新治療情報［第3部］　電気刺激治療, 半田　郁子. 半田　康延, 難病と在宅ケア, 5(2), 16～ 20, 1999, 筋萎縮性側索硬化症

50297: もっとも分かりやすい筋疾患の話【第5回】　筋ジストロフィー－その2－, 埜中　征哉, 難病と在宅ケア, 5(2), 22～ 25, 1999, 進行性筋ジストロフィー

50298: イン・エクサフレーターによる気道ケアの最新知見　－神経筋疾患のの呼吸リハビリテーション－, 花山　耕三, 難病と在宅ケア, 5(2), 26～ 28, 1999, 神経難病全般

50299: 脊髄小脳変性症のすべて【第10回】　脊髄小脳変性症をとりまく社会問題（上）, 小林　高義. 宮本　節子, 難病と在宅ケア, 5(2), 30～ 33, 1999, 脊髄小脳変性症

50300: 沙羅双樹の花の色【第20回】　カフの空気入れ替えで－勉強, 島崎　八重子, 難病と在宅ケア, 5(2), 50～ 52, 1999, 筋萎縮性側索硬化症

50301: 日本の難病30年史（28）　難病看護のあゆみ－木下個人史（3）－, 木下　安子, 難病と在宅ケア, 5(2), 54～ 55, 1999, 難病全般

50302: 夢　絵を思う念力　岩をも通して, 杉本　孝子, 難病と在宅ケア, 5(2), 66～ 66, 1999, 筋萎縮性側索硬化症

50303: 特集／各種難病の最新治療情報［第1部］　受精卵遺伝子診断の臨床応用, 永田　行博, 難病と在宅ケア, 5(3), 7～ 10, 1999, 進行性筋ジストロフィー

50304: 沙羅双樹の花の色【第21回】　家族介護の話に涙は止めどなく流れ, 島崎　八重子, 難病と在宅ケア, 5(3), 31～ 33, 1999, 筋萎縮性側索硬化症

50305: もっとも分かりやすい筋疾患の話【第6回】　筋ジストロフィー－その3－, 埜中　征哉, 難病と在宅ケア, 5(3), 34～ 37, 1999, 進行性筋ジストロフィー

50306: 脊髄小脳変性症のすべて【第11回】　脊髄小脳変性症をとりまく社会問題（下）, 小林　高義. 宮本　節子, 難病と在宅ケア, 5(3), 42～ 44, 1999, 脊髄小脳変性症

50307: 夢　精一杯最善を尽くして絵の先生を迎え, 杉本　孝子, 難病と在宅ケア, 5(3), 52～ 52, 1999, 筋萎縮性側索硬化症

50308: 日本の難病30年史（29）　患者会活動へ参加と協力－木下個人史（4）－, 木下　安子, 難病と在宅ケア, 5(3), 60～ 61, 1999, 神経難病全般

50309: 足の指でパソコン操作し執筆活動, 外山　了一, 難病と在宅ケア, 5(4), 4～ 6, 1999, 筋萎縮性側索硬化症

50310: 沙羅双樹の花の色【第22回】　ヘルパーさんたちと楽しい雛祭り, 島崎　八重子, 難病と在宅ケア, 5(4), 34～ 36, 1999, 筋萎縮性側索硬化症

50311: 人工呼吸器療養者の家族の睡眠, 尾崎　章子, 難病と在宅ケア, 5(4), 38～ 41, 1999, 筋萎縮性側索硬化症

50312: 脊髄小脳変性症のすべて【第12回】　日常生活に便利な用具の紹介, 久保田　久仁子. 和田　義明, 難病と在宅ケア, 5(4), 42～ 45, 1999, 脊髄小脳変性症

訪問看護と介護

登録番号:タイトル, 著者, 出典誌, 巻(号), 掲載頁, 発行年, 主な疾患

52001: 特集／２４時間対応の模索と成果　難病の在宅ケアにおける２４時間対応への挑戦, 川村　佐和子, 訪問看護と介護, 1(2), 109〜 115, 1996, 難病全般

52002: エコマップを活用した事例図式化の試み, 沖田　千枝子. 松井　順子. 鈴木　知代. 藤田　雅子, 訪問看護と介護, 2(4), 263〜 267, 1997, パーキンソン病、脳血管疾患

52003: 在宅看護論実習の事前学習について, 川村　佐和子, 訪問看護と介護, 2(4), 283〜 286, 1997, その他

52004: 特集／訪問看護とリハビリテーション　看護職とリハビリテーション　補助器具とのかかわりを通して, 久保田　静, 訪問看護と介護, 2(5), 307〜 314, 1997, その他

52005: 在宅看護論実習の目的・目標について, 川村　佐和子, 訪問看護と介護, 2(6), 424〜 428, 1997, その他

52006: 訪問のマナーと情報収集, 川村　佐和子, 訪問看護と介護, 2(8), 579〜 582, 1997, その他

52007: 特集／利用者の声を聞く　【インタビュー】在宅療養の家族が望むこと, 猫田　きみ. 土屋　美恵子. 伊藤　元子, 訪問看護と介護, 2(9), 603〜 618, 1997, 脊髄小脳変性症、脳血管疾患　重度障害

52008: 特集／利用者の声を聞く　ＡＬＳ患者の日常生活を地域社会で支える　難病患者にとっての専門家・非専門家, 小林　明子. 小川　暁. 小川　暁代. 池田　節子. 松村　道子. 松本　幸子. 細見　暢子. 稲葉　典子. 岡本　恵治, 訪問看護と介護, 2(9), 619〜 633, 1997, 筋萎縮性側索硬化症

52009: 訪問看護に必要な知識とスキル　技術編・7　長期気管切開創の管理と気管内吸引法, 長谷川　美津子, 訪問看護と介護, 3(1), 46〜 52, 1998,

52010: 知っておきたい【医学情報】①　非侵襲的人工呼吸療法としてＱＯＬの向上が期待できるM/NIPPV, 石川　悠加, 訪問看護と介護, 3(1), 53〜 58, 1998,

52011: 訪問看護に必要な知識とスキル　技術編・8　在宅人工呼吸療法（１）　在宅導入時の基礎知識, 長谷川　美津子, 訪問看護と介護, 3(3), 214〜 218, 1998,

52012: カナダＢＣ州在宅人工呼吸ケアから学ぶこと　訪日した地域呼吸療法士Irene　Hanley氏のコメントより, 松井　和子. 荻野　潔子, 訪問看護と介護, 3(4), 275〜 286, 1998,

52013: 医療的ケアを必要とする要介護者の在宅ケアサービスに関する研究, 飯倉　修子. 北田　豊治. 野原　忠博, 訪問看護と介護, 3(5), 357〜 364, 1998,

52014: 訪問看護に必要な知識とスキル　技術編・9　在宅人工呼吸療法（２）　在宅導入時の基礎知識, 長谷川　美津子, 訪問看護と介護, 3(5), 365〜 369, 1998,

52015: 研究報告　老人の在宅ケアにおける看護技術研究　在宅看護における医療処置の管理に関するプロトコール（試案）の作成［後編］, 川村　佐和子. 数間　恵子. 川越　博美. 平林　勝正. 宮崎　和加子. 横田　喜久恵. 数藤　綾子. 牛込　三和子, 訪問看護と介護, 3(10), 726〜 734, 1998, 筋萎縮性側索硬化症

保健婦雑誌

登録番号:タイトル, 著者, 出典誌, 巻(号), 掲載頁, 発行年, 主な疾患

54001: パネルディスカッション　難病患者の地域ケアの課題　三鷹市における実践を通して, 木下　安子. 村田　欣造. 田中　久恵. 西沢　秀夫. 岡　美香. 熊本　亮. 萩原　康子. 川村　佐和子. 百済　さち, 保健婦雑誌, 42(6), 30～51, 1986, 筋萎縮性側索硬化症、パーキンソン病、神経難病全般

54002: シンポジウム　筋ジストロフィー症の地域ケアにおける専門医療機関と地域保健機関・患者会・養護学校の連携, 三木　隆. 菅原　文子. 大沢　幸代. 三崎　吉剛. 牛込　三和子. 石川　左門., 保健婦雑誌, 42(6), 52～75, 1986, 進行性筋ジストロフィー

54003: 集団訓練で生活を拡大するリハビリ教室　－高齢化社会における行政の対応－, 森　佳子. 上田　富美子. 姫野　典子. 山本　正子. 長谷川　悦子. 渋谷　浩子. 佐藤　紀久子. 石沢　晴美. 高梨　公江. 加藤　こと. 菊間　八重子. 松原　ひさ子. 村田　篤司. 吉村　伸子, 保健婦雑誌, 42(9), 14～29, 1986, パーキンソン病、脳血管疾患

54004: 難病患者への取り組みから　－パーキンソン体操教室－, 奥野　節子, 保健婦雑誌, 42(10), 60～64, 1986, パーキンソン病

54005: 島しょにおける難病患者の実態と援助活動のあり方, 網野　寛子, 保健婦雑誌, 42(10), 71～80, 1986, 神経難病全般

54006: 特集／高齢化社会と在宅ケア　5つのレポートをもとにしたコメント（オリジナル）　在宅ケアの発展要件を実践事例から考える, 久常　節子, 保健婦雑誌, 42(11), 34～42, 1986, その他

54007: 地域リハビリテーションの方向を決定する企画および運営に関する検討, 織田　初江, 保健婦雑誌, 43(8), 60～68, 1987, その他

54008: 特集／老人の在宅ケア（1）その新しい展開　寝たきり老人および家族の実態と在宅ケアの可能性, 山崎　京子, 保健婦雑誌, 44(9), 22～31, 1988, 寝たきり老人

54009: 特集／老人の在宅ケア（2）各職種の取り組み　在宅ケアにおける保健婦と看護婦の役割とありかた, 川村　佐和子, 保健婦雑誌, 44(10), 12～17, 1988, 神経難病全般

54010: 特集／老人の在宅ケア（2）各職種の取り組み　＜作業療法士の立場から＞日常生活の自立と生きがい作りへの援助, 辻　郁, 保健婦雑誌, 44(10), 27～29, 1988, 脊髄小脳変性症

54011: 特集／在宅ケアの評価　在宅ケア活動の評価の視点と方法, 島内　節, 保健婦雑誌, 45(5), 7～17, 1989, 筋萎縮性側索硬化症、脊髄小脳変性症

54012: 特集／在宅ケアの評価　＜在宅ケア活動の評価例＞医療依存度の高い人々に対する在宅ケアの評価, 川村　佐和子. 秋村　純江. 角田　和江. 川村　登志江, 保健婦雑誌, 45(5), 25～32, 1989, 筋萎縮性側索硬化症

54013: 特集／在宅ケアの評価　＜在宅ケア活動の評価例＞在宅ケアシステムの地域比較による評価, 鈴木　昭子. 志賀　美智子. 島内　節. 吉田　陽子. 石川　左門, 保健婦雑誌, 45(5), 33～40, 1989, 筋萎縮性側索硬化症、進行性筋ジストロフィー

54014: 研究　在宅療養支援システムにおける保健婦の役割　名古屋市モデル事業より, 牧野　照子. 神谷　三千緒. 石井　英子. 山内　とく子. 小西　美智子, 保健婦雑誌, 45(5), 70～78, 1989, 難病全般　脳血管疾患

54015: 特集／これからの保健所保健婦　保健・医療・福祉活動における総合調整機能　保健所保健婦と市町

村保健婦の役割, 梅田　ヤスエ. 藤原　君子, 保健婦雑誌, 45(11), 30〜36, 1989, 難病全般・寝たきり老人

54016: 特集／多様化する在宅ケアシステムと看護職の役割　在宅ケアシステムの形成と発展, 川村　佐和子, 保健婦雑誌, 46(3), 181〜185, 1990, その他

54017: 特集／難病患者・家族への地域ケア　地域保健・医療における難病　難病のケアと課題, 烏帽子田　彰, 保健婦雑誌, 46(13), 1069〜1074, 1990, 神経難病全般

54018: 特集／難病患者・家族への地域ケア　難病患者ケアへの取り組みの現状と課題, 川村　佐和子, 保健婦雑誌, 46(13), 1076〜1080, 1990, 神経難病全般

54019: 特集／難病患者・家族への地域ケア　富山県における難病患者への取り組み, 齋田　道男. 倉本　安隆. 達伊　宣之. 村井　貞子. 武田　幸子, 保健婦雑誌, 46(13), 1081〜1089, 1990, 神経難病全般

54020: 特集／難病患者・家族への地域ケア　保健所を基盤とした難病患者への取り組み, 吉田　陽子, 保健婦雑誌, 46(13), 1090〜1094, 1990, 神経難病全般

54021: 特集／難病患者・家族への地域ケア　難病患者に対する荒川区医師会の取り組み　難病相談室・訪問診療, 飯島　治之, 保健婦雑誌, 46(13), 1096〜1104, 1990, 神経難病全般

54022: 特集／難病患者・家族への地域ケア　病院を基盤とした在宅難病患者ケアの実際と保健婦の役割, 中溝　明子. 内田　千佳子. 中田　まゆみ, 保健婦雑誌, 46(13), 1105〜1112, 1990, パーキンソン病

54023: 特集／難病患者・家族への地域ケア　難病専門病院の訪問看護と地域の在宅ケアの連携, 近藤　紀子, 保健婦雑誌, 46(13), 1113〜1117, 1990, 筋萎縮性側索硬化症

54024: 特集／ボランティアと保健婦活動　私のボランティア体験　筋萎縮側索硬化症の在宅看護ボランティアの体験から, 藤下　ゆり子, 保健婦雑誌, 47(11), 866〜868, 1991, 筋萎縮性側索硬化症

54025: 特集／地域の中の個別援助　地域の中の個別援助　訪問指導基準の見直しの作業を通して, 工藤　充子, 保健婦雑誌, 50(11), 865〜871, 1994, その他

54026: 特集／保健所の機能強化を考える　調査研究・モデル事業［事例］在宅難病患者に対する地域支援体制調査　京都府保健所研究機能強化レインボー作戦, 古塩　幸子, 保健婦雑誌, 51(13), 1036〜1039, 1995, 筋萎縮性側索硬化症

54027: 特集／保健婦活動研究論文集　保健婦の家庭訪問における対象理解の特徴, 安田　貴恵子, 保健婦雑誌, 53(3), 212〜218, 1997, パーキンソン病、進行性筋ジストロフィー

54028: 難病療養者の在宅ケアにおける保健婦活動の検討, 伊藤　修子, 保健婦雑誌, 54(3), 229〜234, 1998, 筋萎縮性側索硬化症

54029: 在宅ケアにおける対象者の生活把握の方法としての見取り図採取の効果, 浦橋　久美子. 鈴木　晃, 保健婦雑誌, 54(6), 492〜499, 1998, 脊髄小脳変性症

地域保健

登録番号:タイトル, 著者, 出典誌, 巻(号), 掲載頁, 発行年, 主な疾患

56001: 離島における難病患者への援助活動 −入浴介助具を考案した一事例−, 網野 寛子, 地域保健, (11), 76〜84, 1986, 多発性筋炎
56002: <新連載>在宅ケア展開の手順① 連載に当たって「在宅看護」の考え方を整理する, 川村 佐和子, 地域保健, (4), 85〜93, 1987, 神経難病全般
56003: <連載>在宅ケア展開の手順② 在宅受療の各期における課題と看護−(上), 川村 佐和子, 地域保健, (5), 94〜100, 1987, 筋萎縮性側索硬化症、神経難病全般
56004: <連載>在宅ケア展開の手順③ 在宅受療の各期における課題と看護−(中), 川村 佐和子, 地域保健, (7), 78〜84, 1987, 難病全般
56005: <連載>在宅ケア展開の手順④ 在宅受療の各期における課題と看護−(下) 治療後期(重症期)の在宅看護, 川村 佐和子, 地域保健, (9), 165〜171, 1987, 筋萎縮性側索硬化症、神経難病全般
56006: <連載>在宅ケア展開の手順⑤ 重症状態の退院患者を自宅(地域)に迎える, 川村 佐和子, 地域保健, (1), 94〜100, 1988, 神経難病全般
56007: 特集・ケース援助におけるコーディネート3 保健所保健婦のコーディネート機能 在宅ケア専任保健婦の立場から, 田口 良子, 地域保健, (8), 50〜71, 1990, 筋萎縮性側索硬化症脳血管疾患・再生不良性貧血
56008: PART1−② パーキンソン病の在宅ケア, 川村 佐和子, 地域保健, (11), 17〜24, 1990, パーキンソン病
56009: PART1−③ パーキンソン病の在宅看護−事例から, 近藤 紀子, 地域保健, (11), 26〜31, 1990, パーキンソン病
56010: PART1−④ パーキンソン病のリハビリテーション, 望月 久, 地域保健, (11), 32〜40, 1990, パーキンソン病
56011: PART1−⑤ パーキンソン病の在宅療養と保健婦の役割, 田中 久恵, 地域保健, (11), 41〜48, 1990, パーキンソン病
56012: PART2 パーキンソン病の在宅療養援助の実際−Tさんの事例から−, 山田 克浩.田中 一枝.大場 須賀子.山岡 卓.小川 奈美.高木 克芳.川村 佐和子, 地域保健, (11), 50〜73, 1990, パーキンソン病
56013: 特集／パーキンソン病の在宅ケアPARTⅢ 患者友の会を援助して, 西谷 和子, 地域保健, (11), 75〜87, 1990, パーキンソン病
56014: 特集／パーキンソン病の在宅ケアPARTⅣ 患者と家族の思い, 渡辺 陽子.松本 錦.河野 都, 地域保健, (11), 88〜101, 1990, パーキンソン病
56015: 保健所における育成へのとりくみ パーキンソン病患者会, 三好 紀代美.合田 加代子.林 公子.田岡 都.安部 紀美枝.立井 弓子.宮武 佳子.竹内 久美子.小山 裕子.藤原 まゆみ, 地域保健, (12), 74〜85, 1991, パーキンソン病
56016: 特集／在宅ケアにおける感染防止 在宅患者を感染から守る 感染予防のポイントと看護職の役割, 川村 佐和子, 地域保健, (2), 8〜29, 1992, その他

56017: 特集／在宅ケアにおける感染防止Ⅱ 在宅療養環境における細菌感染源と対応, 村井 貞子, 地域保健, （2）, 37〜43, 1992, 脊髄小脳変性症

56018: 特集／在宅ケアにおける感染防止Ⅲ 在宅患者への滅菌器材の供給上の課題, 角田 和江, 地域保健, （2）, 44〜47, 1992, 神経難病全般

56019: 特集／在宅ケアにおける感染防止Ⅳ 滅菌器材の在宅供給システム－東京都立神経病院の場合－, 近藤 紀子, 地域保健, （2）, 48〜52, 1992, 神経難病全般

56020: 特集／在宅ケアにおける感染防止Ⅴ 在宅看護における感染防止の実際－事例から, 長谷川 美津子, 地域保健, （2）, 53〜63, 1992, 神経難病全般

56021: 若年パーキンソン病の闘病の工夫と介護の要点, 箭内 孝吉, 地域保健, （4）, 69〜83, 1997, パーキンソン病

56022: 特集／ＡＬＳ患者の在宅支援2 ＡＬＳ療養者の看護－相談支援を中心に－, 川村 佐和子, 地域保健, （3）, 15〜26, 1998, 筋萎縮性側索硬化症

56023: 特集／ＡＬＳ患者の在宅支援4 レスピレーター非装着患者の支援課題から, 岩崎 ミツエ, 地域保健, （3）, 40〜48, 1998, 筋萎縮性側索硬化症

56024: 特集／ＡＬＳ患者の在宅支援5 在宅ＡＬＳ患者への地域支援活動の実際, 濱田 圭子, 地域保健, （3）, 49〜59, 1998, 筋萎縮性側索硬化症

56025: 特集／ＡＬＳ患者の在宅支援6 病態に応じた福祉サービスの導入を中心に, 坂井 妙子, 地域保健, （3）, 60〜71, 1998, 筋萎縮性側索硬化症

56026: 特集／ＡＬＳ患者の在宅支援7 患者団体の立場から, 熊本 雄治, 地域保健, （3）, 73〜78, 1998, 筋萎縮性側索硬化症

看護研究

登録番号:タイトル, 著者, 出典誌, 巻(号), 掲載頁, 発行年, 主な疾患

58001: 在宅感染予防に関する文献学的研究　MRSA・一般細菌を中心に, 川村　佐和子, 看護研究, 27(4), 42～50, 1994, 感染症

58002: 在宅ケアにおける細菌学的環境の研究, 村井　貞子. 川村　佐和子. 牛込　三和子. 江沢　かずえ. 長谷川　美津子. 近藤　紀子. 河野　由起子. 宮川　高一, 看護研究, 27(4), 51～59, 1994, 神経難病全般

58003: 在宅看護技術の体系化に関する研究, 川村　佐和子, 看護研究, 30(1), 3～7, 1997, 神経難病全般

58004: 訪問看護特有な問題はどこにあるか　安全性と安楽性の視点からの研究テーマ, 長谷川　美津子, 看護研究, 30(1), 9～15, 1997, 神経難病全般

58005: 音楽運動療法の効果に関する研究の可能性, 川島　みどり, 看護研究, 30(1), 47～51, 1997, パーキンソン病

58006: 難病患者のQuality of Lifeの向上についての一考察　パーキンソン病患者の主観的満足感を通して, 藤井　千枝子. 青島　多津子. 佐藤　親次. 森田　展彰. 大越　教夫. 中村　俊規. 小田　晋, 看護研究, 30(4), 11～20, 1997, パーキンソン病

58007: 難病看護の開発過程　その成果と課題, 川村　佐和子, 看護研究, 30(5), 69～76, 1997, 神経難病全般

日本難病看護学会会員関連文献

登録番号:タイトル, 著者, 出典誌, 巻(号), 掲載頁, 発行所, 発行年, 主な疾患

60001: 医療福祉 －地域医療の確立をめざして, 川村　佐和子, ジュリスト, 41( ), 226～228, 日本評論社, 1986, 神経難病全般
60002: 難病への取組み, 川村　佐和子.星　旦二, ジュリスト, 44( ), 58～63, 日本評論社, 1986, 神経難病全般
60003: 特集／老人保健施設（中間施設一看護職からの提言）　本当に求められるものは, 川村　佐和子, 看護, 38(5), 37～40, 日本看護協会出版会, 1986, 筋萎縮性側索硬化症、パーキンソン病
60004: 神経難病患者の在宅での経口摂取援助, 川村　佐和子, 看護学雑誌, 50(6), 651～655, 医学書院, 1986, 脊髄小脳変性症、パーキンソン病
60005: 在宅ケアの実践の成果から学位論文へ, 川村　佐和子, 看護実践の科学, 11(7), 98～99, 看護の科学社, 1986, 筋萎縮性側索硬化症、神経難病全般
60006: 事例研究の中にこそ, 川村　佐和子, 看護実践の科学, 11(8), 65～68, 看護の科学社, 1986, 神経難病全般
60007: 家庭看護と女性, 川村　佐和子, 公衆衛生, 50(2), 107～111, 医学書院, 1986, 神経難病全般
60008: 寝たきり老人・家族のケアニーズと在宅ケアシステム, 島内　節.川村　佐和子, 昭和６１年度厚生科学研究報告書, 16～35, 1986, 神経難病全般
60009: 筋・神経系疾患に対する公衆衛生看護学的研究, 川村　佐和子, 昭和医学会雑誌, 46(2), 203～213, 1986, 神経難病全般
60010: 在宅難病患者の医療・看護器具器材供給に関する研究（第１報）　－人工呼吸器装着患者の場合一, 牛込　三和子.木下　安子.関谷　栄子.秋村　純江, 第１７回日本看護学会集録（地域看護), 89～91, 日本看護協会, 1986, 筋萎縮性側索硬化症
60011: 難病看護研究の現状と課題　－東京都神経科学総合研究所社会学研究室の研究を中心に－, 木下　安子.川村　佐和子.関谷　栄子, 第２７回社会医学研究会講演集録, 75～75, 社会医学研究会, 1986, 神経難病全般
60012: 在宅難病患者に対する滅菌材料サプライ・システムの一考察, 川村　佐和子.小原　典子.長沢　つるよ, 第２７回社会医学研究会総会講演集, 76～76, 社会医学研究会, 1986, 神経難病全般
60013: パーキンソン病患者の社会福祉制度活用に関する研究, 西尾　葉子.伊藤　淑子.内藤　美登里.高坂　雅子.川村　佐和子, 第３５回日本社会事業全国大会.第７回日本医療社会事業学会集録, 118～119, 1987, パーキンソン病
60014: 一歩一歩着実に, 川村　佐和子.久常　節子, Nursing Today, 2(1), 28～29, 日本看護協会出版会, 1987, スモン、神経難病全般、
60015: 在宅診療に備えての退院時看護援助について, 川村　佐和子.長沢　つるよ, ブレインナーシング, (32), 1411～1414, メディカ出版, 1987, 脊髄小脳変性症
60016: 家族の介護能力を判断する難しさ, 川村　佐和子.秋村　純江, 家庭医, 3(1), 45～46, 医学教育出版社, 1987, 神経難病全般
60017: 実証を示すことが確かな協力関係を創る, 川村　佐和子, 看護, 39(9), 51～54, 日本看護協会出版会, 1987, その他

60018: 外来看護の機能を考える その独自性と学び, 川村 佐和子. 名和 志保子. 飯田 美保子. 池田 則子, 看護実践の科学, 12(11), 41～50, 看護の科学社, 1987, 筋萎縮性側索硬化症

60019: 訪問看護への取り組みとこれからの課題, 川村 佐和子, 看護実践の科学, 12(5), 41～47, 看護の科学社, 1987, 神経難病全般

60020: 人工呼吸器を装着した在宅難病患者のケアー(多摩市医師会の事例から), 福井 光寿. 深谷 浩市. 鈴木 恒安. 佐藤 恒. 川村 登志江. 山田 克浩. 村田 欣造. 川村 佐和子, 三鷹医人往来, 10(2), 1～20, 三鷹市医師会会報委員会, 1987, 筋萎縮性側索硬化症

60021: パーキンソン病患者団体会員における保健・医療・福祉, 内藤 美登里. 河野 磐. 川村 佐和子. 高坂 雅子, 第28回社会医学研究会総会講演集, 51～51, 社会医学研究会, 1987, パーキンソン病

60022: 神経難病患者の在宅療養における看護の連携, 小原 典子. 近藤 紀子. 長沢 つるよ. 川村 佐和子, 第28回社会医学研究会総会講演集, 52～52, 社会医学研究会, 1987, 筋萎縮性側索硬化症、脊髄小脳変性症

60023: 難病児をかかえた母親の自立への援助, 秋村 純江. 川村 佐和子. 関谷 栄子, 第28回社会医学研究会総会講演集, 53～53, 社会医学研究会, 1987, 進行性筋ジストロフィー

60024: 三鷹市難病検診の意義と役割, 西 三郎, 第28回社会医学研究会総会講演集, 53～53, 社会医学研究会, 1987, 神経難病全般

60025: 難病患者の緊急事態発生要因の分析とケアのための判断方法に関する実証的研究, 島内 節. 川村 佐和子, 昭和59年度科学研究費補助金(一般研究C)研究成果報告書, 1987, 神経難病全般

60026: 在宅進行性筋ジストロフィー症患者のターミナルケアにおける家族・観察記録のもたらす効果, 関谷 栄子. 木下 安子. 秋村 純江. 川村 佐和子. 牛込 三和子, 第18回日本看護学会集録(看護総合), 171～173, 日本看護協会, 1987, 進行性筋ジストロフィー

60027: 重症神経難病患者の退院指導基準の検討 －退院後急変事例の分析から－, 牛込 三和子. 川村 佐和子. 木下 安子. 関谷 栄子. 秋村 純江, 第18回日本看護学会集録(成人看護), 197～199, 日本看護協会, 1987, 進行性筋ジストロフィー

60028: 在宅人工呼吸療法の現況と問題点, 渡辺 敏. 川村 佐和子. 宍戸 輝男. 季羽倭 文子. 西 三郎. 斉藤 豊和, 日本医科機械学会誌, 57(12), 549～560, 日本医科機械学会, 1987, 神経難病全般

60029: ALS患者の家族として, 井伊 なか子, 理学療法と作業療法, 21(10), 667～668, 医学書院, 1987, 筋萎縮性側索硬化症

60030: ALS患者と家族の心理と援助, 川村 佐和子, 理学療法と作業療法, 21(10), 655～659, 医学書院, 1987, 筋萎縮性側索硬化症

60031: ALS患者の家族として, 長岡 明美, 理学療法と作業療法, 21(10), 668～668, 医学書院, 1987, 筋萎縮性側索硬化症

60032: 在宅ケアのチームワーク① チームワークの必要性, 川村 佐和子, The Home Care, 12(3), 38～40, 1988, 神経難病全般

60033: 在宅ケアのチームワーク② 看護のチームワーク, 川村 佐和子, The Home Care, 12(4), 38～41, 1988, 神経難病全般

60034: 在宅ケアのチームワーク③ 診療と看護のチームワーク, 川村 佐和子, The Home Care, 12(5), 38～40, 1988, 神経難病全般

60035: 在宅ケアのチームワーク④ 福祉ワーカーと看護職の連携, 川村 佐和子, The Home Care, 12(6),

38〜40, 1988, 筋萎縮性側索硬化症, 小脳障害
60036: 在宅ケアのチームワーク⑤ チームワークを支えるもの, 川村 佐和子, The Home Care, 12(7), 38〜41, 1988, 神経難病全般
60037: 在宅ケアのチームワーク（最終回） チームワーク雑感, 川村 佐和子, The Home Care, 12(8), 38〜40, 1988, 筋萎縮性側索硬化症
60038: コミュニケーション障害者への援助 ＡＬＳ（筋萎縮性側索硬化症）患者を中心に（その１）, 川村 佐和子. 太田 貞司, Nursing Today, 3(10), 35〜54, 日本看護協会出版会, 1988, 筋萎縮性側索硬化症、神経難病全般
60039: コミュニケーション障害者への援助 ＡＬＳ（筋萎縮性側索硬化症）患者を中心に（その２）, 川村 佐和子. 太田 貞司, Ｎｕｒｓｉｎｇ　Ｔｏｄａｙ, 3(10), 35〜50, 日本看護協会出版会, 1988, 筋萎縮性側索硬化症
60040: 在宅ケア・地域看護, 川村 佐和子, 看護, 40(6), 53〜56, 日本看護協会出版会, 1988, 筋萎縮性側索硬化症
60041: 書籍紹介 難病に取り組む女性たち, 川村 佐和子, ナース専科, (5), 56〜57, 文化放送出版, 1988, 神経難病全般
60042: 「在宅医療」における環境評価の課題, 川村 佐和子, 医事法学３, 69〜80, 日本評論社, 1988, 神経難病全般
60043: 未来へ！ ある在宅ケアの歩んだ道, 石川 左門. 川村 佐和子, 月刊ナーシング, 8(10), 1164〜1170, 学習研究社, 1988, 進行性筋ジストロフィー
60044: 在宅ケアにおける急変時の対応について考える 在宅で死を迎えた３事例を通して, 川村 佐和子. 関谷 栄子, 月刊ナーシング, 8(10), 1218〜1221, 学習研究社, 1988, パーキンソン病、進行性筋ジストロフィー
60045: 患者・家族に対する生活指導の研究, 川村 佐和子. 秋村 純江. 関谷 栄子, 生活指導研究５, 66〜94, 1988, 筋萎縮性側索硬化症
60046: パーキンソン病, 川村 佐和子, 第１３回神経科学セミナー 事例研究報告書, 91〜95, (財)東京都神経科学総合研究所, 1988, パーキンソン病
60047: 難病患者と看護, 川村 佐和子, Nursing Select ２０：難病患者のケア, 133〜139, 出版研, 1989,
60048: 在宅ケアと家族（数多くの家族に接しているなかで）, 川村 佐和子, 健康づくりガイダンス日本短波放送「健康づくりアワー」集録, 14〜16, 1989, 神経難病全般
60049: 在宅療養における「家族」の責任 －モデル事例を中心に, 川村 佐和子, 医事法学４, 39〜45, 日本評論社, 1989, 進行性筋ジストロフィー
60050: 在宅ベンチレーションからみたリハビリテーション, 川村 佐和子, Therapeutic Research, 11(3), 525〜528, Life Science Publishing Co.,Ltd., 1990, 筋萎縮性側索硬化症
60051: 在宅ケアの可能性をきりひらいた発想法と動き方, 川村 佐和子. 新津 ふみ子, ナースステーション, 20(1), 64〜75, 医学書院, 1990, 神経難病全般
60052: 難病患者とターミナルケア 神経難病患者在宅看護経験から, 川村 佐和子, 看護実践の科学, 15(1), 86〜89, 看護の科学社, 1990, 神経難病全般
60053: 呼吸療法チームにおける各職務の役割 保健婦の立場から, 川村 佐和子, 第２回呼吸療法セミナー, 121〜123, 1990, 筋萎縮性側索硬化症
60054: 高齢者訪問看護に関する研究, 川村 佐和子. 牛込 三和子. 近藤 紀子, 高齢者の病態からみた在

宅保健、医療に係わる看護・リハビリテーションのあり方　平成元年度, 242～243, シルバーサイエンス研究, 1990, 神経難病全般

60055: 筋・神経系疾患における在宅人工呼吸器看護　15症例の経験から, 川村　佐和子, 神経研究の進歩, 34(2), 231～237, 医学書院, 1990, 筋萎縮性側索硬化症、脊髄小脳変性症、進行性筋ジストロフィー

60056: 消費者からみた保健医療行政, 川村　佐和子, Health Sciences, 6(3), 19～21, 1990, 神経難病全般

60057: 三鷹市医におけるコーディネーターの設置, 川村　佐和子, 日本医事新報, (3444), 97～98, 日本医事新報社, 1990, 神経難病全般

60058: 在宅患者個別ケア態勢からシステム化へ, 川村　佐和子.角田　和江.秋村　純江, 保健の科学, 32(4), 225～229, 杏林書院, 1990, 神経ベーチェット病

60059: 在宅人工呼吸器装着の訪問看護, 川村　佐和子.秋村　純江, 看護Mook「訪問看護」, (34), 103～107, 金原出版株式会社, 1990, 筋萎縮性側索硬化症

60060: ベンチレーター装着の患者心理に関する研究, 川村　佐和子, Therapeutic Research, 12(1), 71～74, Life Science Publishing Co.,Ltd., 1991, 筋萎縮性側索硬化症

60061: 難病の対策, 秋村　純江.川村　佐和子, 日本福祉年鑑91, 112～118, 講談社, 1991, 神経難病全般

60062: 在宅看護システムのあり方に関する研究　－在宅難病看護98例の分析から－, 木下　安子.川村　佐和子.牛込　三和子, 大和証券ヘルス財団の助成による研究業績集　第15集, 89～93, 大和証券ヘルス財団, 1991, 神経難病全般

60063: 書評　照る日かげる日－ALS患者たちの記録, 川村　佐和子, 看護, 43(9), 日本看護協会出版会, 1991, 筋萎縮性側索硬化症

60064: 難病児の受容過程の分析, 川村　佐和子.秋村　純江, 生活指導研究8, 122～134, 1991, 進行性筋ジストロフィー

60065: 在宅パーキンソン病患者の介護, 川村　佐和子, ホームヘルパー, (229), 8～11, 日本ホームヘルパー協会, 1991, パーキンソン病

60066: 訪問診療・看護の現状と今後のあり方, 高木　克芳.佐藤　政之輔.大場　須賀子.川村　佐和子.牛込　三和子, 臨床成人病, 21(11), 1921～1925, 東京医学社, 1991, パーキンソン病

60067: 高齢、筋・神経系疾患の在宅看護に関する研究　－在宅看護期間および死亡場所の分析から－, 川村　佐和子, 高齢者の病態からみた在宅保健、医療に係わる看護・リハビリテーションのあり方　平成元年度, 221～222, 1990, 神経難病全般

60068: 連携を重んじる地域ケア　－草分けの一人として－, 川村　佐和子, 長寿社会21, 2(9), 18～19, 長寿社会開発センター, 1991, 神経難病全般

60069: 在宅人工呼吸と看護, 川村　佐和子, Expert Nurse, 8(13), 184～191, 照林社, 1992, 神経難病全般

60070: 在宅レスピーター患者の看護システム, 牛込　三和子.川村　佐和子, Medical Practice, 9(8), 1387～1389, 文光堂, 1992, 筋萎縮性側索硬化症

60071: パーキンソン病患者の介護をめぐって, 川村　佐和子.近藤　紀子.畑田　みゆき.山田　克浩, とれもろ, (8), 1～6, 1992, パーキンソン病

60072: 時間調査法を用いた在宅人工呼吸器患者の看護ニーズに関する研究, 川村　佐和子.宍戸　輝男.牛

込 三和子. 秋村 純江. 角田 和江, フランスベッド・メディカルホームケア研究・助成財団. 研究助成・事業助成報告書 第1回, 19〜32, ﾌﾝｽﾍﾞｯﾄ・ﾒﾃﾞｨｶﾙﾎｰﾑｹｱ研究・助成財団, 1992, 筋萎縮性側索硬化症

60073: 延べ１４２３人で支えた神経ベーチェット患者 病状経過と在宅医療経過, 宮川 高一. 岩城 弘子. 牛込 三和子. 川村 佐和子, 看護学雑誌, 56(4), 344〜348, 医学書院, 1992, 神経ベーチェット病

60074: 延べ１４２３人で支えた神経ベーチェット患者 退院の準備と在宅ケアチームの形成, 佐藤 静香. 川村 すみ子. 鈴木 節子. 橘 清子. 秋村 純江. 川村 佐和子, 看護学雑誌, 56(5), 434〜439, 医学書院, 1992, 神経ベーチェット病

60075: 延べ１４２３人で支えた神経ベーチェット患者 在宅ケアにおける感染対策, 河野 由起子. 佐藤 静香. 佐藤 信子. 橘 清子. 秋村 純江. 角田 和江. 川村 佐和子, 看護学雑誌, 56(6), 530〜535, 医学書院, 1992, 神経ベーチェット病

60076: 延べ１４２３人で支えた神経ベーチェット患者 ターミナル期の在宅看護, 河野 由起子. 宮川 高一. 佐藤 信子. 田口 千代子. 秋村 純江. 牛込 三和子, 看護学雑誌, 56(7), 629〜634, 医学書院, 1992, 神経ベーチェット病

60077: 延べ１４２３人で支えた神経ベーチェット患者 支援チームの危機, 河野 由起子. 佐藤 静香. 佐藤 信子. 川村 佐和子. 牛込 三和子, 看護学雑誌, 56(8), 724〜729, 医学書院, 1992, 神経ベーチェット病

60078: 延べ１４２３人で支えた神経ベーチェット患者 インフォームド・コンセントと在宅看護, 川村 佐和子. 小松 悟. 鈴木 薫, 看護学雑誌, 56(9), 822〜827, 医学書院, 1992, 神経ベーチェット病

60079: 神経難病患者の訪問看護, 川村 佐和子. 本田 彰子, 治療学, 27(6), 63〜66, ライフサイエンス出版, 1993, 神経難病全般

60080: スモン患者会の活動に学んだこと, 川村 佐和子, Nurse eye, 6(7), 12〜14, 桐書房, 1993, スモン

60081: 看護の立場から, 川村 佐和子, 第2回在宅療養システムを考える会, 2(1), 12〜15, 在宅療養システムを考える会, 1993, 神経難病全般

60082: 呼吸器疾患の治療 在宅人工呼吸, 牛込 三和子. 川村 佐和子. 近藤 紀子, Current Therapy, 11(9), 185〜189, ライフメディコム社, 1993, 神経難病全般

60083: Health care systems for people with hereditary diseases and rheir famillies, Sawako Kawamura, Intractable Neurological Disorders.Human Genome Research and Society, 118〜121, 1994, 脊髄小脳変性症、ハンチントン舞踏病、神経難病全般

60084: 在宅看護の器具や器材の供給システムに関する研究, 牛込 三和子. 川村 佐和子. 村井 貞子. 近藤 紀子. 廣瀬 和彦. 大野 ゆう子. 秋村 純江. 江澤 和江. 長谷川 美津子. 輪湖 史子, 医科学応用研究財団研究報告, 11( ), 81〜89, 医科学応用研究財団, 1992, 神経難病全般

60085: 効果的な看護システムの創造―看護システムと経済, 川村 佐和子, 看護管理, 4(3), 153〜156, 医学書院, 1994, 筋萎縮性側索硬化症、神経難病全般

60086: ズームアップ 筋・神経系難病の在宅看護 ―医療依存度が高い人々に対する看護―, 川村 佐和子, 日経メディカル, (309), 188〜188, 日経ＢＰ, 1994, 神経難病全般

60087: 難病在宅看護のマニュアルについて, 川村 佐和子, 厚生省特定疾患スモン調査研究班 平成6年度

研究報告書, 430～431, 1994, 神経難病全般、スモン

60088: 在宅療養決定時の教育的支援の重要性, 藤田　朗子. 川村　佐和子. 数間　恵子, 第15回健康教育世界会議, 420～421, 1995, 筋萎縮性側索硬化症

60089: 看護からみた在宅人工呼吸管理療養者のケア担当家族の教育ニーズに関する研究, 尾崎　章子. 川村　佐和子. 数間　恵子, 第15回健康教育世界会議, 419～420, 1995, 筋萎縮性側索硬化症

60090: ＡＬＳ患者における在宅人工呼吸療法のケアと患者教育に関する研究, 徳山　祥子. 川村　佐和子. 数間　恵子, 第15回健康教育世界会議, 421～422, 1995, 筋萎縮性側索硬化症

60091: 看護学からみた神経障害　－神経筋疾患療養者に対する看護－, 川村　佐和子, CLINICAL NEUROSCIENCE, 14(6), 659～661, 中外医学社, 1996, 神経難病全般

60092: BEARING THE BURDEN, 尾崎　章子. 川村　佐和子. 数間　恵子, RT INTERNATIONAL, 132～132, 1996, 筋萎縮性側索硬化症

60093: 在宅人工呼吸療養者のケアを担当する家族の健康状態と看護課題に関する研究, 尾崎　章子, お茶の水醫學雑誌, 44(1), 19～28, お茶の水医学会, 1996, 筋萎縮性側索硬化症

60094: 難病ケアについて保健所に期待するもの, 川村　佐和子, 公衆衛生, 61(6), 378～379, 医学書院, 1997, 神経難病全般

60095: パーキンソン病における在宅医療をめぐって, 川村　佐和子. 福永　秀敏. 山根　清美. 古和　久幸, とれもろ, (30), 1～6, 1998, パーキンソン病

60096: 難病と在宅ケア, 川村　佐和子. 牛久保　美津子, 順天堂医学, 42(2), 261～263, 1996, 神経難病全般

60097: 病院内退院調整看護婦の退院調整過程分析, 本道　和子. 川村　佐和子, 東京保健科学学会誌, 1(1), 11～19, 1998, 脊髄小脳変性症

60098: 難病患者運動から学んだこと, 川村　佐和子, 日本看護管理学会誌, 2(1), 6～8, 日本看護管理学会, 1998, 神経難病全般

60099: 慢性疾患患者の看護, 川村　佐和子, 図説臨床看護医学, 161～167, 1987, 神経難病全般

60100: 不動状態にある患者の看護, 川村　佐和子, 図説臨床看護医学, 168～172, 1987, 筋萎縮性側索硬化症

60101: 在宅神経系疾患患者の保健サービスの実践, 川村　佐和子. 大里　敏夫. 中村　努, 難病　難病検診の意義とその役割, 183～194, 信山社, 1987, 筋萎縮性側索硬化症

60102: 病院・地域医療システムと保健サービス基準, 川村　佐和子, 難病　難病検診の意義とその役割, 197～204, 信山社, 1986, 筋萎縮性側索硬化症、パーキンソン病、重症筋無力症

60103: 三鷹市医師会における「在宅医療」コーディネーターの立場と今後の役割, 川村　佐和子, 難病(第2集)　検診から在宅ケアへの発展, 167～181, 信山社, 1987, 筋萎縮性側索硬化症、脊髄小脳変性症、パーキンソン病、後縦靱帯骨化症、シャイドレーガー症候群、パーキンソン症候群、脳血管疾患

60104: コーディネーターの立場から, 川村　佐和子, 難病(第2集)　検診から在宅ケアへの発展, 307～310, 信山社, 1987, 筋萎縮性側索硬化症、パーキンソン病、すい臓癌

60105: 保健婦事例, 川村　佐和子, 難病(第2集)　検診から在宅ケアへの発展, 246～251, 信山社, 1987, 筋萎縮性側索硬化症、パーキンソン病、シャイドレーガー症候群

60106: 地域における在宅重症患者のターミナルケアのあり方とその組織的対応に関する研究, 西　三郎. 川村　佐和子. 村田　欣造. 平林　勝政. 宇都木　伸. 山口　春子. 藤巻　和広. 宮川　斎, 難病(第

2集) 検診から在宅ケアへの発展, 355～356, 信山社, 1987,

60107: 社会資源の活用, 川村　佐和子, ナーシングマニュアル１１　神経難病・膠原病看護マニュアル, 135～143, 学研, 1987, 神経難病全般

60108: 難病をもつ患者の在宅ケア, 川村　佐和子, 在宅ケア, 183～202, 文光堂, 1986, 神経難病全般

60109: 病気の発見とその対応, 川村　佐和子, ホームヘルプ活動のための基礎知識, 110～128, 東京都社会福祉協議会, 1986, 神経難病全般

60110: 難病保健活動の過程, 川村　佐和子, ふみしめて五十年　－保健婦活動の歴史－, 186～191, （財）日本公衆衛生協会, 1990,

60111: 難病保健指導, 川村　佐和子, 第8版　保健婦業務要覧, 417～428, 日本看護協会出版会, 1993, 難病全般

60112: 難病看護, 川村　佐和子. 牛込　三和子, Nurse eye, 10(7), 6～16, 桐書房, 1997, 難病全般

60113: ハイテク在宅医療機器サービスマニュアル, 川村　佐和子. 芳賀　敏彦. 沼田　克雄, 日本プランニングセンター, 1998,

60114: こころと体のケア4　難病患者のケア, 川村　佐和子, 出版研, 1993

60115: 筋・神経系難病の在宅看護　－医療依存度が高い人々に対する看護－, 川村　佐和子. 秋村　純江. 秋山　智. 牛込　三和子. 江澤　和江. 衛藤　ヨシコ. 奥山　典子. 木下安子. 近藤　紀子. 関谷　栄子. 中島ヨシ子. 長谷川美津子. 本田　彰子, 日本プランニングセンター, 1994, 神経難病全般

60116: 在宅人工呼吸マニュアル, 木村　謙太郎. 佐藤　猛. 川村　佐和子. 沢　桓. 宮川　哲夫. 牛込　三和子. 近藤　紀子. 畠中　恭子. ハリー　ハドック. 片平　俊治, 日本在宅医療福祉協会　在宅医療部会, 1995

60117: 難病患者に特徴的な身体的・精神的・社会的問題, 川村　佐和子, 訪問看護研修テキスト＜老人．難病．重度障害児・障害者編＞, 32～35, 日本看護協会出版会, 1995, 神経難病全般

60118: Nursing Care for Patients with Neurological Diseases、Sawako Kawamura、Neurology and Public Health in Japan, 145～147, World Health Organization Geneva, 1997, 神経難病全般

70001: 意志伝達機能が障害されている在宅ＡＬＳ患者へのコミュニケーション・ケア　タイプライターの導入と家族への支援を中心に, 関谷　栄子. 牛込　三和子, 月刊ナーシング, 6(5), 906～911, 学研, 1986, 筋萎縮性側索硬化症

70002: 暮らしの場で支える－呼吸不全患者の地域看護とＱＯＬ－／人工呼吸器をつけたＡＬＳ患者Ｎ氏の在宅ケアを支援する人の輪ができるまで, 牛込　三和子, ナースステーション, 16(4), 340～347, 医学書院, 1986, 筋萎縮性側索硬化症

70003: 暮らしの場で支える－呼吸不全患者の地域看護とＱＯＬ－／座談会　援助の体制を生みだしていく力とは何か, 牛込　三和子. 梅田　嘉. 佐藤　麗子. 猪俣　八重子. 駒形　しげ, ナースステーション, 16(4), 348～362, 医学書院, 1986, 筋萎縮性側索硬化症

70004: 重症神経難病患者の在宅移行期の看護課題　－医療処置を要する２事例を通して－, 丸山　ひさみ. 牛込　三和子. 大柴　弘子. 柳沢　節子. 小宮山　宏子. 豊島　春美. 金井　佳子, 第２０回日本看護学会集録－地域看護－, 220～223, 日本看護協会, 1989, 脊髄小脳変性症

70005: 神経難病患者の受療実態と在宅看護の課題, 柳沢　節子. 大柴　弘子. 小宮山　宏子. 牛込　三和子. 丸山　ひさみ. 渡辺　照子. 豊島　春美, 第２０回日本看護学会集録－地域看護－, 224～226, 日本看護協会, 1989, 神経難病全般

70006: 在宅難病患者家族の介護量調査, 柳沢　節子. 牛込　三和子. 大柴　弘子. 大谷　美津子. 勝野　洪

子．細野　麗．百瀬　由美子．高田　千恵子．百瀬　薫，第21回日本看護学会集録－地域看護－，213～216，日本看護協会，1990，脊髄小脳変性症、パーキンソン病、多発性硬化症

70007: 新局面迎える三鷹市の在宅ケア，浅見　敦．浅野　英一郎．佐藤　政之輔．高木　克芳．田中　千秋．川久保　亮．牛込　三和子．橋本　泰子，医療'92，8(1)，38～41，メヂカルフレンド社，1992，神経難病全般

70008: 気道の管理　－気管切開状態の呼吸管理と看護，牛込　三和子，EXPERT NURSE，8(13)，69～72，照林社，1992，神経難病全般

70009: 在宅人工呼吸看護の事例研究，牛込　三和子，臨床看護研究の進歩，4()，25～29，医学書院，1992，筋萎縮性側索硬化症、進行性筋ジストロフィー

70010: 難病の人々の支援システム，牛込　三和子，公衆衛生，57(1)，30～31，医学書院，1993，神経難病全般

70011: パーキンソン病，中山　富子．牛込　三和子，ベッドサイド・マニュアル成人内科看護，230～235，中央法規，1993，パーキンソン病

70012: 筋萎縮性側索硬化症，中山　富子．牛込　三和子，ベッドサイド・マニュアル成人内科看護，236～241，中央法規，1993，筋萎縮性側索硬化症

70013: 神経難病の在宅ケア・システムへの取り組み，牛込　三和子，神経科学の新しい潮流，219～235，(財)東京都神経科学総合研究所，1993，神経ベーチェット、病神経難病全般

70014: 在宅人工呼吸療法時のケア，長沢　つるよ．近藤　紀子．牛込　三和子，看護技術，40(9)，81～84，メヂカルフレンド社，1994，神経難病全般

70015: 難病児をめぐる公的制度，近藤　紀子．菊池　由生子．牛込　三和子，Pharma Medica，12(9)，91～96，メディカルレビュー社，1994，小児難病

70016: 在宅人工呼吸の進歩と普及，廣瀬　和彦．近藤　紀子．牛込　三和子，綜合臨牀，44(11)，2558～2561，永井書店，1995，筋萎縮性側索硬化症、進行性筋ジストロフィー

70017: 神経難病の看護と保健活動，大野　ゆう子．牛込　三和子，綜合臨牀，44(11)，2546～2554，永井書店，1995，神経難病全般

70018: コミュニケーション，牛込　三和子，訪問看護研修テキスト＜老人．難病．重度障害児・障害者編＞，224～228，日本看護協会出版会，1995，筋萎縮性側索硬化症、脊髄小脳変性症

70019: 在宅人工呼吸療養者の環境整備と制度化に関する研究，川村　佐和子．牛込　三和子．江澤　和江．輪湖　史子．長谷川　美津子．近藤　紀子．小倉　朗子．尾崎　章子．徳山　祥子，第1回日本在宅ケア学会，42～43，1997，筋萎縮性側索硬化症、進行性筋ジストロフィー

70020: Nursing Care for Patients with diseases of the Nervous System，牛込　三和子．江澤　和江．輪湖　史子．長谷川　美津子．川村　佐和子，Neurology and Public Health in Japan，149～153、World Health Organization Geneva，1997，神経難病全般

70021: 在宅人工呼吸療法に置ける患者・家族教育の進め方，輪湖　史子．牛込　三和子，The Lung、(1)，54～58，メディカルレビュー社，1998，神経難病全般

70022: スモン検診受診者における在宅支援課題，廣瀬　和彦．徳山　祥子．牛込　三和子．輪湖　史子．大竹　敏之．木下　正信，厚生省特定疾患スモン調査研究班，88～90，1999，スモン

71001: 老年者疾患のケアの実際と問題点：神経系難病，牛久保　美津子．川村　佐和子，老化と疾患，10(6)，753～760，1997，筋萎縮性側索硬化症、脊髄小脳変性症、パーキンソン病

71002: 難病と在宅ケア，川村　佐和子．牛久保　美津子，順天堂医学，42(2)，261～263，1996，筋萎縮

性側索硬化症、脊髄小脳変性症

71003: 在宅療養者（難病、重度障害者）へのケア技術, 牛久保　美津子, 看護技術, 44(6), 602～608, メヂカルフレンド社, 1998, 筋萎縮性側索硬化症、脊髄小脳変性症、パーキンソン病

71004: 神経難病, 牛久保　美津子, ナーシングヘルスケア（Ⅱ）神経難病, 96～104, 廣川書店, 1994, 筋萎縮性側索硬化症

71005: 看護におけるインフォームドコンセント－筋ジストロフィー患者への看護を通して－, 渋谷　優子, 病院, 53(10), 904～909, 1994, 進行性筋ジストロフィー

71006: ＦＡＰ患者・家族の遺伝子診断の意識調査をとおしての一考察, 庄村　智恵子, 笹川医学医療研究財団　看護職員等研究報告, (5), 138～141, 1997, FAP

71007: 外来での看護研究の取り組み－教育・臨床共同による神経難病外来患者のケアニーズの研究から, 高松　むつ子. 野田　順子. 松下　時子. 小松　郁子. 入部　久子. 森本　紀巳子. 河合　千恵子, 外来看護から在宅ケア, 3(1), 129～133, 日総研, 1997, その他

71008: パーキンソン外来患者のケアニーズの検討, 入部　久子. 阿蘇品　スミ子. 馬見塚　幸子. 河合　千恵子. 土屋　尚義. 金井　和子, 日本看護研究学会雑誌, 18(), 236～236, 日本看護研究学会, 1995, パーキンソン病

71009: 難病患者の医療費公費負担制度における患者把握状況と地域保健活動のあり方, 江澤　和江. 牛込　三和子. 輪湖　史子. 川村　佐和子, 民族衛生, 64(1), 48～60, 日本民族衛生学会, 1998,

71010: 在宅人工呼吸療法における人工呼吸システムのエラーに起因する療養者健康障害の発生状況に関する研究, 小倉　朗子, お茶の水医学雑誌, 46(1), 13～24, 1998, 神経難病全般、難病小児、呼吸器疾患

71011: Home Care for the Patients with Neurological Diseases, Mituko Ushikubo. Sawako Kawamura, Neurology and Public Health in Japan, 191～197, World Health Organization Geneva, 1997, 筋萎縮性側索硬化症、脊髄小脳変性症、パーキンソン病

71012: Treatment of the Elderly Neurological patients as Tertiary Prevention：A Hospital －based Home Care Service, Kazuhiko Hirose. Tetsuo Komori. Noriko Kondo, Neurology and Public Health in Japan, 203～207, World Health Organization Geneva, 1997, 神経難病全般

71013: 難病訪問看護の特徴, 近藤　紀子, 訪問看護研修テキスト（老人、難病、重度障害児、障害者編）, 97～101, 日本看護協会出版会, 1995, 神経難病全般

71014: モニターによる観察（経皮動脈血酸素飽和度測定）, 輪湖　史子, 訪問看護研修テキスト（老人、難病、重度障害児、障害者編）, 195～200, 日本看護協会出版会, 1995, 神経難病全般

71015: 神経難病, 牛久保　美津子, ナーシングヘルスケア（Ⅱ）神経難病, 114～129, 廣川書店, 1994, 脊髄小脳変性症

71016: 特集／暮らしの場で支える　呼吸不全患者の地域看護とQOL　道を拓く, 木下　安子, ナースステーション, 16(4), 63～64, 医学書院, 1986, その他

療養者の手記
ビデオ作品

療養者の手記

登録番号:タイトル，著者，出典誌，巻(号)，掲載頁，発行所，発行年，主な疾患

81001: しんぼう―死を見つめて生きる―，川口　武久，静山社，1983，筋萎縮性側索硬化症
81002: ある難病患者のつぶや記，松嶋　禮子，静山社，1988，筋萎縮性側索硬化症
81003: ラストチャンスを私に　神経難病とのたたかい，山田　徳子，静山社，1989，筋萎縮性側索硬化症
81004: 翔べ自由に―神経難病と共に―，篠原　糸美，静山社，1990，筋萎縮性側索硬化症
81005: 生きている生きねばならぬ生きられる，土屋　とおる，静山社，1993，筋萎縮性側索硬化症
81006: 悪妻とのたたかい，松本　茂，静山社，1995，筋萎縮性側索硬化症
81007: まぶたでつづるＡＬＳの日々，土井　巍．土井　喜久子，白水社，1998，筋萎縮性側索硬化症
81008: いのちの瞬き　まだ瞼は動く，東御建田　郁夫，東洋経済新報社，1998，筋萎縮性側索硬化症
81009: 負けてたまるか　負けたら俺の男がすたるよ，杉山　進，静山社，1998，筋萎縮性側索硬化症
81010: 無限充足，高田　俊昭，ライブストーン，1999，筋萎縮性側索硬化症
81011: 雷はいやだ，立石　郁雄，かもがわ出版，1994，難病小児
81012: 野のゆりのように，小林　佐和子，神戸新聞総合出版センター，1995，難病小児
81013: やっくんの瞳（難病の息子とともに十五年），児玉　容子，岩波書店，1996，難病小児
81014: パピポの話，猪木　浩平．(本栖浩司　編)，燦葉出版，1996，難病小児
81015: ウルトラの大将－雄貴よ！勇気をありがとう，河合　麓子，住宅新報社，1997，難病小児
81016: 難病と闘う郁雄くんの手記　ぼくの家は病院，立石　郁雄，中日新聞本社，1997，難病小児
81017: 魔法の小箱をかかえた少年（人工呼吸器をつけた少年とその母の記録），荒木　智子，近代文芸社，1998，難病小児
81018: 神様への手紙，阿南　滋子，ＰＨＰ研究所，1998，多発性硬化症

ビデオ作品

登録番号:タイトル，研究者・監修・指導，企画，制作，制作年，主な疾患

82001: 難病と闘う－在宅患者への看護－，監修 木下安子．花輪 音三．宇尾野 公義．西 三郎，企画 日本看護協会出版会，制作 東京シネビデオ，1978，進行性筋ジストロフィー、脳炎後遺症

82002: 生きる仲間－筋ジストロフィー少年とボランティアのふれあい－，企画 東京進行性筋萎縮症協会，制作 東京シネビデオ，1978，進行性筋ジストロフィー

82003: 在宅ケアへの道，企画 東京進行性筋萎縮症協会，制作 東京シネビデオ，1980，筋萎縮性側索硬化症、進行性筋ジストロフィー

82004: 在宅診療の条件－パーキンソン病を中心に－，研究者 宇尾野 公義．廣瀬 和彦．川村 佐和子，制作 東京シネビデオ，1979，パーキンソン病

82005: 地域医療・保健・福祉機関の相互連携，研究者 宇尾野 公義．廣瀬 和彦．川村 佐和子．矢野 正子，制作 東京シネビデオ，1980，筋萎縮性側索硬化症

82006: 神経難病の医療保健活動－在宅患者の看護技術－，研究者 宇尾野 公義．廣瀬 和彦．川村 佐和子，制作 東京シネビデオ，1981，脳幹脳炎

82007: 難病地域ケアのシステムと教育研修，研究者 宇尾野 公義．廣瀬 和彦．川村 佐和子，制作 東京シネビデオ，1982，筋萎縮性側索硬化症、パーキンソン病、脳血管障害

82008: 神経難病在宅診療の実践－その経過と展望－，研究者 宇尾野 公義．廣瀬 和彦．川村 佐和子，制作 東京シネビデオ，1983，神経難病全般

82009: いのちを支える人々，研究者 川村 佐和子．宍戸 輝男．木下 真男．古和 久幸．足原 美世子．木下 安子，制作 東京シネビデオ，1988，筋萎縮性側索硬化症

82010: 人として生きる－ALS患者のコミュニケーション－，研究者 川村 佐和子．牛込 三和子．廣田 紘一．佐藤 サツ子．宍戸 輝男．時田 美穂子，制作 東京シネビデオ，1992，筋萎縮性側索硬化症

82011: 在宅看護と感染予防，研究者 川村 佐和子．牛込 三和子．近藤 紀子．村井 貞子，制作 東京シネビデオ，1994，脊髄小脳変性症

82012: 訪問看護技術シリーズⅠ 在宅ケアの栄養 NO1栄養のアセスメントと評価，監修 柴田博．指導 椎名 英貴．山田 雅子．中山 康子．牛込 三和子．近藤 紀子．長沢 つるよ，企画・制作 日本訪問看護振興財団、東京シネビデオ，1997，その他

82013: 訪問看護技術シリーズⅠ 在宅ケアの栄養 NO2栄養摂取障害の援助，監修 柴田博．指導 椎名 英貴．山田 雅子．中山 康子．牛込 三和子．近藤 紀子．長沢 つるよ，企画・制作 日本訪問看護振興財団、東京シネビデオ，1997，その他

82014: 訪問看護技術シリーズⅡ 人工呼吸器装着者の在宅ケア NO1在宅人工呼吸療養者の看護，監修 川村佐和子．木村 謙太郎．指導 牛込 三和子．笠井 秀子．前倉 亮治．平井 俊策，企画・制作 日本訪問看護振興財団、東京シネビデオ，1998，筋萎縮性側索硬化症、ミトコンドリア脳筋症

82015: 訪問看護技術シリーズⅡ 人工呼吸器装着者の在宅ケア NO2人工呼吸器の仕組みと在宅看護，監修 川村佐和子．木村 謙太郎．指導 牛込 三和子．笠井 秀子．前倉 亮治．平井 俊策，企画・制作 日本訪問看護振興財団、東京シネビデオ，1998，筋萎縮性側索硬化症

82016: 臨床看護基礎技術シリーズ－ナースのための肺理学療法Ⅰ－基礎編－，監修 伊藤 直栄．牛込 三和子．小宮山 宏子，企画制作 東京シネビデオ，1988，その他

82017：臨床看護基礎技術シリーズ－ナースのための肺理学療法Ⅱ－術前・術後のアプローチ－，監修　伊藤　直栄．牛込　三和子．小宮山　宏子，企画・制作　東京シネビデオ，1988，その他

資料

資料

年表　難病対策の発展と

年	難病看護研究
1971	
1972	東京都立府中病院神経内科外来患者実態調査
1973	都神経研研究員と府中病院神経内科保健婦が共同研究開始 ＊都特殊疾病（難病）に関する研究「療育相談、早期発見、早期治療の機構」研究開始
1974	
1975	＃厚生省特定疾患「難病の治療・看護」調査研究班構成員として難病看護研究開始
1976	＊地域の特殊疾病患者に対する保健指導等の在り方：3年間
1978	
1979	＊地域における特殊疾病患者の管理方法 　第1回難病看護研究会
1980	＊介助具の開発と効率化
1981	＊特殊疾病対策の地域活動とその効率的推進
1982	＊同 ＊＊＊①神経系疾患患者に対する保健サービス基準：3年間
1983	
1985	
1986	＊＊＊②地域ケアシステムに関する比較研究：3年間
1987	＊＊在宅難病患者における医療・看護・福祉の器具・器材：4年間
1988	＃厚生省特定疾患「難病のケア・システム」調査研究班構成員として研究
1989	
1990	＊＊平成2年度特殊疾病（難病）患者療養実態調査 ＊＊＊③看護教育における「在宅看護」教育の方法論：3年間
1991	
1992	＊＊特殊疾病（難病）患者実態調査解析 ＊特殊疾病対策の基本的あり方に関する研究
1993	＊＊＊④「府中キャンパスにおける在宅看護システムの在り方」：3年間
1994	＊平成6年度特殊疾病（難病）患者療養実態調査
1995	＃平成7年度特定疾患患者療養生活実態調査（厚生省特定疾患「難病のケア・システム」調査研究班） ＊平成7年度特殊疾病（難病）患者療養生活実態調査
1996	日本難病看護学会（難病看護研究会を名称変更） ＃「特定疾患に関するQOL」研究班構成員として研究　＃ALS患者等の療養環境整備に関する研究班で研究 ＊難病療養者に対する福祉施策に関する研究 ＊＊＊⑤神経疾患等の在宅療養者に対する看護の体系化
1997	＊難病ケアシステムにおける保健所保健婦の機能
1998	＊在宅難病患療養生活支援に関する研究
1999	＊同

＃　厚生省特定疾患調査研究
＊　東京都特殊疾病（難病）に関する研究　＊＊　東京都委託研究　＊＊＊　東京都神経科学総合研究所プロジェクト研究

難病看護研究

東京都の難病対策	国の医療・難病対策
府中病院神経内科開設（外来診療開始）	
神経研開設 府中病院神経内科入院診療開始	特定疾患対策室設置
都医療福祉部新設 特殊疾病対策課事業開始	難病対策要綱の策定
難病対策委員会設置（膠原系、神経系）	特定疾患調査研究開始
患者実態調査（5年間）	
都医療費助成実施要綱 難病医療費公費負担（5疾患）	難病医療費公費負担（4疾患）
健康指導委託	
専門研究委託	
難病対策協議会 難病患者認定審査会	
難病実務講習会（保健婦 基礎コース）	
	厚生省特定疾患「難病の治療・看護」調査研究班
在宅難病患者訪問相談指導事業（田無保健所）	
訪問相談指導（青梅保健所）実務講習会（医師）	
都立神経病院診療開始・在宅診療開始	
在宅難病患者訪問相談指導（都保健所）	社会保険診療報酬：在宅療養指導管理料設置
在宅難病患者緊急一時入院	
実務講習会（保健婦 中級コース）	
	老人保健法：訪問（看護）指導事業
	医療法改正：総病床数規制
在宅難病患者訪問診療	
（保健所保健福祉サービス調整推進会議）	社会保険診療報酬：在宅訪問看護・指導料
	難病患者医療相談モデル事業（7道府県）
	ゴールドプラン
	難病患者医療相談モデル事業訪問診療事業を新設
	社会保険診療報酬：在宅人工呼吸指導管理料
在宅難病患者医療機器貸与整備（呼吸器整備費補助）	難病患者地域保健医療推進事業（医療相談モデル事業改称）
難病医療相談事業	老人保健法改正：老人訪問看護制度（老人訪問看護ステーション）
在宅難病患者医療機器貸与整備事業（吸引器貸与）	医療法改正：在宅を医療提供の場として位置づける
人工呼吸器点検費補助	医療施設機能区分（特定機能病院と療養型病床創設）
難病患者対策連絡会議（保健・医療・福祉連携）	難病の保健婦等研修（難病医学研究財団に委託）
緊急通報システム	地域保健法制定
（重度身体障害者等緊急通報システム）	難病患者地域保健医療推進事業（全国に拡大）
	在宅人工呼吸器使用特定疾患患者緊急一時入院事業
	社会保険診療報酬：在宅医学管理料・在宅末期医療総合料
	一般訪問看護制度 新看護体系（付添廃止）
	特定疾患医療従事者研修事業
	「障害者プラン」策定：難病患者もホームヘルプ事業対象に
	公衛審成人病難病対策部会難病対策専門委員会「最終報告」
	新ゴールドプラン
	難病情報センター事業
難病患者居宅生活支援事業（モデル事業）	公衆衛生審議会成人病難病対策部会「難病対策の見直し」
ホームヘルパー養成研修	難病患者等居宅生活支援事業　難病患者生活支援促進事業
在宅療養支援計画策定・評価事業	難病特別対策推進事業（重症者対策の充実）
特殊疾病医療公費負担疾病（68疾病）	治療研究対象疾患（44疾患）

難病看護研究会　第1回(1979)～第17回(1995)

	開催日	開催地	特別テーマ、メインテーマ等
第1回	1979年8月29日	静岡県 熱海市 西熱海ホテル	
		患者・家族・住民とともにすすめる在宅ケア	
第2回	1980年8月28日	静岡県 土肥市 桂川シーサイドホテル	
		難病患者の在宅ケアを発展させるために	
第3回	1981年8月26日	千葉県 勝浦市 ホテル三日月	
		難病看護研究会の意義とその発展	
第4回	1982年8月21日	東京都 東京都障害者福祉会館	
第5回	1983年8月27日	東京都 渋谷区千駄ヶ谷区民会館	
		在宅ケアにおける専門職としての責任	
		難病患者と食事ケア	
第6回	1984年8月4日	東京都 渋谷区千駄ヶ谷区民会館	
		難病患者と排泄ケア	
第7回	1985年8月10, 11日	大阪府 府立青年の家	
		在宅患者の呼吸ケア	
		在宅ケアに取り組む過程での問題をどう乗り越えるか	
		住民参加と地域ケア	
第8回	1986年8月2日	横浜市 西公会堂	
		難病患者と清潔ケア	
		医療機関と地域保健活動の連携	
		地域連携	
第9回	1987年8月1, 2日	東京都 北区赤羽会館	
		難病看護実践と看護教育	
		難病医学の進歩と在宅ケア（特別講演）	
		難病看護とくに在宅看護の効果（評価）に関して	
		難病看護実践の最先端	
第10回	1988年8月6, 7日	東京都 北区赤羽会館	
		難病ケアにおける病院・地域看護の協同活動	
第11回	1989年7月29, 30日	東京都 北区赤羽会館	自立を支える
第12回	1990年7月28, 29日	東京都 江東区児童会館	難病ケアと市民運動
第13回	1991年7月31, 9月1日	東京都 渋谷区千駄ヶ谷区民会館	安心して暮らせるまちを創る
第14回	1992年9月12, 13日	東京都 日本赤十字看護大学	在宅看護の質を高める
第15回	1993年8月28, 29日	東京都 日本赤十字看護大学	看護の責任と在宅看護
第16回	1994年8月27, 28日	東京都 日本赤十字看護大学	在宅看護の質と教育システム
第17回	1995年8月26, 27日	東京都 日本赤十字看護大学	在宅療養者が求める看護

日本難病看護学会学術集会　第1回(1996)～第4回(1999)

第1回　　会　長　　川村佐和子
　　　　　開催日　　1996年8月24、25日
　　　　　開催地　　東京都　日本赤十字看護大学
　　　　　メインテーマ　直面する課題とケアコーディネーション

第2回　　会　長　　木下安子
　　　　　開催日　　1997年8月29、30日
　　　　　開催地　　新潟県　新潟市万代市民会館
　　　　　メインテーマ　在宅難病療養者を支える看護と介護の協働

第3回　　会　長　　川村佐和子
　　　　　開催日　　1998年8月21、22日
　　　　　開催地　　東京都　東京都立保健科学大学
　　　　　メインテーマ　難病ケアシステムとケアマネージメント

第4回　　会　長　　中田まゆみ
　　　　　開催日　　1999年8月20、21日
　　　　　開催地　　神奈川県　北里大学
　　　　　メインテーマ　在宅難病療養者のケアシステムの確立
　　　　　　　　　　　－保健医療福祉制度の改革に向けて－

あとがき

　難病看護文献目録集の作成を計画したのは、1998年秋でした。幸い、「平成11年度文部省科学研究費補助金研究成果公開促進費」補助を受けることができ、経済面での助成が得られたことから、実行に踏み切りました。それから完成まで１年６ヶ月を要しました。過去15年間の学術誌や研究報告集を総覧し、該当する文献を選択、収集する作業、文献毎に登録番号を付けてカードを作成しデータベースに入力する作業、入力したものを編集する作業、と計画時に考えていたよりはるかに多くの労力と時間を要しました。完成できてほっとしています。

　編集作業を担当したのは以下の会員です。

　　川村佐和子（東京都立保健科学大学）

　　牛込三和子（東京都神経科学総合研究所）

　　江澤　和江（東京都神経科学総合研究所）

　　小倉　朗子（東京都神経科学総合研究所）

　　松下　祥子（東京都神経科学総合研究所）

　　尾崎　章子（東京都立保健科学大学）

　　本道　和子（東京都立保健科学大学）

　限られた時間のなかの作業であったため、一部の学術誌・研究報告書については入手できず欠号があり、文献選択を見送りました。また、文献選択においても見落としがあると思われます。これらの不備についてはお許し下さい。

　お気づきの点やご意見等がございましたら下記にご連絡下さい。

　なお、作業にあたっては、石井昌子、市村圭子、奥津美穂、小手森麗華、小野弥生、陰山千穂、佐藤祐子、津山逸子、徳山恭子、前田恵美子、三浦博子の諸姉にご協力いただきました。深く感謝申し上げます。

2000年１月

編集担当者一同

日本難病看護学会事務局
　　住所　〒183-8526　東京都府中市武蔵台２－６
　　　　　東京都神経科学総合研究所　社会学研究部門（看護学）気付
　　電話　　　　042－325－3881　内線4407,4413
　　ファックス　042－328－7311

難病看護文献目録集	定価（本体2,500円＋税）

2000年2月25日　　第1版第1刷　発行

編　集　　日本難病看護学会代表　川村佐和子

発行所　　㈱日本プランニングセンター
　　　　　〒271－0066　千葉県松戸市吉井町6－10
　　　　　電話 047－361－5141番㈹　　　FAX　047－361－0931番
　　　　　振替 00100－6－87590

ISBN4－931197－61－2　C2047　　　　　　印刷製本・倉敷印刷㈱